第 5 版
5TH EDITION

超声诊断学
DIAGNOSTIC ULTRASOUND

浅表器官及肌骨分册

主　编 ◎ ［美］卡罗尔·M.鲁马克（Carol M. Rumack）

　　　　［美］黛博拉·莱文（Deborah Levine）

总主译 ◎ 梁　萍　张　运　姜玉新　李建初

主　译 ◎ 李建初　冉海涛　罗葆明　崔立刚　韩治宇

科学技术文献出版社
SCIENTIFIC AND TECHNICAL DOCUMENTATION PRESS
·北京·

图书在版编目（CIP）数据

超声诊断学：第5版.浅表器官及肌骨分册/（美）卡罗尔·M.鲁马克（Carol M. Rumack），（美）黛博拉·莱文（Deborah Levine）主编；李建初等主译.—北京：科学技术文献出版社，2023.4
书名原文：DIAGNOSTIC ULTRASOUND（5TH EDITION）
ISBN 978-7-5235-0155-9

Ⅰ.①超… Ⅱ.①卡…②黛…③李… Ⅲ.①人体组织学—超声波诊断②肌肉骨骼系统—超声波诊断 Ⅳ.① R445.1

中国国家版本馆 CIP 数据核字（2023）第 061409 号

著作权合同登记号 图字：01-2023-1680

Elsevier (Singapore) Pte Ltd.
3 Killiney Road,
#08-01 Winsland House I,
Singapore 239519
ELSEVIER   Tel: (65) 6349-0200; Fax: (65) 6733-1817

超声诊断学（第5版）：浅表器官及肌骨分册

策划编辑：张 蓉   责任编辑：张 蓉 赵 楠   责任校对：张吲哚   责任出版：张志平

出　版　者　科学技术文献出版社
地　　　址　北京市复兴路15号　邮编　100038
编　务　部　（010）58882938，58882087（传真）
发　行　部　（010）58882868，58882870（传真）
邮　购　部　（010）58882873
官方网址　www. stdp. com. cn
发　行　者　科学技术文献出版社发行　全国各地新华书店经销
印　刷　者　北京地大彩印有限公司
版　　　次　2023 年 4 月第 1 版　2023 年 4 月第 1 次印刷
开　　　本　889×1194　1/16
字　　　数　420千
印　　　张　16.25
书　　　号　ISBN 978-7-5235-0155-9
定　　　价　145.00元

原书主编简介

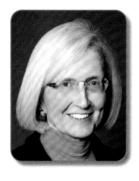

Carol M. Rumack
（MD, FACR）

Carol M. Rumack，医学博士，American College of Radiology 委员，科罗拉多州丹佛市科罗拉多大学医学院放射学和儿科学教授，在科罗拉多大学医院从事临床工作。主要研究领域为高危新生儿超声检查，尤其是在新生儿颅脑方面，发表大量论文并进行广泛宣讲。曾任Ultrasound Commission、American College of Radiology及American Association for Women Radiologists主席；现任American Institute of Ultrasound in Medicine和Society of Radiologists in Ultrasound委员。和丈夫Barry有两个孩子，分别是Becky和Marc，还有五个孙辈。

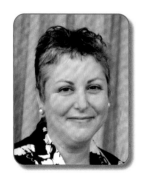

Deborah Levine
（MD, FACR）

Deborah Levine，医学博士，American College of Radiology 委员，波士顿贝斯以色列女执事医疗中心及哈佛医学院影像学教授。主要临床工作内容及研究领域为产科和妇科影像学。曾任 American College of Radiology副主席；现任Society of Radiologists in Ultrasound委员（2016—2017年任主席），波士顿贝斯以色列女执事医疗中心放射科学术事务副主席，超声联合主任和妇产超声主任。和丈夫Alex有两个孩子，分别是Becky和Julie。

译者简介

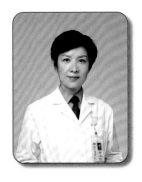

梁 萍

教授，主任医师，博士研究生导师，中国人民解放军总医院第五医学中心超声及介入超声科主任，国家自然科学基金杰出青年科学基金获得者。

【社会任职】

现任中华医学会超声医学分会主任委员，中国研究型医院学会肿瘤介入委员会主任委员，亚洲超声医学及生物学联合会理事。

【专业特长】

擅长腹部、浅表脏器疑难疾病的超声诊断，尤其是多脏器实体肿瘤的微创介入诊疗和热消融治疗；开创了微波消融治疗多脏器实体肿瘤和多模影像导航机器人穿刺等新方法。

【工作经历】

1986年毕业于第二军医大学，至今一直在中国人民解放军总医院从事超声及介入超声诊疗工作。

【学术成果】

作为主编编写中英文专著6部；以第一/通讯作者发表SCI收录论文204篇；制定国内外指南18部；承担"十四五"国家重点研发计划、"十三五"国家重点研发计划、"十二五"国家科技支撑计划，国家自然科学基金重大研究计划、重点项目、重大仪器项目等国家级课题20余项；获国内外发明专利11项；获国家技术发明奖二等奖、国家科学技术进步奖二等奖等国家和省部级二等奖以上奖励8项；培养硕士研究生、博士研究生共80余名。

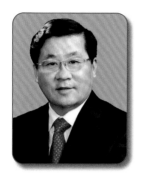

张 运

中国工程院院士，中国医学科学院学部委员，山东大学终身教授，现任山东大学校务委员会副主任、山东大学学位评定委员会副主任、山东大学络病理论创新转化全国重点实验室副主任、教育部和国家卫生健康委心血管重构与功能研究重点实验室主任、山东省心血管病临床医学中心主任。

【社会任职】

现任亚太超声心动图协会副主席，中国超声心动图学会主席，国家心血管病专家委员会副主任委员，中国心脏学会名誉会长等；担任 *Frontiers in Pharmacology* 副总编辑，*Nature Reviews Cardiology*、*Journal of the American College of Cardiology* 等 SCI 收录杂志国际编委；担任《中华心血管病杂志》《中国循环杂志》等国内 10 余个杂志的副总编辑或编委。

【专业特长】

超声多普勒和心血管疾病的基础和临床研究。

【工作经历】

1976 年本科毕业于山东医学院（现山东大学齐鲁医学院），1981 年硕士毕业于山东医学院，1985 年博士毕业于挪威奥斯陆大学（University of Oslo）。1981 年至今，在山东大学齐鲁医院心内科工作。

【学术成果】

作为主编编写专著 13 部，参编专著 33 部。迄今发表 SCI 收录论文 500 余篇，被引用 12 200 余次，H 指数 61，8 次入选"中国高被引学者"。承担国家高技术研究发展计划（863 计划）重大项目课题、国家重点基础研究发展计划（973 计划）项目课题、"十一五"国家科技支撑计划、"十二五"国家科技支撑计划等 40 余项国家和省部级科研课题。获国家自然科学奖二等奖 1 项，国家科学技术进步奖二等奖 1 项、三等奖 3 项，何梁何利基金科学与技术进步奖 1 项，山东省科学技术最高奖 1 项，省部级自然科学奖和科学技术进步奖一等奖 7 项、二等奖和三等奖 40 项。获国家级有突出贡献的中青年专家，"国家百千万人才工程"首批第一、第二层次入选者，全国有突出贡献的回国留学人员、全国卫生系统先进工作者、中华医学会"终身成就奖"、首届中国医师奖、全国首届中青年医学科技之星等荣誉奖励 20 余项。

译者简介

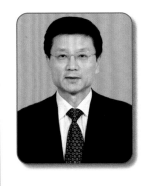

姜玉新

教授，主任医师，博士研究生导师，北京协和医院超声医学科。

【社会任职】

第十二、第十三届全国政协委员，全国政协教科卫体委员会委员，中国医师协会副会长，北京医学会副会长，中华医学会超声医学分会第五、第六、第九届主任委员，国际妇产超声学会中国分会主任委员，《中华医学超声杂志（电子版）》总编辑。

【专业特长】

擅长乳腺超声、甲状腺超声、血管与妇产科超声、超声造影等。

【工作经历】

1983—1991 年，任职于北京协和医院；1991—1993 年，任职于美国杰斐逊医院；1994 年至今，任职于北京协和医院。

【学术成果】

主编多部超声医学专著及教材。承担国家"九五"计划、国家高技术研究发展计划（863 计划）、"十一五"国家科技支撑计划、"十二五"国家科技支撑计划、国家自然科学基金、高等学校博士学科点专项科研基金等多项课题。获中华医学科技奖 4 项、教育部科学技术进步奖 3 项、华夏医学科技奖 2 项；获卫生部有突出贡献中青年专家、北京市优秀教师、全国医德标兵、中国医师奖等荣誉。

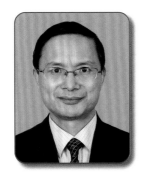

李建初

教授，北京协和医院超声医学科主任。

【社会任职】

现任中华医学会超声医学分会候任主任委员，中国医师协会超声医师分会常务委员，北京医学会超声医学分会候任主任委员，北京医师协会超声医学科医师分会会长，北京市超声医学质量控制和改进中心主任等。

【专业特长】

从事腹部、血管、浅表器官和妇产科超声工作近30年，尤其擅长腹部血管、颈部血管和周围血管领域的疑难杂症超声诊断工作；长期致力于肾动脉狭窄的超声研究，始终工作在临床第一线。

【工作经历】

自1993年开始，历任北京协和医院超声医学科住院医师、主治医师、副主任医师和主任医师。

【学术成果】

主持国家级和北京市基金课题7项；获省部级科学技术进步奖5项；发表专业学术论文百余篇；主编专著6部，作为副主编出版专著8部；牵头5项多中心临床研究。

译者简介

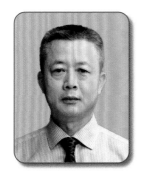

冉海涛

教授，主任医师，重庆医科大学附属第二医院超声科主任，兼任重庆医科大学医学影像系主任，博士研究生导师。

【社会任职】

现任中华医学会超声医学分会常务委员，中国医师协会超声医师分会第三、第四届副主任委员，中国超声医学工程学会副会长兼分子影像分会主任委员，海峡两岸医药卫生交流协会超声医学分会副会长，重庆超声医学工程学会会长，重庆市医学会超声医学专业委员会主任委员，重庆医科大学超声影像学研究所所长，超声分子影像学重庆市医学重点实验室主任，国家自然科学基金二审专家，《临床超声医学杂志》主编。

【专业特长】

擅长心血管、浅表器官、肌骨、腹部脏器疾病的超声检查及介入超声治疗。

【学术成果】

主持国家自然科学基金重点及面上项目6项；发表各类学术论文200余篇；主编及参编国家规划教材及学术专著21部；科研成果获国家发明专利12项；获重庆市自然科学奖一等奖1项、科学技术进步奖一等奖1项、技术发明奖三等奖1项、重庆市卫生科技奖一等奖1项；获评国家卫生健康突出贡献中青年专家。

译者简介

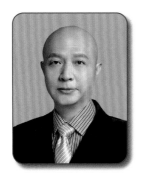

罗葆明

教授，主任医师，中山大学孙逸仙纪念医院超声科主任，博士研究生导师。

【社会任职】

现任中国医师协会超声医师分会副会长暨浅表器官超声专业委员会主任委员，中华医学会超声医学分会常务委员暨浅表器官和血管超声学组副组长，中国研究型医院学会超声医学专业委员会副主任委员，广东省医师协会超声医师分会主任委员，广东省医学会超声医学分会第六、第七届主任委员，粤港澳大湾区超声医师联盟主任。

【专业特长】

擅长乳腺癌、肝癌等疾病的超声诊断与介入治疗。

【工作经历】

先后于中山大学孙逸仙纪念医院内科、超声科工作，历任住院医师、主治医师、副主任医师、主任医师和教授。

【学术成果】

主持国家自然科学基金等项目研究多项；发表学术论文200余篇，其中SCI收录论文60余篇；主编、主译及参编专著25部；获广东省科技成果奖二等奖2项、教育部科技成果奖二等奖1项；先后获评中国优秀超声专家、中国杰出超声医师和"国之名医"。

译者简介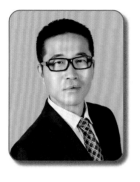

崔立刚

教授，主任医师，北京大学第三医院超声医学科主任。

【社会任职】

现任中华医学会超声医学分会委员，中国医师协会超声医师分会委员，中国超声医学工程学会肌骨专业委员会副主任委员，北京医学会超声医学分会副主任委员。

【专业特长】

擅长超声诊断与介入治疗，肌肉骨骼运动系统的超声应用，超声引导下疼痛管理与康复。

【工作经历】

2004年8月至今，于北京大学第三医院超声科工作，历任主治医师、副主任医师、主任医师；2008年4月至2008年10月，作为高级访问学者于加拿大西安大略大学（The University of Western Ontario）医院影像系进修工作。

【学术成果】

主持多个国家级、省部级研究课题；近年来发表学术论文80余篇；主编、参编专著10余部，主译、参译专著10余部；获得多个专利。

译者简介

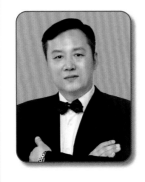

韩治宇

副主任医师，中国人民解放军总医院第五医学中心介入超声科。

【社会任职】

现任中国医学装备协会超声装备技术分会治疗超声专业委员会副主任委员，中华医学会超声医学分会浅表器官与血管超声学组委员，北京医学会超声医学分会腹部超声学组委员。

【专业特长】

擅长全身各实性脏器实体肿瘤的热消融治疗、放射性粒子植入治疗、药物注射治疗、囊肿硬化治疗、穿刺活检和置管引流等。

【工作经历】

1994年7月至2004年9月，于中国人民解放军北京军医学院工作，任主治医师；2004年9月至今于中国人民解放军总医院超声诊断科工作，任副主任医师。

【学术成果】

主持中国共产党中央军事委员会保健课题2项；以第一作者及通讯作者发表SCI收录论文6篇；获国家技术发明奖二等奖、北京市科学技术奖二等奖、中国人民解放军总后勤部医疗成果奖二等奖、中华医学科学技术奖二等奖等多项奖励。

原书编者名单

Jacques S. Abramowicz, MD, FACOG, FAIUM
Professor and Director
Ultrasound Services Department of Obstetrics and
Gynecology University of Chicago
Chicago, Illinois
United States

Ronald S. Adler, MD, PhD
Professor of Radiology
New York University School of Medicine
Department of Radiology
NYU Langone Medical Center
New York, New York
United States

Allison Aguado, MD
Assistant Professor
Department of Radiology
Cincinnati Children's Hospital Medical Center
Cincinnati, Ohio
United States

Rochelle Filker Andreotti, MD
Professor of Clinical Radiology
Associate Professor of Clinical Obstetrics and Gynecology
Department of Radiology and Radiological Sciences
Vanderbilt University
Nashville, Tennessee
United States

Elizabeth Asch, MD
Instructor in Radiology
Harvard Medical School
Brigham and Women's Hospital
Boston, Massachusetts
United States

Thomas D. Atwell, MD
Professor of Radiology
Department of Radiology
Mayo Clinic
Rochester, Minnesota
United States

Amanda K. Auckland, BS, RT(R), RDMS, RVT, RDCS
Diagnostic Medical Sonographer
Division of Ultrasound/Prenatal Diagnosis and Genetics
University of Colorado Hospital
Aurora, Colorado
United States

Diane S. Babcock, MD
Professor Emerita of Radiology and Pediatrics
University of Cincinnati College of Medicine
Cincinnati Children's Hospital Medical Center
Cincinnati, Ohio
United States

Beryl Benacerraf, MD
Clinical Professor of Obstetrics and Gynecology and
Radiology
Brigham and Women's Hospital
Clinical Professor of Obstetrics and Gynecology
Massachusetts General Hospital
Harvard Medical School
Boston, Massachusetts
United States

Carol B. Benson, MD
Professor of Radiology
Harvard Medical School
Director of Ultrasound and Co-Director of High Risk
Obstetrical Ultrasound
Department of Radiology
Brigham and Women's Hospital
Boston, Massachusetts
United States

Raymond E. Bertino, MD, FACR, FSRU
Medical Director of Vascular and General Ultrasound
OSF Saint Francis Medical Center
Clinical Professor of Radiology and Surgery
University of Illinois College of Medicine
Peoria, Illinois
United States

Edward I. Bluth, MD, FACR, FSRU
Chairman Emeritus
Ochsner Clinic Foundation
Professor
Ochsner Clinical School
University of Queensland, School of Medicine
New Orleans, Louisiana
United States

Bryann Bromley, MD
Professor of Obstetrics, Gynecology and Reproductive
Biology, part time
Harvard Medical School
Department of Obstetrics and Gynecology
Massachusetts General Hospital
Brigham and Women's Hospital
Boston, Massachusetts
United States

Olga R. Brook, MD
Assistant Professor
Harvard Medical School
Associate Director of CT
Department of Radiology
Beth Israel Deaconess Medical Center
Boston, Massachusetts
United States

Douglas Brown, MD
Professor of Radiology
Department of Radiology
Mayo Clinic College of Medicine and Science
Rochester, Minnesota
United States

Dorothy Bulas, MD
Professor of Pediatrics and Radiology
George Washington University Medical Center
Pediatric Radiologist
Children's National Health Systems
Washington DC
United States

Peter N. Burns, PhD
Professor and Chairman
Department of Medical Biophysics
University of Toronto
Senior Scientist, Imaging Research
Sunnybrook Research Institute
Toronto, Ontario
Canada

Vito Cantisani, MD, PhD
Department of Radiologic, Oncologic and Pathologic Sciences
Policlinic Umberto I
Sapienza University
Rome
Italy

Ilse Castro-Aragon, MD
Assistant Professor of Radiology
Boston University School of Medicine
Section Head, Pediatric Radiology
Boston Medical Center
Boston, Massachusetts
United States

J. William Charboneau, MD
Emeritus Professor of Radiology
Department of Radiology
Mayo Clinic
Rochester, Minnesota
United States

Humaira Chaudhry, MD
Section Chief, Abdominal Imaging
Assistant Professor
Department of Radiology
Rutgers-New Jersey Medical School
Newark, NJ
United States

Tanya Punita Chawla, MBBS, FRCR, MRCP, FRCPC
Assistant Professor and Staff Radiologist
Joint Department of Medical Imaging
University of Toronto
Toronto, Ontario
Canada

Christina Marie Chingkoe, MD
Department of Radiology
Beth Israel Deaconess Medical Center
Boston, Massachusetts
United States

David Chitayat, MD
Professor
Department of Pediatrics, Obstetrics and Gynecology,
Molecular Genetics and Laboratory Medicine and
Pathobiology
Medical Director
The MSc program in Genetic Counselling, Department of
Molecular Genetics
University of Toronto
Head
The Prenatal Diagnosis and Medical Genetics Program
Mount Sinai Hospital
Staff
Pediatrics, Division of Clinical and Metabolic Genetics
Hospital for Sickkids
Toronto, Ontario
Canada

Peter L. Cooperberg, OBC, MDCM, FRCP(C), FACR
Professor Emeritus
Department of Radiology
University of British Columbia
Vancouver, British Columbia
Canada

Lori A. Deitte, MD, FACR
Vice Chair of Education and Professor
Department of Radiology and Radiological Sciences
Vanderbilt University
Nashville, Tennessee
United States

Peter M. Doubilet, MD, PhD
Professor of Radiology
Harvard Medical School
Senior Vice Chair
Department of Radiology
Brigham and Women's Hospital
Boston, Massachusetts
United States

Julia A. Drose, RDMS, RDCS, RVT
Associate Professor
Department of Radiology
University of Colorado Hospital
Aurora, Colorado
United States

Alexia Egloff, MD
Diagnostic Imaging and Radiology
Children's National Health Systems
Washington DC
United States

Judy A. Estroff, MD
Instructor
Boston University School of Medicine
Department of Radiology
Boston Children's Hospital
Boston, Massachusetts
United States

Katherine W. Fong, MBBS, FRCPC
Associate Professor
Medical Imaging and Obstetrics and Gynecology
University of Toronto
Co-director, Centre of Excellence in Obstetric Ultrasound
Mount Sinai Hospital
Toronto, Ontario
Canada

J. Brian Fowlkes, PhD
Professor
Department of Radiology
University of Michigan
Ann Arbor, Michigan
United States

Mary C. Frates, MD
Associate Professor of Radiology
Department of Radiology
Harvard Medical School
Brigham and Women's Hospital
Boston, Massachusetts
United States

Hournaz Ghandehari, MD, FRCPC
Department of Medical Imaging
Abdominal Division
University of Toronto
Sunnybrook Health Sciences Centre
Toronto, Ontario
Canada

Phyllis Glanc, MDCM
Associate Professor
University of Toronto
Department Medical Imaging, Obstetric & Gynecology
Sunnybrook Health Sciences Centre
Toronto, Ontario
Canada

S. Bruce Greenberg, MD
Professor of Radiology and Pediatrics
Department of Radiology
University of Arkansas for Medical Sciences
Little Rock, Arkansas
United States

Leslie E. Grissom, MD
Clinical Professor of Radiology and Pediatrics
Department of Radiology
Sidney Kimmel Medical College at Thomas Jefferson
University
Philadelphia, Pennsylvania
Attending Radiologist
Department of Medical Imaging
Nemours Alfred I. duPont Hospital for Children
Wilmington, Delaware
United States

Anthony E. Hanbidge, MB, BCh, FRCPC
Associate Professor
Department of Medical Imaging
University of Toronto
Site Director, Abdominal Imaging
Toronto Western Hospital
Joint Department of Medical Imaging
University Health Network, Mount Sinai Hospital and
Women's College Hospital
Toronto, Ontario
Canada

H. Theodore Harcke, MD, FACR, FAIUM
Sidney Kimmel Medical College at Thomas Jefferson
University
Chairman, Emeritus
Department of Medical Imaging
Nemours/A I duPont Hospital for Children
Wilmington, Delaware
United States

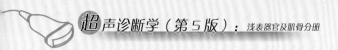

Christy K. Holland, PhD
Scientific Director of the Heart, Lung, and Vascular Institute
Professor
Department of Internal Medicine
Division of Cardiovascular Health and Disease
University of Cincinnati
Cincinnati, Ohio
United States

Thierry A.G.M. Huisman, MD
Professor of Radiology, Pediatrics, Neurology, and
Neurosurgery
Director Pediatric Radiology and Pediatric Neuroradiology
Russell H. Morgan Department of Radiology and Radiological
Science
The Johns Hopkins University School of Medicine
Baltimore, Maryland
United States

Bonnie J. Huppert, MD
Assistant Professor of Radiology
Consultant in Radiology
Department of Radiology
Mayo Clinic
Rochester, Minnesota
United States

Alexander Jesurum, PhD
Weston, Massachusetts
United States

Susan D. John, MD
Professor and Chair
Department of Diagnostic and Interventional Imaging
University of Texas Medical School Houston
Houston, Texas
United States

Neil Johnson, MBBS, FRANZCR, MMed
Professor
Department of Radiology and Pediatrics
Cincinnati Children's Hospital Medical Center
Cincinnati, Ohio
United States

Stephen I. Johnson, MD
Staff Radiologist
Department of Radiology
Ochsner Clinic Foundation
New Orleans, Louisiana
United States

Anne Kennedy, MB, BCh
Vice Chair Clinical Operations
Department of Radiology
University of Utah
Salt Lake City, Utah
United States

Julia Eva Kfouri, BSc, MD, FRCSC-MFM
Clinical Associate
Division of Maternal Fetal Medicine
Department of Obstetrics and Gynecology
Mount Sinai Hospital
Toronto, Ontario
Canada

Korosh Khalili, MD, FRCPC
Associate Professor
Department of Medical Imaging
University of Toronto
University Health Network
Princess Margaret Hospital
Toronto, Ontario
Canada

Beth M. Kline-Fath, MD
Professor of Radiology
Department of Radiology
Cincinnati Children's Hospital Medical Center
Cincinnati, Ohio
United States

Elizabeth Lazarus, MD
Associate Professor
Department of Diagnostic Imaging
Warren Alpert Medical School of Brown University
Providence, Rhode Island
United States

Deborah Levine, MD, FACR
Co-Chief of Ultrasound
Director of OB/Gyn Ultrasound
Vice Chair of Academic Affairs
Department of Radiology
Beth Israel Deaconess Medical Center
Professor of Radiology
Harvard Medical School
Boston, Massachusetts
United States

Mark E. Lockhart, MD, MPH
Professor of Radiology and Chief, Body Imaging
Department of Radiology
University of Alabama at Birmingham
Birmingham, Alabama
United States

Ana P. Lourenco, MD
Associate Professor of Diagnostic Imaging
Diagnostic Imaging
Alpert Medical School of Brown University
Providence, Rhode Island
United States

Martha Mappus Munden, MD
Associate Professor of Radiology
Department of Pediatric Radiology
Texas Children's Hospital
Houston, Texas
United States

John R. Mathieson, MD
Clinical Associate Professor
University of British Columbia
Vancouver, British Columbia
Medical Director and Department Head
Vancouver Island Health Authority
Victoria, British Columbia
Canada

Giovanni Mauri, MD
Division of Interventional Radiology
European Institute of Oncology
Milan
Italy

Colm McMahon, MB, BAO, BCh, MRCPI, FFR(RCSI)
Assistant Professor
Department of Radiology
Harvard Medical School
Beth Israel Deaconess Medical Center
Brookline, Massachusetts
United States

Rashmi J. Mehta, MD, MBA
Clinical Radiology Fellow
Department of Radiology
Beth Israel Deaconess Medical Center
Boston, Massachusetts
United States

Nir Melamed, MD, MSc
Associate Professor
Department of Obstetrics and Gynecology
University of Toronto
Sunnybrook Health Sciences Center
Toronto, Ontario
Canada

Christopher R.B. Merritt, MD
New Orleans, Louisiana
United States

Derek Muradali, MD, FRCPC
Associate Professor and Staff Radiologist
Department of Medical Imaging
St Michaels Hospital
University of Toronto
Toronto, Ontario
Canada

Elton Mustafaraj, DO
Resident, Department of Radiology
University of Illinois College of Medicine
Peoria, Illinois
United States

Lisa Napolitano, RDMS
Department of Radiology
Beth Israel Deaconess Medical Center
Boston, Massachusetts
United States

Sara M. O'Hara, MD
Professor of Radiology & Pediatrics
Department of Radiology
Cincinnati Children's Hospital
Cincinnati, Ohio
United States

Harriet J. Paltiel, MDCM
Associate Professor of Radiology
Harvard Medical School
Department of Radiology
Boston Children's Hospital
Boston, Massachusetts
United States

Jordana Phillips, MD
Department of Radiology
Beth Israel Deaconess Medical Center
Boston, Massachusetts
United States

Andrea Poretti, MD
Assistant Professor of Radiology
Section of Pediatric Neuroradiology
Division of Pediatric Radiology
Russell H. Morgan Department of Radiology and Radiological Science
The Johns Hopkins University School of Medicine
Baltimore, Maryland
United States

Theodora A. Potretzke, MD
Assistant Professor
Department of Radiology
Mayo Clinic
Rochester, Minnesota
United States

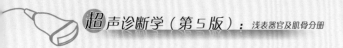

Rupa Radhakrishnan, MBBS
Assistant Professor
Department of Radiology
Cincinnati Children's Hospital Medical Center
Cincinnati, Ohio
United States

Carl Reading, MD
Professor of Radiology
Department of Radiology
Mayo Clinic
Rochester, Minnesota
United States

Michelle L. Robbin, MD, MS
Professor of Radiology and Biomedical Engineering
Department of Radiology
University of Alabama at Birmingham
Birmingham, Alabama
United States

Henrietta Kotlus Rosenberg, MD
Radiologist-in-Chief
Kravis Children's Hospital at Mount Sinai
Director of Pediatric Radiology
Department of Radiology
Mount Sinai Hospital
Professor of Radiology and Pediatrics
Icahn School of Medicine at Mount Sinai
New York, New York
United States

Carol M. Rumack, MD, FACR
Vice Chair of Education and Professional Development
Professor of Radiology and Pediatrics
Associate Dean for GME
University of Colorado School of Medicine
Denver, Colorado
United States

Eric Sauerbrei, BSc, MSc, MD, FRCPC
Professor of Radiology
Diagnostic Imaging
Queens University
Kingston, Ontario
Canada

Chetan Chandulal Shah, MD, MBA
Faculty, Department of Radiology
Mayo Clinic
Pediatric Radiologist
Department of Pediatric Radiology
Nemours
Wolfson Children's Hospital
Jacksonville, Florida
United States

Thomas D. Shipp, MD
Associate Professor of Obstetrics, Gynecology & Reproductive Biology
Harvard Medical School
Department of Obstetrics & Gynecology
Brigham & Women's Hospital
Boston, Massachusetts
United States

William L. Simpson, Jr., MD
Associate Professor
Department of Radiology
Icahn School of Medicine at Mount Sinai
New York, New York
United States

Luigi Solbiati, MD
Professor of Radiology
Department of Radiology
Humanitas University and Research Hospital
Rozzano (Milan)
Italy

Daniel Sommers, MD
Associate Professor
Department of Radiology
University of Utah
Salt Lake City, Utah
United States

Elizabeth R. Stamm, MD
Associate Professor
Department of Radiology
University of Colorado Hospital
Aurora, Colorado
United States

A. Thomas Stavros, MD, FACR
Medical Director
Ultrasound Invision
Sally Jobe Breast Center
Englewood, Colorado
United States

Maryellen R.M. Sun, MD
Department of Radiology
Lowell General Hospital
Lowell, Massachusetts
United States

Wendy Thurston, MD
Assistant Professor
Department of Medical Imaging
University of Toronto
Chief, Diagnostic Imaging
Department of Diagnostic Imaging
St. Joseph's Health Centre
Courtesy Staff
Department of Medical Imaging
University Health Network
Toronto, Ontario
Canada

Ants Toi, MD, FRCPC, FAIUM
Professor of Radiology and of Obstetrics and Gynecology
University of Toronto
Radiologist
Medical Imaging
Mt. Sinai Hospital
Toronto, Ontario
Canada

Laurie Troxclair, BS, RDMS, RVT
Ochsner Clinic Foundation
New Orleans, Louisiana
United States

Mitchell Tublin, MD
Professor and Vice Chair
Department of Radiology
University of Pittsburgh School of Medicine
Pittsburgh, Pennsylvania
United States

Heidi R. Umphrey, MD, MS
Associate Professor of Radiology
Department of Radiology
University of Alabama at Birmingham
Birmingham, Alabama
United States

Sheila Unger, MD
University of Lausanne
Lausanne
Switzerland

Patrick M. Vos, MD
Clinical Assistant Professor
Department of Radiology
University of British Columbia
Vancouver, British Columbia
Canada

Therese M. Weber, MD, MS
Professor of Radiology
Department of Radiology
University of Alabama at Birmingham
Birmingham, Alabama
United States

Kirsten L. Weind Matthews, PhD, MBBS, FRCPC
Lecturer, Medical Imaging
University of Toronto
Department of Medical Imaging
Mount Sinai Hospital
Toronto, Ontario
Canada

Stephanie R. Wilson, MD
Clinical Professor
Department of Radiology
Department of Medicine, Division of Gastroenterology
University of Calgary
Calgary, Alberta
Canada

Thomas Winter, MD
Professor and Chief of Abdominal Imaging
Department of Radiology
University of Utah
Salt Lake City, Utah
United States

Cynthia E. Withers, MD
Radiologist (retired)
Sansum Clinic and Santa Barbara Cottage Hospital
Santa Barbara, California
United States

Corrie Yablon, MD
Assistant Professor
Department of Radiology
University of Michigan
Ann Arbor, Michigan
United States

Hojun Yu, MD
Radiologist
Department of Diagnostic Imaging
Queen Elizabeth II Hospital
Grande Prairie, Alberta
Canada

译者名单

总主译

梁　萍　　张　运　　姜玉新　　李建初

主　译

李建初　　舟海涛　　罗葆明　　崔立刚　　韩治宇

副主译

陈　涛　　温朝阳　　彭成忠　　孙晓峰　　张晓东　　杨　萌

编写秘书

赵瑞娜　　苏　蕾　　董立男

译　者

（按姓氏笔画排序）

马　莉	王　莹	王　震	王丹丹	王亚红	王羽翎	王晓庆
韦　瑶	付　帅	成　涓	朱叶锋	江琼超	孙　阳	苏　蕾
李丹丹	杨　扬	肖晓云	吴嘉仪	何靖楠	余松远	张　莉
张晓燕	张朝赫	陈小霜	陈天娇	陈卉品	陈香梅	岳雯雯
郑　琳	郑海宁	房立柱	孟　颖	赵　博	郝少云	荆　慧
洪龙城	秦晓婷	敖　梦	柴慧慧	高永艳	高美莹	高璐滢
郭　稳	陶蕙茜	黄建兴	梅　丽	葛志通	蒋鑫萍	谭　旻
薛　恒						

原书前言

*Diagnostic Ultrasound*作为教科书供全世界医学影像学和相关专业使用，并在应用过程中得到了广泛认可与好评。*Diagnostic Ultrasound*（5TH EDITION）在第4版的基础上进行了重大修订，内容及参考文献均已更新。本书包含5800幅图片（2500幅为新增/修订图片）和480个动态视频（380余个为新增），侧重于对实时临床决策的阐释，大幅提升了疑似病变动态扫描的临床诊断准确性。

第5版在编写过程中发生了重大变故，在此我们向主编胃肠道超声相关章节的Stephanie Wilson和甲状腺介入超声相关章节的Bill Charboneau致以衷心的感谢和深切的缅怀。

在编写过程中我们邀请了近百位在超声医学领域具有丰富临床实践经验及较高技术水平的知名专家参与，并借鉴之前版本经验，以图片的形式细致讲解解剖学和病理学案例，直观展现病变部位的超声图像变化。

本书对内容格式进行了重新设计，章节开篇的章节大纲以特殊设计加以突出显示，并增加章节关键点总结。为引导读者扩展阅读相关领域文献，本书还提供了全部参考文献列表。

本书依旧分为两卷。第一卷由第一至第三部分组成。第一部分包含超声物理和生物学效应介绍及对弹性成像和造影剂的描述；第二部分涉及腹部超声检查，包括关于盆腔超声检查的两个新修订章节，以及介入治疗程序（包括胸部手术）和器官移植的章节；第三部分介绍了小部件成像，包括甲状腺、乳房、阴囊、颈动脉、一个新修订的颅外血管成像章节、两个新修订的肌肉骨骼成像章节，以及肌肉骨骼干预的更新章节。

第二卷从第四部分开始。第四部分包括产科超声检查、孕早期扫描和非侵入性胎儿染色体检测（包括无细胞胎儿DNA）的最新进展；第五部分全面介绍小儿超声检查，包括小儿介入超声检查，并在小儿椎管、小儿泌尿系统和肾上腺的新修订章节展示了大量新图和扫描技术。

本书适用于执业医师、住院医师、医学生、超声医师和其他有兴趣了解诊断超声检查在患者护理中广泛应用的专业人士。我们的目标是使*Diagnostic Ultrasound*一书继续成为超声文献中最权威的参考书，并为实现这一目标持续提升图书可读性和图像精准性。

Carol M. Rumack, MD, FACR
Deborah Levine, MD, FACR

原书致谢

我们对以下专家表示崇高的敬意和真诚的感谢:

致敬所有的编者,感谢他们结合多年临床经验,辛勤笔耕,为我们提供丰富、翔实的文字和图片。

感谢Alexander Jesurum博士,他的杰出努力使所有编者的参考文献不断更新,并协助进行作者间的联系与沟通。

感谢诊断学超声医师Lisa Napolitano,她花费数小时整理和剪辑视频。

感谢Elsevier执行内容策略师Robin Carter,他从*Diagnostic Ultrasound*(5TH *EDITION*)开始就参与我们的合作。

感谢Elsevier的Taylor Ball和Dan Fitzgerald,协助修订编辑全书文字、图片。

过去的一年对我们每个人来说都是紧张的一年,我们为延续*Diagnostic Ultrasound*一书的精湛感到自豪。

原书献词

以此纪念我的父母,Ruth医生和Raymond Masters医生,是他们鼓励我享受医学的智力挑战,并对改善患者的生命质量保持热忱。

Carol M. Rumack

致Alex、Becky和Julie,是你们的关爱和支持让这部著作得以完成。

Deborah Levine

　　*Diagnostic Ultrasound*是一本享誉全球的超声医学领域经典权威参考工具书,自第1版发行以来,已成为超声工作者临床实践和教学必不可少的参考书之一。2018年,*Diagnostic Ultrasound*(5TH EDITION)发行,其不仅在第4版基础上进行了内容更新,图片和视频质量也更上层楼,使本书的参考价值进一步提高。

　　随着高频超声成像技术的发展,超声在浅表器官及肌骨系统发挥着日益重要的作用。例如,在中国人群发病率较高的甲状腺、乳腺肿瘤及常见的运动损伤等疾病的临床诊疗中,超声均起到不可或缺的,甚至是决定性的作用。*Diagnostic Ultrasound*浅表器官及肌骨部分的各个章节均由国际超声界权威学者编写,全面、系统地展现了疾病的超声诊断方法与特征,内容深入浅出、引人入胜,文字阐述简洁而精辟、图片展示丰富而高清,使读者可以很好地抓住学习重点、理解疾病特征,同时也使本书兼具理论和实践价值。

　　2022年,在超声医学界的殷切期盼下,由李建初教授主持的*Diagnostic Ultrasound*浅表器官及肌骨超声部分的翻译工作正式启动,并最终形成本书《超声诊断学(第5版):浅表器官及肌骨分册》。细读起来,本书对原著内容的翻译非常精准、到位,充分地重现了原著的知识性和科学性。同时,译者们也关注到中英文语言和句式的差异,既保证了译本行文的通顺流畅,又不失其专业性与客观性,实属一本译著佳作。笔者相信,该书的出版,不仅将惠及国内广大超声工作者,也将成为其他影像专业医师不可缺少的重要参考资料。

　　《超声诊断学(第5版):浅表器官及肌骨分册》的问世,是我国超声医学界的一项重要工作成绩,将推动我国超声医学的进步和发展。无论是对于已经富有临床经验的超声医师,还是刚接触超声的学生,本书都将是一本有用的参考书籍。在此郑重推荐给各位读者!

姜玉新

中文版前言

超声检查被广泛应用于临床实践，是浅表器官、肌骨及周围血管领域的重要影像检查方法之一。近年来，超声技术迅速发展，其临床应用范围不断拓宽。对于超声医师来说，不断丰富自身专业知识，提高超声诊断水平变得日益重要。

Diagnostic Ultrasound（*5TH EDITION*）是由Elsevier出版的超声医学领域经典权威参考工具书，适合超声专科医师、住院医师、医学生及对超声感兴趣的其他专业医师阅读。《超声诊断学（第5版）：浅表器官及肌骨分册》内容涵盖甲状腺、甲状旁腺、乳腺、肌肉骨骼、肩关节和周围血管等器官及软组织的超声诊断。

本分册既注重基础知识和超声检查规范，又注重学科前沿进展，内容丰富翔实，阐述清晰明了，图片视频精美，图文兼容并茂。本分册系统深入地讲解了超声在浅表脏器、肌骨及周围血管领域的诊疗应用要点。每章开篇的关键内容总结可引导读者高效掌握本章知识要点；正文中通过采用彩色文本框的方式重点强调了超声诊断的重要征象，能够很好地帮助读者对重点内容进行阅读、理解和记忆；同时所有章节均提供了大量相关参考文献，供读者深入延展学习。

50余名国内知名超声专家和青年才俊参与了本分册的翻译与审校。在本分册翻译过程中，译者们对译稿反复推敲与修改，在确保精准再现原文内容的基础上，力求术语准确规范、译文自然流畅。但学海无涯，知之有限，译文中可能存在错误或不足，敬请读者指正！

李建初

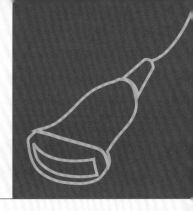

Contents 目录

动图目录

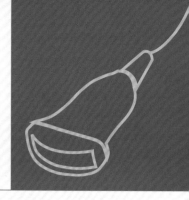

注：由于版权限制，书中动图需通过网址观看，具体操作步骤请见封二。

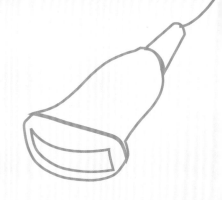

第一章 甲状腺

Luigi Solbiati, J. William Charboneau, Vito Cantisani, Carl Reading and Giovanni Mauri

章节大纲

关键点总结

- 超声是甲状腺弥漫性疾病和占位性病变最佳的影像学检查方式。
- 绝大多数甲状腺结节是良性的。甲状腺癌很少见，仅占所有甲状腺结节不到1%的比例。
- 大约80%的结节性甲状腺疾病是由增生导致的。当增生导致腺体的大小或体积增加，称之为"甲状腺肿"。
- 大多数增生或腺瘤与正常甲状腺组织相比是等回声的，但由于细胞和胶体之间的众多界面，可能会呈高回声。
- 高功能（自主性）结节通常表现为结节周边及内部可见丰富血供。
- 单纯的无回声区是由浆液或胶质引起的。
- 腺瘤仅占所有甲状腺结节的5%～10%，女性的发病率是男性的7倍。一般来说，滤泡性腺瘤的细胞学特征与滤泡癌难以区分。
- 实性、低回声、微钙化、纵横比>1、丰富的血供、边缘不清、侵犯邻近结构、颈部淋巴结转移是甲状腺恶性肿瘤的可疑征象。
- 超声引导下的细针抽吸活检是诊断甲状腺恶性肿瘤的最有效方法。
- 甲状腺癌部分或次全切除术后，超声检查是随访的首选方法，主要扫查颈部残余腺体、复发或转移性病灶。
- 甲状腺影像报告与数据系统（The Thyroid Imaging Reporting and Data System，TIRADS）可根据甲状腺结节超声特征对结节进行风险分层。
- 在超声引导下，使用化学试剂（乙醇）或热能（射频和激光）进行消融可用于治疗甲状腺腺瘤、良性冷结节、甲状腺癌淋巴结转移。

由于甲状腺的位置表浅，高分辨率实时灰阶和彩色多普勒超声可非常清晰的显示正常的甲状腺解剖结构和病理状态。因此，尽管超声只是目前可用的几种诊断手段之一，但其在甲状腺疾病诊断评估中的作用越发重要。为了更有效和经济地使用超声，需要了解其优劣势。

一、仪器和技术

目前的高频探头（7.5～15.0 MHz）可提供高达5 cm的超声穿透深度和分辨率为0.5～1.0 mm的高清晰图像。临床上尚无其他的成像方法可提供这种程度的空间分辨率。矩形或梯形扫描格式的线阵换能器优于扇形换能器，因为其具有更宽的近视场及结合高频灰阶和彩色多普勒图像的能力。甲状腺是人体血管最丰富的器官之一，因此，彩色多普勒检查在一些甲状腺疾病中可提供有用的诊断信息。

超声造影和超声弹性成像是用于甲状腺超声检查的两种较新技术。使用第二代造影剂和低机械指数的超声造影检查可为特定占位性病变的诊断和超声引导下治疗提供有用的信息。超声弹性成像的原理是当身体组织被压缩时，较软的部分比较硬的部分更容易发生形变。不同深度的位移量由压缩前后组织反射的超声信号确定，并根据这些位移计算出相应的应变量并直观显示。

行超声检查时，患者通常在仰卧位并保持颈部仰伸。尤其是对于颈部短粗的患者，可在肩部下方放置垫子，以便更好地暴露颈部。需在横纵切面上全面扫查甲状腺。嘱患者吞咽可暂时抬高甲状腺，改善下极的成像。扫查范围必须包括峡部在内的整个腺体。扫查范围还需包括侧方的颈动脉和颈静脉区域，以识别肿大的颈静脉链淋巴结，上至可显示颌下腺淋巴结，下至可发现病理性锁骨上淋巴结。

除了扫查过程中存储的图像，一些扫查者还通过标注颈部解剖结构示意图来显示所有异常发现的位置（图1.1），颈部"地图"有助于将病变的解剖关系更清楚地传达给转诊的临床医师和患者，也可为放射科医师和超声医师进行后续检查提供参考。

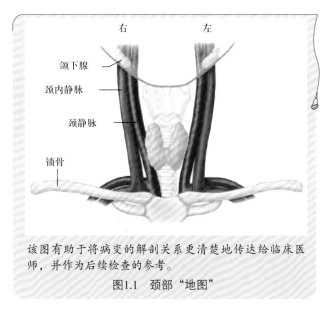

该图有助于将病变的解剖关系更清楚地传达给临床医师，并作为后续检查的参考。

图1.1 颈部"地图"

二、解剖学

甲状腺位于颈部前下方（舌骨下腔），一个由肌肉、气管、食管、颈动脉和颈静脉包绕的空间（图1.2）。甲状腺由位于气管两侧的两叶组成，并由峡部连接，峡部为覆盖在甲状腺中、下1/3交界处的气管前壁上的薄层结构。10%～40%的正常患者有一个小的甲状腺叶（锥状叶），位于甲状软骨前，从峡部向上延伸。锥状叶在年轻患者中经常被观察到，但成年后会进行性萎缩并逐步不可见。正常甲状腺叶的大小和形状差异很大。高个子人群的侧叶在矢状面扫查中呈纵向拉长的形状，而矮个子人群的腺体更椭圆。新生儿的甲状腺长18～20 mm，前后径为8～9 mm；到1岁时，平均长径为25 mm，前后径为12～15 mm；在成年人中，平均长径为40～60 mm，平均前后径为13～18 mm。峡部的平均厚度为4～6 mm。

超声是计算甲状腺体积的准确方法。在大约1/3的病例中，超声测量的体积值与体格检查时估计的大小不同。测量甲状腺体积可有助于确定甲状腺肿的大小以评估是否需要手术，并计算治疗甲状腺毒症需要的碘-131（^{131}I）的剂量，以及评估抑制治疗的反应。甲状腺体积可以用线性参数或更精确的数学公式计算。在线性参数中，前后径不受两叶可能出现的大小不对称的影响，因而是最精确的。当前后径超过2 cm时，甲状腺可被认为是"增大的"。

计算甲状腺体积最常用的数学方法是基于椭

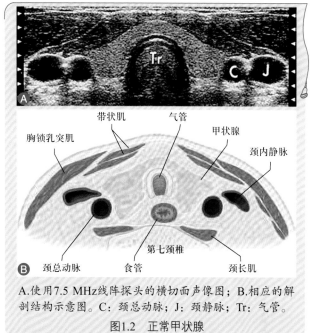

A.使用7.5 MHz线阵探头的横切面声像图；B.相应的解剖结构示意图。C：颈总动脉；J：颈静脉；Tr：气管。

图1.2 正常甲状腺

球公式，并带有一个校正因子（每个叶的长度×宽度×厚度×0.529）（图1.3A，图1.3B）。使用这种方法，平均估计误差约为15%。最精确的数学方法是甲状腺横截面积的积分，通过均匀间隔的超声扫查实现。使用该方法，平均估计误差为5%～10%。现代三维超声技术可同时获得甲状腺叶的3个正交平面，并自动或手动计算体积（图1.3C，图1.3D）。

新生儿的甲状腺体积范围为0.40～1.40 mL，体重每增加10 kg，甲状腺体积增加1.0～1.3 mL，成年人的正常体积可达（10～11）±3 mL。一般来说，生活在碘缺乏地区的患者及患有急性肝炎或慢性肾功能衰竭的患者的甲状腺体积较大。患有慢性肝炎或接受过甲状腺素或放射性碘治疗的患者的甲状腺体积较小。

正常甲状腺腺体为均匀的中至高水平回声，因此多数情况下局灶囊性或低回声的甲状腺病变会较容易被发现。甲状腺叶周围的细高回声线是包膜，通常在超声上可以被识别。患有尿毒症或钙代谢障碍的患者可能会有钙化。使用目前可用的高灵敏性多普勒仪器，可以看到整个腺体内均匀分布的丰富血供（图1.4）。甲状腺上动脉和静脉位于各叶的上极，甲状腺下静脉位于下极（图1.5），甲状腺下动脉位于各叶下1/3的后方。动脉的平均直径为1～2 mm；下静脉的直径可达8 mm。正常情况下，甲状腺上动脉、下动脉的收缩期峰值速度为

20～40 cm/s，腺体内动脉为15～30 cm/s。这是已知的供应浅表器官血管中的最高流速。

胸骨舌骨肌和肩胛舌骨肌（带状肌）为甲状腺前方的薄低回声带（图1.2）。胸锁乳突肌为位于甲状腺外侧的较大椭圆形带。另一个重要的解剖标志是颈长肌，位于每个甲状腺叶的后方，与椎前间隙关系密切。

喉返神经和甲状腺下动脉在气管、食管和甲状腺叶组成的夹角处通过。在纵切扫查中，左侧的甲状腺叶与食管之间及右侧的甲状腺叶与颈长肌之间可以看到喉返神经和甲状腺下动脉。食管作为一个中线上的结构，可能在侧面被发现，且通常位于左侧，通过横切面上的类似肠道的回声特征和患者吞咽时的蠕动可以清楚地识别。

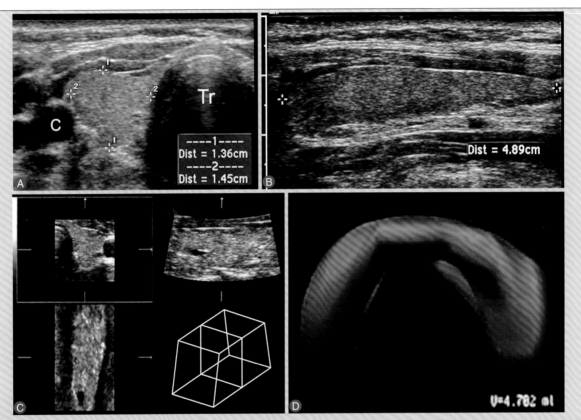

A、B.横切面声像图和纵切面声像图显示标尺放置在甲状腺边缘，甲状腺体积的计算基于具有校正因子的椭球体公式（每个叶的长度×宽度×厚度×0.52），此例患者的甲状腺体积为10 mL（或g），在女性的正常范围内；C.正常甲状腺叶的实时三维声像图，同时显示轴向切面（左上）、纵切面（右上）和冠状切面（左下）；D.腺体的体积重建图。C：颈动脉；Tr：气管；Dist：距离。

图1.3　甲状腺体积测量

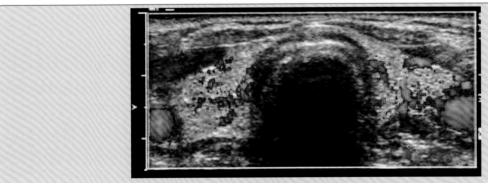

图1.4　能量多普勒超声显示的正常甲状腺血供

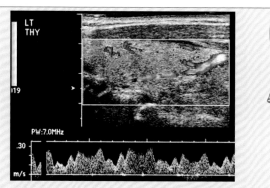

能量多普勒超声纵切面声像图显示较宽的甲状腺下静脉和正常静脉频谱形态。

图1.5　正常甲状腺下静脉

三、先天性甲状腺异常

先天性甲状腺异常包括甲状腺单侧叶或全部腺体不发育，不同程度的发育不全，以及异位（图1.6）。超声可以通过显示较小的腺体来协助诊断发育不全。高频超声也可用于研究先天性甲状腺功能减退症，先天性甲状腺功能减退症是一种相对常见的疾病，3000～4000名新生儿中发生一例。由于预后和治疗方式的不同，确定先天性甲状腺功能减退症的病因（腺体发育不全、激素合成障碍或垂体/下丘脑

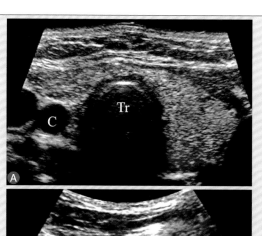

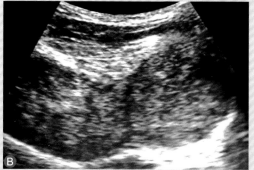

A.甲状腺右叶发育不全；B.异位（舌下）甲状腺，舌根下方的横切面声像图可见U形的腺体结构。C：颈动脉；Tr：气管。

图1.6　先天性甲状腺异常

性甲状腺功能减退症）很重要。尽早开始治疗可预防智力低下和骨发育迟缓。

甲状腺测量可用于区分不发育性（腺体缺如）和甲状腺肿性（腺体增大）甲状腺功能减退。放射性核素显像更常用于发现异位甲状腺组织（如位于舌或舌骨上）。

四、结节性甲状腺疾病

许多甲状腺疾病临床表现为一个或多个甲状腺结节。此类结节较为常见，但临床诊疗上仍有争议。流行病学研究显示，美国4%～7%的成年人有可触及的甲状腺结节，女性比男性更常见。电离辐射暴露会增加良性或恶性结节的发病率，20%～30%的辐射暴露人群患有明显的甲状腺疾病。

虽然结节性甲状腺疾病相对常见，但甲状腺癌很少见，在所有恶性肿瘤中的占比不足1%。绝大多数的甲状腺结节是良性的。将少数具有临床意义的恶性结节从众多良性结节中识别出来，从而确定需要手术切除的患者，是临床的一大挑战。虽然甲状腺结节性疾病很容易通过高分辨超声发现，但其通常是临床隐匿性的（<10～15 mm），因此这项工作很复杂。本章后文将讨论如何处理超声偶然发现的小结节这一重要问题。

结节性甲状腺疾病：超声评价

确定可触及颈部肿块的位置（如甲状腺内或甲状腺外）
描述良性与恶性结节的特征
发现有头颈部辐射史或多发性内分泌肿瘤综合征Ⅱ型患者的隐匿性结节
确定已知甲状腺恶性肿瘤的恶性程度
发现残留、复发或转移癌
引导甲状腺结节或颈部淋巴结的细针抽吸活检
引导甲状腺结节、甲状旁腺或淋巴结的经皮热消融

（一）病理特征与超声相关性

1.增生和甲状腺肿

大约80%的结节性甲状腺疾病是由腺体增生引起的，发生率约为5%。其病因包括碘缺乏症（地方性）、激素生成障碍（家族遗传形式）和药物导致

的碘利用不良。当增生导致腺体整体增大或总体积增加，称为甲状腺肿。甲状腺肿的发病高峰年龄为35～50岁，女性为男性的3倍。

组织学上，初期为甲状腺腺泡细胞增生，随后形成小结节和大结节，但即使通过组织学，通常也无法与正常甲状腺实质相区分。增生性结节常发生液化变性，伴有血液、浆液和胶质的积聚（图1.7，动图1.1）。病理学上，其被称为增生性、腺瘤性或胶质结节。许多甲状腺囊性病变是经过广泛液化变性的增生性结节。病理上，甲状腺真正的上皮性囊肿很少见。在这种囊性退行性变的过程中，可能会出现钙化，常为位于结节周边的粗大钙化。增生性结节的功能可能降低、保持正常或升高（毒性结节）。

超声上，与正常甲状腺组织相比，大多数增生性或腺瘤性结节呈等回声（图1.8A）；由于细胞和胶质之间存在大量界面，这些结节也可能呈高回声（图1.8B，图1.8C）；也可表现为更少见的"海绵状"或"蜂窝状"低回声（图1.9，动图1.2）。当结节呈等回声或高回声时，通常周边可见低回声细晕，可能是由结节周边血管和邻近正常实质的轻度水肿或压迫引起的。彩色多普勒超声可用于检测结节周边的血供；通过目前高灵敏性的多普勒技术，还可以看到结节内的血供分布。高功能（自主性）结节常表现为结节周边和内部丰富的血供；然而，由于大多数甲状腺实性结节高灵敏性多普勒超声表

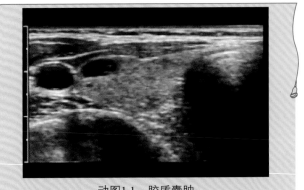

动图1.1　胶质囊肿

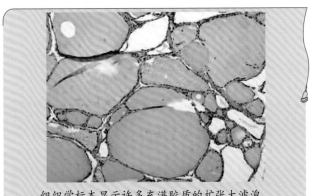

组织学标本显示许多充满胶质的扩张大滤泡。

图1.7　甲状腺增生性（腺瘤性）改变的组织学表现

现为富血供模式，并不能通过这一超声特征发现多结节性甲状腺肿中的高功能结节。

甲状腺结节的退行性变与其超声表现相对应（图1.10）。单纯无回声区是由浆液或胶质引起

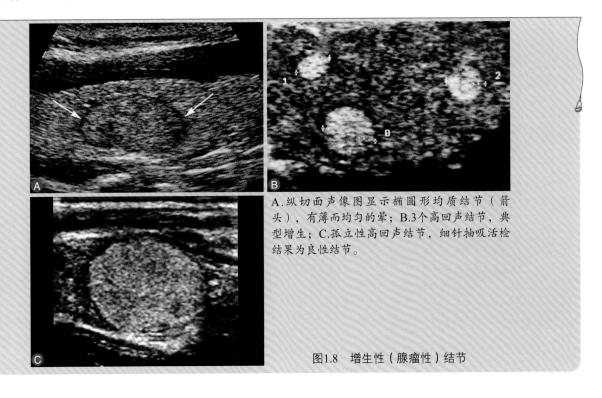

A.纵切面声像图显示椭圆形均质结节（箭头），有薄而均匀的晕；B.3个高回声结节，典型增生；C.孤立性高回声结节，细针抽吸活检结果为良性结节。

图1.8　增生性（腺瘤性）结节

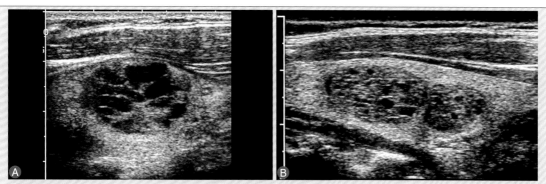

纵切面声像图。广泛的"蜂窝状"或囊性改变，结节显示较大的囊性区（图A）和较小的囊性区（图B），这些特征表明良性可能性大。

图1.9　良性结节特征

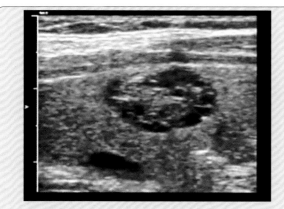

动图1.2　良性结节的"蜂窝状"表现

的。有回声的液体或移动的液–液平面与出血相对应。带有彗星尾伪影的强回声可能是由微晶或胶质聚集体引起的，也可能会像雪花一样在液体中缓慢移动。囊内薄分隔可能与退行性变的带状甲状腺组织相对应，在彩色多普勒超声上表现为完全无血供。这些退行性过程也可能导致钙化的形成，钙化可能为周边薄壳状物（"蛋壳样"）或粗大的高反射灶伴声影，分散于整个腺体中（图1.11）。

囊内实性突起物或乳头，通常可见彩色多普勒信号，可能与罕见的囊性甲状腺乳头状癌表现相似。在某些情况下，灰阶超声和彩色多普勒成像不

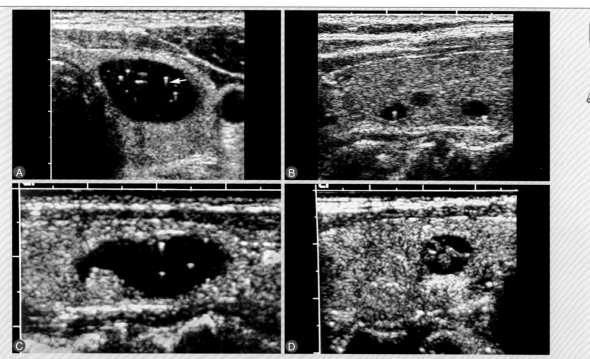

4例患者的横切面（图A）和纵切面（图B～图D）声像图显示典型的胶质囊肿表现。一些结节含有微小回声灶，被认为是微晶。其中一些病灶后伴"彗星尾征"（箭头）。像这样囊性为主的结节为良性结节。胶质囊肿常有内部回声。

图1.10　胶质囊肿

能区分胶质增生结节中的分隔与乳头状癌中的赘生物；在进行抽吸细胞学检查之前，可应用第二代超声造影剂进行超声造影检查。良性分隔和囊内容物无增强（在谐波模式下"消失"）（图1.12），而

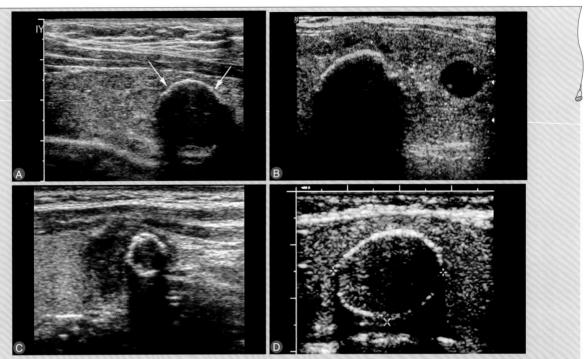

周边（"蛋壳样"）钙化曾被认为是良性结节，但恶性结节可能也有这些纵切面声像图中的表现。A.粗大的周边钙化（箭头）后伴宽大声影；B.另一患者甲状腺右叶可见"蛋壳样"钙化和典型的胶质囊肿表现；C.低回声实性结节（乳头状癌），内部可见"蛋壳样"钙化；D.周边壳状（"蛋壳样"）钙化（标尺）。

图1.11 "蛋壳样"钙化

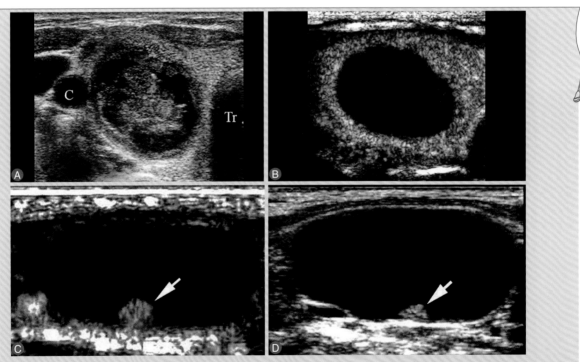

A.常规超声显示甲状腺右叶纵切面巨大的囊实性结节；B.超声造影显示注射造影剂后，内部内容物因无增强而未显示，提示内容物可能是胶质和血凝块；C.常规超声显示甲状腺纵切面囊性结节内可见起源于囊后壁的结节（箭头）；D.超声造影显示注射造影剂后，后壁结节可见增强，病变为囊性乳头状癌。C：颈总动脉；Tr：气管。

图1.12 超声造影鉴别内部具有分隔或实性突起的良恶性甲状腺囊性结节

恶性赘生物在动脉期明显增强，且廓清较快。

2.腺瘤

腺瘤仅占所有结节性甲状腺疾病的5%~10%，女性的发病率是男性的7倍。大多数腺瘤不会导致甲状腺功能异常，少数（<10%）腺瘤为自主性高功能结节，并可能导致甲状腺毒症。大多数腺瘤是孤立的，但也可能为多结节的一部分。

良性滤泡性腺瘤：良性滤泡性腺瘤是一种真正的甲状腺肿瘤，其特征是邻近组织受压和纤维包裹。根据细胞增殖类型，滤泡性腺瘤可分为胎儿型腺瘤、Hürthle细胞（嗜酸性细胞）腺瘤和胚胎型腺瘤等亚型。滤泡性腺瘤与滤泡癌的细胞学特征通常难以区分。血管和包膜侵犯是滤泡癌的特征，需要通过组织学而非细胞学分析来确定。因此，细针抽吸活检不是区分滤泡癌和滤泡性腺瘤的可靠方法。此类肿瘤常需通过手术切除从而确诊。

在超声上，腺瘤通常为实性肿物，可表现为高回声、等回声或低回声（图1.13，动图1.3）。腺瘤周边常有光滑的低回声厚晕，这是由纤维囊和血

管导致的，通过彩色多普勒成像很容易看到。通常血供从结节的周边区域向中心区域走行，有时形成"轮辐样"外观。高功能和低功能的腺瘤均可见这样的血供模式，因此无法以此确定高功能的病变。

3.甲状腺癌

大多数原发性甲状腺癌是上皮来源肿瘤，起源于甲状腺滤泡上皮细胞或滤泡旁细胞。间充质来源的甲状腺恶性肿瘤和转移性甲状腺肿瘤均极其罕见。大多数甲状腺癌为分化型甲状腺癌，其中75%~90%为甲状腺乳头状癌（包括所谓的甲状腺乳头状癌和滤泡癌混合性癌）。目前在北美诊断的甲状腺髓样癌、甲状腺滤泡癌和甲状腺未分化癌共占所有甲状腺癌的10%~25%。

尽管甲状腺乳头状癌可发生在任何年龄，但高发年龄是在30~40岁和70~80岁这两个年龄段，女性较男性更常见。显微镜检查显示，至少20%的甲状腺乳头状癌于腺体内呈多灶性分布，约35%的甲状腺乳头状癌患者中可观察到乳头状癌细胞的细胞质内呈圆形、层状分布的钙化（砂粒体）。

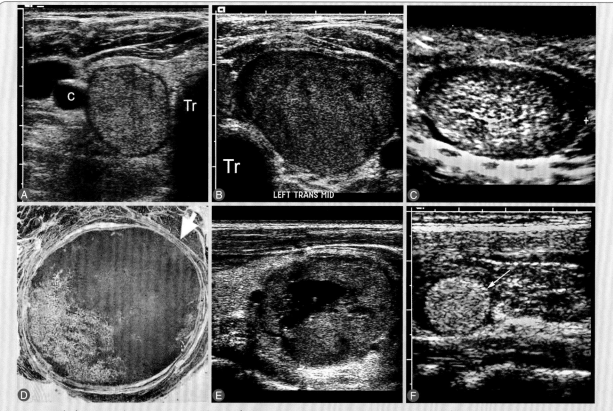

A、B.2例患者的甲状腺右叶和左叶的横切面声像图，显示圆形或椭圆形的均质、低回声肿块，周边见细晕，即腺瘤包膜；C.纵切面声像图显示椭圆形高回声病变，周边见厚晕；D.图C中病变的组织学表现，结节包膜厚薄一致（箭头）；E.纵切面声像图显示椭圆形肿块内有囊性成分；F.纵切面声像图显示桥本甲状腺炎患者甲状腺内圆形的均质高回声肿块（箭头）。C：颈动脉；Tr：气管；LEFT：左侧；TRANS：横切面；MID：中部。

图1.13　良性滤泡性腺瘤声像图表现

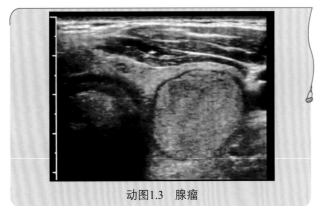
动图1.3　腺瘤

甲状腺乳头状癌主要通过淋巴循环转移到邻近的颈部淋巴结。甲状腺乳头状癌患者可存在颈部淋巴结肿大而甲状腺触诊正常。颈部淋巴结转移通常不会影响甲状腺乳头状癌的预后。远处转移非常罕见（2%～3%），主要转移部位为纵隔和肺。甲状腺乳头状癌20年的累积死亡率通常仅为4%～8%。

甲状腺乳头状癌具有独特的组织学特征（纤维囊、微钙化）和细胞学特征（"毛玻璃样"细胞核、细胞核内假包涵体、核沟），是病理诊断甲状腺乳头状癌的重要依据。特别是砂粒体内钙盐沉积引起的微钙化常见于原发性甲状腺乳头状癌和颈部淋巴结转移癌（图1.14，动图1.4，动图1.5）。与病理特征相似，甲状腺乳头状癌的超声特征通常也比较独特（图1.15，图1.16），其表现如下。

• 低回声（90%的病例），由于密集的细胞成分伴有少许胶质沉积而表现为低回声。

• 微钙化，表现为微小的点状强回声，伴或不伴声影。罕见的儿童侵袭性乳头状癌病例可以仅表现为微钙化而无结节性病变（图1.15B）。

• 富血供（90%的病例），紊乱血流，大多为包绕型血流（图1.16）。

• 颈部淋巴结转移，可包含微小的点状强回声灶（微钙化）（图1.17）。主要累及位于颈深部颈静脉链下组淋巴结。转移淋巴结偶尔也可由于广泛退变而呈囊性变（图1.17H）。

尽管在年轻患者中颈部囊性淋巴结转移癌可表现为单纯囊性改变，但在大多数病例中，颈部囊性淋巴结转移癌声像图表现为囊外壁增厚，内部可见结节和分隔。颈部囊性淋巴结转移癌几乎均来源于甲状腺乳头状癌，但偶尔也可来源于鼻咽癌。能量多普勒超声显示非囊性淋巴结转移癌表现为淋巴结内血供丰富，血管扭曲，动静脉分流和血流阻力增

高（阻力指数＞0.8）。然而，在某些情况下，淋巴结转移癌可能只表现为淋巴门血流极其丰富，阻力指数较低，与反应性淋巴结声像图相似。

甲状腺乳头状癌很少表现为广泛的囊性变（图1.18）。在对360例甲状腺癌的回顾中发现，大范围囊性变的甲状腺癌发生率不到3%。绝大多数甲状腺乳头状癌以实性肿块为主。超声偶可观察到邻近肌肉受累，提示肿块为恶性（图1.19）。滤泡型甲状腺乳头状癌占乳头状癌的10%，大体病理检查和超声表现与甲状腺滤泡癌相似（图1.20）。高倍镜下显示其细胞核呈乳头状癌特征，因此被归类为"滤泡型"乳头状癌。滤泡型甲状腺乳头状癌临床病程和治疗与典型甲状腺乳头状癌相同。

甲状腺微小乳头状癌：一种罕见的非包裹性硬化性肿瘤，直径≤1 cm（图1.21）。大多数甲状腺微小乳头状癌患者（80%）表现为颈部淋巴结肿大，而甲状腺触诊正常。70%的甲状腺微小乳头状癌可通过高频超声发现，声像图可表现为甲状腺被膜下小的高回声病灶（类纤维化），伴有被膜增厚和回缩，也可表现为小的低回声结节，边界模糊，形态不规则，无超声可见的微钙化，但常可观察到结节内部和周边有丰富的血流信号。

甲状腺滤泡癌：甲状腺滤泡癌是分化型甲状腺癌的第二常见病理类型，在所有甲状腺癌中占5%～15%，女性患病率高于男性。根据浸润程度不同，可将甲状腺滤泡癌分为微小浸润型和广泛浸润型，这两种类型滤泡癌在临床病程和组织学上有很大差别。微小浸润型滤泡癌有包膜，组织学上显示有纤维包膜血管或包膜的局灶性受侵是其与滤泡性腺瘤的鉴别特征。广泛浸润型滤泡癌无包膜，更易观察到血管和邻近甲状腺受侵。甲状腺滤泡癌更倾向于通过血行播散转移到骨、肺、脑和肝，通过淋巴循环转移到颈部淋巴结相对少见。20%～40%的广泛浸润型滤泡癌会发生转移，而仅5%～10%微小浸润型滤泡癌会发生转移。甲状腺滤泡癌术后20年的死亡率为20%～30%。

超声较难区分甲状腺滤泡癌和滤泡性腺瘤，这是因为两种肿瘤有相似的细胞学和组织学特征（图1.22，图1.23）。同样，细针抽吸活检也不是鉴别滤泡性肿瘤良恶性的可靠方法，因为病理上滤泡性肿瘤良恶性的诊断并不是基于细胞学表现，而是基于是否有包膜和血管侵犯。因此，大多数滤泡性

结节必须手术切除以获得准确的病理诊断。提示可能为甲状腺滤泡癌的超声征象很少见，不规则的肿瘤边缘、不规则厚晕及彩色多普勒成像显示内部紊乱走行的血管可有一定的提示作用。

甲状腺滤泡癌的声像图特征

肿瘤边缘不规则
不规则厚晕
内部血流扭曲或紊乱走行

甲状腺髓样癌：在所有甲状腺恶性肿瘤中，髓样癌大约占5%。甲状腺髓样癌起源于甲状腺滤泡旁细胞或C细胞，通常能分泌一种有用的血清标志物——降钙素。20%的患者为家族性甲状腺髓样癌，是多发性内分泌肿瘤综合征Ⅱ型的表现之一。约90%的家族性甲状腺髓样癌患者为多灶性和（或）双侧发生（图1.24）。甲状腺髓样癌有很高的颈部淋巴结转移率，预后较甲状腺滤泡癌差。

髓样癌的超声表现与乳头状癌相似，多为低回声实性结节，钙化较为常见（组织学上为淀粉样物质的钙化巢），常比典型乳头状癌的钙化更粗大（图1.25）。钙化不仅见于原发性肿瘤，也见于淋巴结转移瘤，甚至肝转移瘤。

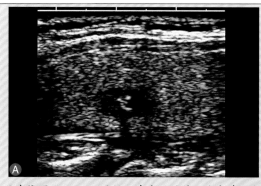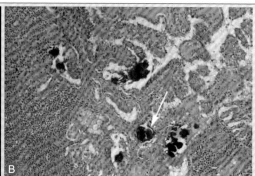

A.纵切面声像图显示7 mm的低回声实性结节，内部有微钙化；B.显微镜下病理图像显示微钙化或砂粒体（箭头）。

图1.14 乳头状癌：微小癌声像图及显微镜下表现

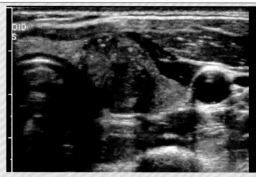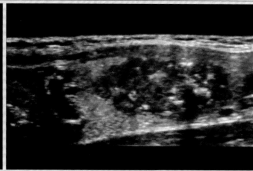

动图1.4 甲状腺乳头状癌：细小钙化　　动图1.5 甲状腺乳头状癌：粗大钙化和细小钙化

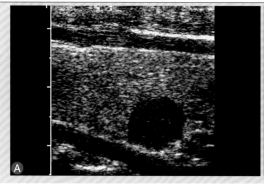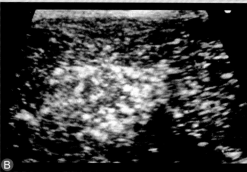

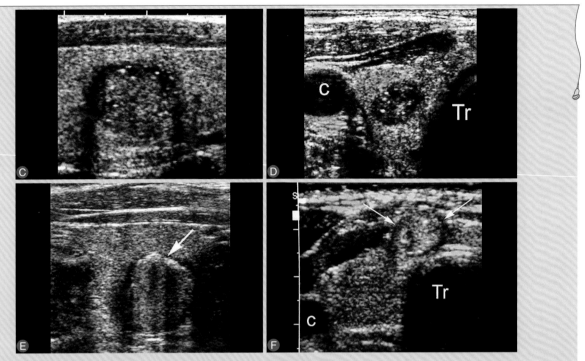

A.纵切面声像图显示呈极低回声的实性结节，无钙化；B.一名6岁患者的甲状腺纵切面声像图显示甲状腺内广泛的弥漫性微钙化，而无明确的肿块，这是一种非常罕见的表现，儿童比成年人更常见；C、D.纵切面和横切面声像图显示低回声结节，内部可见强回声微钙化灶；E.纵切面声像图显示低回声实性结节，前缘有不规则厚晕和线状钙化（箭头）；F.横切面声像图显示峡部不均匀的等回声肿块（箭头），伴有微钙化及不规则厚晕。C：颈动脉；Tr：气管。

图1.15　甲状腺乳头状癌声像图表现

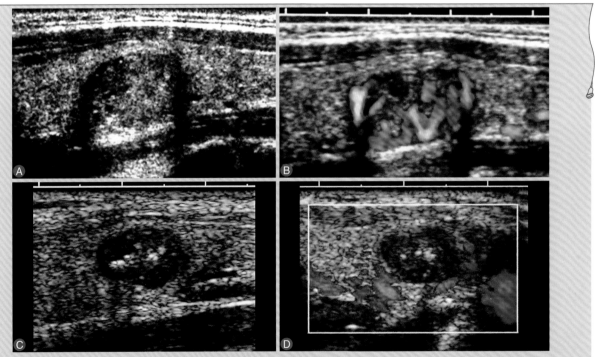

恶性结节内部血流通常增多，但并非一定的。A.纵切面声像图显示1.5 cm的结节，有不规则厚晕；B.能量多普勒声像图显示结节周边及内部血流丰富；C.纵切面声像图显示低回声结节，伴微钙化；D.能量多普勒声像图显示癌结节内无血流信号。

图1.16　甲状腺乳头状癌：能量多普勒超声表现

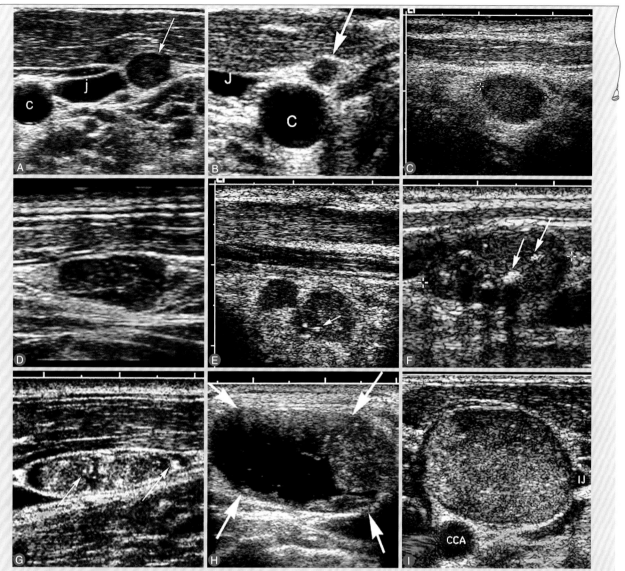

A、B.颈动脉（C）和颈内静脉（J）附近的横切面声像图，显示小而圆的低回声淋巴结（箭头），尽管其体积较小（直径约4 mm），但圆形和低回声的特点高度提示转移；C、D.纵切面声像图显示椭圆形低回声淋巴结；E.甲状腺切除术后甲状腺床的纵切面声像图，显示两个异常淋巴结，其中一个包含微钙化（箭头）；F、G.纵切面声像图显示含有钙化的不均质淋巴结（箭头）；H.纵切面声像图显示一个内有囊性变的大淋巴结（箭头），颈部淋巴结的囊性变几乎都是由转移性甲状腺乳头状癌引起的；I.横切面声像图显示颈内静脉（IJ）和颈总动脉（CCA）之间的巨大圆形淋巴结。

图1.17 颈部淋巴结转移的不同表现

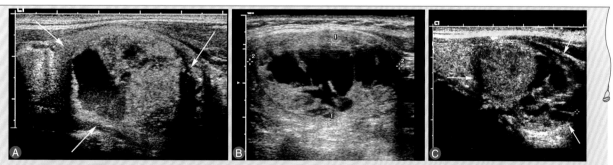

3例中至重度囊性变的甲状腺乳头状癌。根据经验，只有不到5%的乳头状癌具有大量囊性变的表现，90%以上的甲状腺乳头状癌为均匀实性结节。A～C.纵切面声像图显示3个大结节，内有广泛的囊性变（箭头、标尺）。

图1.18 不典型甲状腺乳头状癌

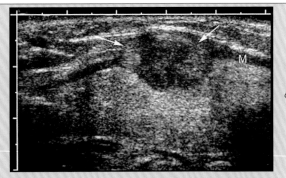

纵切面声像图显示一低回声结节突出甲状腺前表面，并侵犯（箭头）邻近的带状肌（M）。肌肉侵犯非常罕见。

图1.19 侵犯肌肉的甲状腺乳头状癌

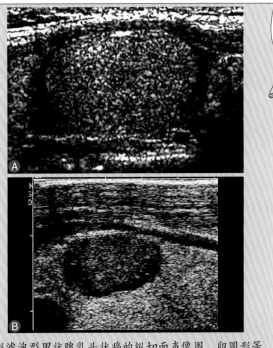

2例滤泡型甲状腺乳头状癌的纵切面声像图。卵圆形等回声（图A）和低回声结节（图B），与滤泡性肿瘤的典型超声表现相似。滤泡型乳头状癌并不常见，约占全部乳头状癌的10%。其临床病程及治疗与典型甲状腺乳头状癌相同。

图1.20 非典型甲状腺乳头状癌（一）

甲状腺未分化癌：常见于老年人，是最致命的实体肿瘤之一。虽然其占甲状腺癌的比例不到2%，但预后最差，5年死亡率超过95%。该疾病通常表现为快速增大的肿物，可突出腺体，并侵犯相邻结构，在发现时通常已失去手术机会。甲状腺未分化癌常与甲状腺乳头状癌或甲状腺滤泡癌相关，可能与肿瘤去分化有关。甲状腺未分化癌往往不通过淋巴转移，易直接侵犯局部肌肉和血管。

超声检查显示甲状腺未分化癌多呈低回声，常包裹或侵犯血管和颈部肌肉（图1.26）。肿瘤常常由于体积过大，无法用超声进行充分检查。颈部CT

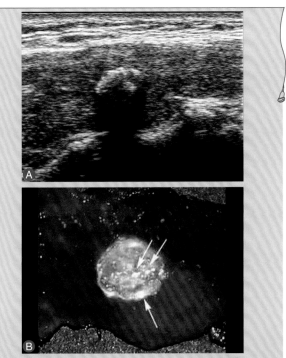

A.纵切面声像图显示一结节的周边和内部有粗大钙化，无占位效应；B.大体病理标本显示一圆形结节，包含多个明显钙化区域（箭头）。这是一种罕见的硬化型乳头状癌，含有大量纤维化和钙化。

图1.21 非典型甲状腺乳头状癌（二）

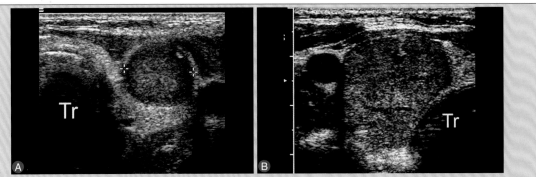

A、B.甲状腺左叶和右叶横切面声像图显示圆形、均匀的低回声结节，声像图表现一致，仅有大小不同，较小的结节为恶性，较大的结节为良性；

图1.22 同一患者的滤泡性腺瘤和滤泡癌

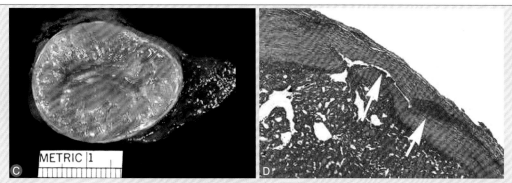

C.大体病理标本显示一均质肿瘤,包膜较薄,包膜在滤泡性腺瘤和滤泡癌中均可存在,超声检查可观察到;D.显微镜下显示滤泡细胞侵入包膜(箭头),这是恶性肿瘤的显微镜特征之一,但超声无法观察到。Tr:气管。

图1.22 同一患者的滤泡性腺瘤和滤泡癌(续)

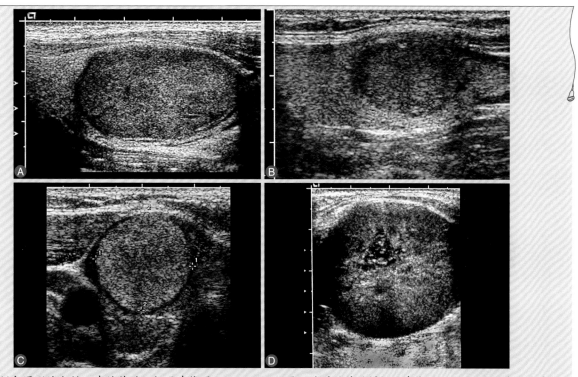

A、B.2例卵圆形均匀低回声结节的纵切面声像图;C、D.另2例圆形均质结节的横切面声像图。这4例甲状腺滤泡癌与良性的声像图表现一致(图1.13),需要手术切除才能确定大多数滤泡性肿瘤的良恶性。

图1.23 甲状腺滤泡癌

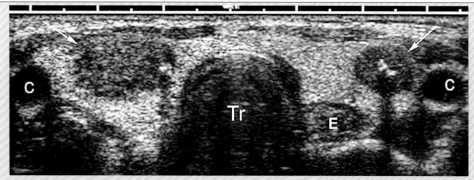

多发性内分泌肿瘤Ⅱ型患者的横向双幅图像显示含有粗大钙化的双侧叶低回声结节(箭头)。C:颈动脉;E:食管;Tr:气管。

图1.24 多灶性甲状腺髓样癌

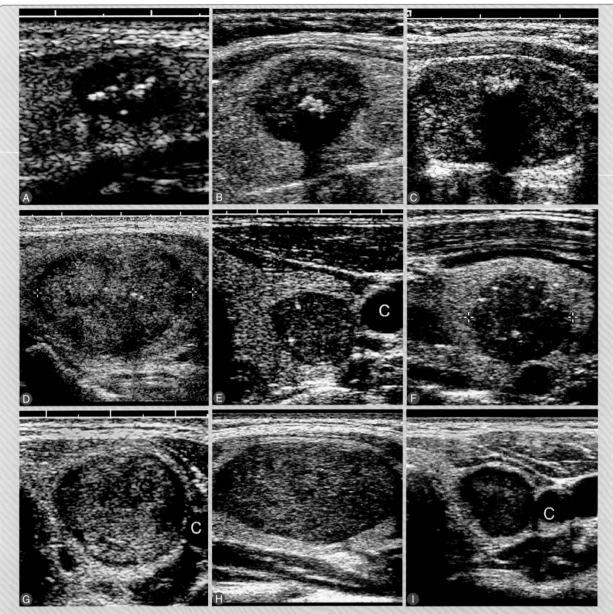

A~C.伴粗大钙化的低回声实性结节；D~F.伴细小钙化的低回声实性结节；G~I.无钙化的低回声实性结节，与滤泡性肿瘤表现相似。C：颈动脉。

图1.25　甲状腺髓样癌的不同表现

或MRI通常能更准确地显示疾病范围。

甲状腺未分化癌的声像图特征

大、低回声结节
包裹或侵犯血管
侵犯颈部肌肉

4.甲状腺淋巴瘤

甲状腺淋巴瘤约占所有甲状腺恶性肿瘤的4%，主要为非霍奇金型，常见于老年女性，典型的临床症状是快速增长的肿块，并可能导致阻塞症状，如呼吸困难和吞咽困难。在70%~80%的患者中，淋巴瘤来自已存在的慢性淋巴细胞性甲状腺炎（桥本甲状腺炎），伴有亚临床或临床甲状腺功能减退。其预后差异很大，与疾病的分期有关，5年生存率从早期的近90%到晚期的不到5%。

超声检查显示甲状腺淋巴瘤表现为极低回声和分叶状结节，并可出现大面积囊性坏死，可包裹邻近颈部血管（图1.27）。在彩色多普勒成像上，结节性和弥漫性甲状腺淋巴瘤均可呈乏血供表现、也可表现为血管紊乱分布和动静脉分流。由于伴有慢性甲状腺炎，邻近的甲状腺实质可能回声不均。

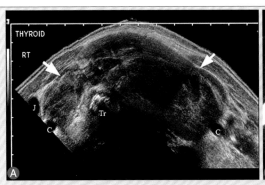
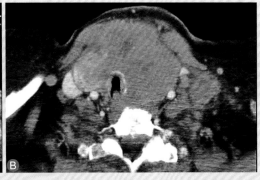

A.横切面声像图显示巨大的低回声结节（箭头）累及整个腺体，左侧为著，导致气管向右偏移；B.增强CT显示巨大的占位及其与邻近结构的关系。C：颈总动脉；J：颈静脉；Tr：气管；THYROID：甲状腺；RT：右侧。

图1.26 甲状腺未分化癌

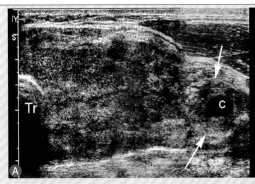
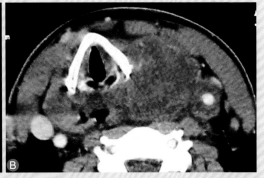

A.甲状腺左叶的横切面声像图显示肿大甲状腺内的弥漫性肿块，向周围软组织延伸并包裹了左颈总动脉（箭头）；B.增强CT显示甲状腺左叶的乏血供结节，且左侧颈动脉周围有软组织包裹。C：颈总动脉；Tr：气管。

图1.27 甲状腺淋巴瘤

5.甲状腺转移癌

甲状腺转移癌很少见，通常出现在肿瘤晚期，可由血液途径或不太常见的淋巴途径转移而来。转移通常来自黑色素瘤（39%）、乳腺癌（21%）和肾细胞癌（10%）。转移癌可表现为孤立的、边界清楚的结节，也可表现为腺体弥漫受累，超声上常表现为实性、均匀、无钙化的低回声结节（图1.28）。

（二）细针抽吸活检

一旦发现甲状腺结节后，首先要明确其良恶性。常见的结节定性方法，除手术切除之外，还包括放射性核素成像、超声检查和细针抽吸活检。每种技术都有其优势和局限性，在特定临床环境中的技术选择主要取决于可用的仪器设备和专家。

细针抽吸活检通常被认为是诊断甲状腺恶性

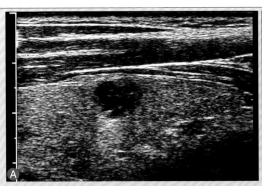
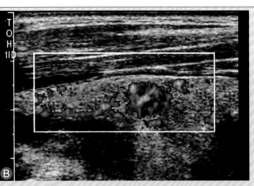

直径为1 cm的实性富血供转移结节。A.纵切面灰阶声像图；B.能量多普勒声像图。

图1.28 来自肾细胞癌的甲状腺转移癌

结节最有效的方法。在大多数临床实践中，对于临床可触及的结节进行直接触诊下的细针抽吸活检是首选的诊断性检查。除非是特殊情况或诊断困难病例，同位素或者超声成像不作为定性诊断的常规手段。由于细针抽吸活检比同位素或者超声成像等其他诊断技术提供了更直接的信息，其在甲状腺的性质判断中具有重要的价值，而且细针抽吸活检安全、性价比高，可更好地筛选手术患者。但是，其在临床实践中的成功应用需要依赖经验丰富的穿刺操作医师和高水平的细胞病理学专家。

甲状腺细针抽吸液在细胞病理学中的结果通常可分为4类。

- 阴性（无恶性细胞）。
- 明确恶性。
- 可疑恶性。
- 无法诊断。

如果一个结节属于前两种类型，其结果具有高度敏感度和特异度。细针抽吸活检的主要局限性是对第三种类型可疑恶性结节的诊断缺乏特异度，因为很难将滤泡性腺瘤或Hürthle细胞（嗜酸性细胞）腺瘤与其对应的腺癌区分开来，只有通过手术才能予以明确诊断。此外，高达20%的抽吸物可能无法明确诊断，其中约一半是由囊性病变的细胞采样不足所致。这种情况下，可在超声引导下重复细针抽吸活检，选择性对肿块的实性部分进行采样。在文献报道中，甲状腺结节细针抽吸活检的敏感度为65%～98%，特异度为72%～100%，假阴性率为1%～11%，假阳性率为1%～8%（表1.1）。在一项基于5000多例细胞学检查的研究中发现，导致假阴性最常见的原因是未能识别滤泡型乳头状癌。在临床实践中，细针抽吸活检的总体准确率超过95%，因此，其是目前对甲状腺结节性疾病患者进行初始

评估最准确和高性价比的方法。自细针抽吸活检进入常规临床实践以来，接受甲状腺切除术的患者比例大幅下降至大约25%，其相关医疗费用也降低了25%。

北美和北欧主要通过细针抽吸活检评价甲状腺结节。而在甲状腺肿较为流行的其他欧洲国家和日本，往往先进行放射性核素成像和超声检查，再筛选出需要细针抽吸活检的结节。

（三）超声应用

尽管细针抽吸活检是临床上可触及的甲状腺结节最可靠的诊断方法，但高分辨率超声仍有以下4种主要的临床应用。

- 甲状腺切除术前及术后对甲状腺及其他颈部肿块的检出。
- 根据声像图表现鉴别良恶性肿块。
- 引导细针抽吸活检。
- 引导对无功能和高功能的良性甲状腺结节及甲状腺乳头状癌的转移淋巴结的经皮治疗。

1.甲状腺肿块的发现

确定可触及的颈部肿块的精确解剖位置是超声的一个常用功能。肿块是在甲状腺内还是甲状腺周围，仅单纯凭体格检查常较难判断，而超声可以很容易地鉴别甲状腺结节与其他颈部肿块，如囊性淋巴管瘤、甲状舌管囊肿和肿大淋巴结。另外，当体格检查的征象不明确时，超声也可以帮助确认甲状腺是否存在结节。

对于儿童时期有头颈部放射线照射史及多发性内分泌肿瘤综合征家族史的患者，超声可用于检查出隐匿性甲状腺结节；这两组人群患甲状腺恶性肿瘤的风险都有所增加。如果发现结节，可以在超声引导下进行活体组织检查。然而，目前尚不清楚的是，对一些特定患者，在临床上可触及之前检查出

表1.1　甲状腺细针抽吸活检诊断率

文献	病例数目（例）	假阴性率（%）	假阳性率（%）	敏感度（%）	特异度（%）
Hawkins et al.	1399	2.4	4.6	86	95
Khafagi et al.	618	4.1	7.7	87	72
Hall et al.	795	1.3	3.0	84	90
Altavilla et al.	2433	6.0	0.0	71	100
Gharib et al.	10 971	2.0	0.7	98	99
Ravetto et al.	2014	11.2	0.7	89	99

来源：Modified from Gharib H，Goellner JR. Fine-needle aspiration biopsy of the thyroid：an appraisal. Ann Intern Med. 1993；118（4）：282-289.

甲状腺癌是否会改变其最终临床结果。

过去，当甲状腺结节主要用同位素显像评估时，人们普遍认为孤立"冷"结节的恶性概率为15%~25%，而多结节腺体中"冷"结节的恶性概率不到1%。70%~80%良性甲状腺肿的病例是多结节性的，其中有70%的结节在同位素显像或体格检查中被认为是单发，然而在高频超声检查中实际上是多发（图1.29）。

因此，也有人建议，超声可用于发现临床孤立性病变患者的其他隐匿性结节，从而提示可触及的主要肿块是良性的。然而，这样的结论是无根据的，因为病理上的良恶性结节往往可以共存。在1500例连续接受甲状腺乳头状癌手术的患者中，33%的患者在手术中同时存在良性结节。此外，至少20%的病例被认为其甲状腺乳头状癌是多中心的，且高达48%的病例被认为是隐匿性的（直径<1.5 cm）。在之前的一项研究中，几乎2/3（64%）的甲状腺癌患者除超声检查到的显性结节外，至少还有一个结节。病理上，这些额外的结节既可以是良性也可以是恶性。因此，对于临床上单发结节的患者，超声检查发现一些额外的结节并不是排除恶性肿瘤的可靠标志。

对存在显著不同结节的多结节性甲状腺肿患者，应在超声引导下进行细针抽吸活检。显著不同的结节是指最大的结节，或具有不同于其他结节的特征，或具有癌超声特征的结节。

对于已确诊的甲状腺癌患者，术前和术后超声检查可用于确定疾病的范围。尽管大多数患者在甲状腺切除术前通常不做超声检查，但对于那些颈部肿物较大的患者来说，超声检查有助于评估其邻近结构，如颈动脉和颈内静脉，可作为肿瘤直接侵犯或包裹的证据。另外，对于甲状腺触诊正常，但由甲状腺乳头状癌引起颈部淋巴结肿大的患者，术前可使用超声检查来检测腺体内隐匿的、不可触及的原发病灶。

超声检查可检测颈部残留、复发或转移的疾病，是甲状腺癌部分或次全切除术后随访的首选方法。在已行甲状腺次全切除术的患者中，残余甲状腺组织的超声表现可作为决定是否行甲状腺全切除术的重要依据。如果发现肿块，可通过超声引导下细针抽吸活检确定其性质（图1.30）。如果未发现肿块，临床医师可以让患者定期超声检查。对于已行甲状腺全切除术或次全切除术的患者，在发现甲状腺术区内复发或颈部淋巴结转移方面，超声检查

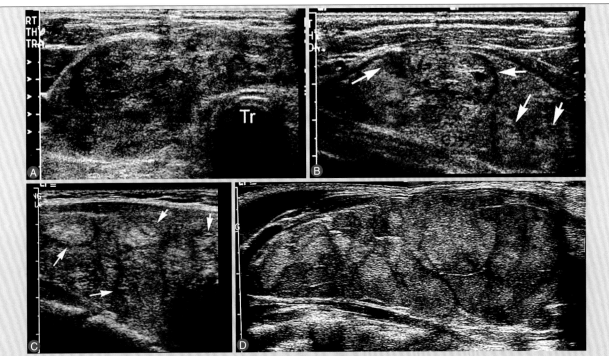

A.横切面声像图显示甲状腺右叶及峡部增大，伴多发低回声、高回声融合结节；B、C.纵向声像图显示多个融合结节（箭头）；D.纵向双像图显示多个结节形成的分叶状肿大。Tr：气管气影。

图1.29 结节性甲状腺肿

已被证明比体格检查更敏感。有甲状腺癌病史的患者通常会接受定期的颈部超声检查，以发现无法触及的复发或转移疾病。当发现肿块时，在超声引导下行细针抽吸活检可确诊是否为恶性，并有助于手术计划的制订。

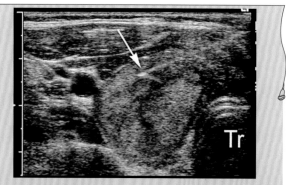

横切面声像图显示一个大结节取代右甲状腺叶。25G针的尖端清晰可见（箭头），针杆隐约可见。Tr：气管气影。

图1.30　细针抽吸活检甲状腺结节滤泡性肿瘤

2.良恶性结节的鉴别

据文献报道，超声对甲状腺结节良恶性鉴别的敏感度为63%～94%，特异度为61%～95%，总体准确性为78%～94%。目前，仍没有一个完全可靠的统一超声标准来区分甲状腺良性和恶性结节。然而，某些超声特征更多见于一种或另一种组织学类型，从而可以确立一些诊断趋势（表1.2）。

甲状腺结节的高分辨率超声基本解剖特征如下。

- 内部成分（实性、囊实混合性或纯囊性）。
- 相对于邻近甲状腺实质的回声。
- 边界。
- 形状。
- 是否存在钙化及其类型。
- 周边声晕。
- 是否存在低血流信号及其分布。

内部成分：根据经验，大约70%的甲状腺结节是实性的，其余30%表现为不同比例的囊性改变。有明显囊性成分的结节通常是一个发生变性或出血的良性腺瘤（胶质）结节。当使用较旧的、分辨率较低的超声仪器检查时，这些病变因内部碎片和厚壁无法识别而被称为"囊肿"。在病理上，真正由上皮细胞内衬的单纯性甲状腺囊肿是极其罕见的。在高分辨率超声检查中，几乎所有的甲状腺囊性病变均表现为结节变性引起的部分囊壁不规则和内部

表1.2　超声特征在区分甲状腺良恶性结节中的可靠性

特征	病理诊断	
	良性	恶性
形状		
宽度大于高度（纵横比＜1）	+++	++
高度大于宽度（纵横比＞1）	+	++++
内部结构		
纯囊性结构	++++	+
囊性伴薄分隔	++++	+
囊实混合性结构	+++	++
彗星尾征	+++	++
回声		
高回声	++++	+
等回声	+++	++
低回声	+++	+++
显著低回声	+	++++
晕环		
薄	++++	++
厚，不完整	+	+++
无	+	+++
边缘		
清晰	+++	++
不清晰	++	+++
毛刺状	+	++++
钙化		
蛋壳状钙化	+++	++
粗大钙化	+++	+
微小钙化	++	++++
多普勒		
外周低模式	+++	++
内部低模式	++	+++
超声弹性成像		
模式1和2	++++	+
模式3和4	+	+++

注：+，罕见（＜1%）；++，低概率（＜15%）；+++，中等概率（16%～84%）；++++，高概率（＞85%）。
来源：Data from authors' experience and literature reports.

实性成分或碎片（图1.9，图1.10）。当高频灰阶超声和彩色多普勒成像技术无法将碎片、分隔与肿瘤囊内赘生物加以区分时，超声造影有时可解决该问题，其中瘤样突起部分动脉期增强，而良性分隔和碎片完全无强化（图1.12）。在囊性甲状腺结节中常见到"彗星尾征"，其可能与微晶体的存在有关

（图1.10）。在已发表的研究中，100例具有此特征患者的细针抽吸活检均为良性。这些"彗星尾征"常位于囊壁、内部分隔或囊液中。当更密集的液性回声在囊腔后部发生重力性分层时，出血碎片的可能性非常高，而这些患者临床上常表现为颈部快速增大的肿块且常伴有压痛。甲状腺结节海绵状表现与微小胶质变相关，尤其是在伴有边缘清晰、等回声等特征时，高度预测是良性结节，这些特征在恶性结节中极为罕见（图1.9）。

甲状腺乳头状癌：较少出现与良性囊性结节难以鉴别的多样囊性变。然而，在囊性乳头状癌中，经常在超声检查中发现突向囊腔的实性成分或凸起［≥1 cm伴有血流信号和（或）微钙化］，此时可怀疑为恶性（图1.18）。无论实性或囊性原发性乳头状癌，其颈部转移淋巴结均可表现为囊性模式；这可能是恶性淋巴结肿大的特殊征象。

形状：高度大于宽度是恶性结节区别于良性结节的特异性特征，即在横切或纵切平面，肿瘤的前后径等于或大于横径。这可能是恶性肿瘤（高度大于宽度）穿透正常组织平面生长，而良性结节平行于正常组织生长造成的。

回声：相对于周围正常的甲状腺组织回声水平，甲状腺癌通常表现为低回声（图1.15）。但多数良性的甲状腺结节也呈低回声。实际上，多数甲状腺低回声结节为良性的，因为甲状腺良性结节较恶性结节更为常见。然而，显著的低回声对于诊断恶性结节具有高度特异性，良性病变的低回声通常不那么明显。以高回声为主的结节虽然相对不常见，但良性可能性更大。等回声的结节，周围的透声边缘（晕环）将其与邻近的正常实质分隔开从而可被超声探查，具有中等至低等恶性风险。等回声对于良性结节的诊断敏感度低，但特异度高，具有较高的阳性预测值。

晕环：60%～80%的良性结节和15%的甲状腺癌存在完整或不完整包绕结节的周围透声晕环。组织学上，周围的晕环被认为代表结节的被膜，但无被膜的增生性结节也常常具有该声像图特征。晕环代表被压缩的正常甲状腺实质的假设似乎是被认可的，尤其是生长迅速的甲状腺癌，通常具有厚的、不规则的、不完整的环形血流（图1.15C），彩色多普勒扫查显示为少血管或乏血管。彩色多普勒血流成像和能量多普勒超声显示薄而完整的晕环，强烈

提示良性结节，代表病变周围环绕的血管，呈"提篮状"。

边缘：甲状腺良性结节边缘锐利，界限清楚，而恶性病灶边缘更倾向于不规则，呈毛刺状或界限不清。对于任何一个特定结节，尽管毛刺状边缘与恶性结节的关联度已被证明具有高度特异性，其边缘的表现仍然不能可靠地预测其组织学特征，这种趋势的许多例外情况已经被发现。

钙化：10%～15%的甲状腺结节可检出钙化，但钙化的位置和类型对良恶性病变的鉴别具有更大的预测价值。周边壳状（"蛋壳样"）钙化，虽然很少出现，但通常被认为是良性结节的特征（图1.11）。然而，最近的报道表明，增厚的及有中断的周边钙化，特别是伴有低回声声晕时，对恶性的诊断具有较高敏感度。散在的伴或不伴声影的钙化灶更为常见。当钙化大、粗糙（通常与纤维化和变性有关），且病程很长时，结节更可能是良性。当钙化细小且呈点状时，恶性病变可能性更大。病理上，这些细小钙化可能是由砂粒体引起的，通常见于甲状腺乳头状癌（图1.14，图1.15）。

甲状腺髓样癌通常在原发性肿瘤内及颈部转移性淋巴结内表现出明亮的强回声点。较大的强回声点常伴有声影（图1.25）。病理学上，这些强回声点是由反应性纤维化和淀粉样沉积物周围的钙化引起的，为甲状腺髓样癌的特征表现。如果恰好伴有一些特定临床背景时（如多发性内分泌肿瘤综合征Ⅱ型，血清降钙素水平升高），低回声的甲状腺结节或颈部淋巴结内发现强回声点可高度提示甲状腺髓样癌。

Kakkos等发现，超声检测到的甲状腺钙化和甲状腺恶性肿瘤之间具有很强的相关性，特别是在年轻患者或有孤立性甲状腺结节的患者中。40岁以下的伴有钙化结节的患者是高危人群，其罹患甲状腺恶性肿瘤的可能性是同龄但没有结节内钙化的患者的4倍。同样，单发结节内存在钙化也增加了恶性肿瘤的风险率。因此，对于这些患者必须进一步评估或跟踪随访。

根据多项针对甲状腺结节声像图特征的研究，微钙化这一单独征象，对诊断恶性肿瘤的准确性（76%）、特异度（93%）和阳性预测值（70%）最高，但其灵敏性低（36%），不足以可靠地检查出恶性肿瘤。

多普勒血流特征：组织学研究表明，大多数增生性结节是少血供病变，血管比正常甲状腺实质少。相反，分化良好的甲状腺癌多为富血供，血管曲折不规则且存在动静脉分流（图1.16）。而低分化及未分化癌生长快速伴有广泛坏死，通常表现为低血供（图1.26）。

低速血流的定量分析不能准确区分良恶性结节，血流的分布是区分良恶性结节唯一有用的多普勒特征。以目前的技术，甲状腺结节在彩色多普勒和能量多普勒显像上尚未出现完全无血流或极度低血流的情况。周边血流和内部血流（包括或不包括周围血管）是结节的两种主要的血流分布类型。研究表明，80%～95%的增生性、甲状腺肿性和腺瘤性结节显示为周边血流，而70%～90%的甲状腺恶性肿瘤显示为伴或不伴周围血流的内部血流。此外，恶性结节内部血流的阻力指数明显更高。因此，血流分布特征和阻力指数对良恶性肿瘤的鉴别诊断有很高的敏感度（92.3%）和特异度（88%）。然而，根据其他的报道，彩色多普勒并非超声诊断甲状腺结节的可靠的辅助方法。目前的多普勒超声仪器对血流敏感度很高，两组结节的重叠明显增加，显著降低了多普勒诊断的可靠性。

只有一个结节中同时出现多个征象时，灰阶超声和彩色多普勒超声对恶性肿瘤才具有较高的预测价值。在一系列甲状腺恶性肿瘤的诊断中，缺乏晕征+微小钙化+结节内乏血流的组合达到了97.2%的特异度。在一项大型研究中，至少有一种恶性超声特征（高度大于宽度的形状、毛刺状边缘、显著的低回声、微小钙化和大钙化）的敏感度为83.3%，特异度为74.0%，准确性为78.0%。其他表现（如边缘钙化）对于良恶性结节的鉴别无统计学意义。在最近的一篇基于英国甲状腺协会超声分类的图片综述中，强调和讨论了甲状腺结节的良性和恶性特征。

3.甲状腺影像报告与数据系统

为促进专家之间的理解和标准化，继乳腺影像报告与数据系统（The Breast Imaging Reporting and Data System BI-RADS）广泛用于乳腺X射线摄影后，最近又提出了一套用于分析和报告甲状腺超声和风险分层的标准化系统——TIRADS。

该系统根据甲状腺结节的超声特征将其分为6个不同的危险组。

- TIRADS 1：正常甲状腺。
- TIRADS 2：良性（恶性率0%），包括单纯性囊肿、海绵状结节和孤立的大钙化。
- TIRADS 3：可能为良性结节（恶性率<5%）。
- TIRADS 4：可疑结节（恶性率5%～80%），本组结节可进一步分类为4a（恶性率5%～10%）和4b（恶性率10%～80%）。
- TIRADS 5：可能为恶性结节（恶性率>80%）。
- TIRADS 6：活体组织检查证实的恶性结节。

4.超声造影和超声弹性成像

超声弹性成像和超声造影是评估甲状腺结节的前沿技术，在过去10年中存在大量的相关研究。超声造影可对甲状腺结节的大血管和微血管的形成进行描述，并提供定性和定量评估。不同组织学特点结节表现为多样强化的特征。恶性结节最常见的是等增强、低增强和较甲状腺实质更慢的廓清，而良性结节则表现为高增强和周边环状增强。最近一项基于7项关于超声造影评价甲状腺结节的研究的Meta分析得出结论，超声造影能够准确区分良性和恶性结节，敏感度、特异度、阳性似然比和阴性似然比分别为0.853、0.876、5.822和0.195，但这些初步数据仍需要更大样本量的研究来证实。

超声弹性成像技术也被应用于甲状腺结节的研究。超声弹性成像提供组织的硬度信息，其前提是癌症等病理过程改变了相关组织的物理特征，其目的是获得组织压缩前后两种超声声像图，并通过评估声束的传播来跟踪组织位移，提供准确的组织变形测量。根据压缩力（激发）和弹性评估的类型，主要有两种不同的方法应用于甲状腺超声弹性成像：①手动超声应变式弹性成像，包括定性（参照比色图并分为4或5个等级）及半定量（应变比值）；②通过超声探头发射高声脉冲的定量方法和测量生成的剪切波速度的方法（剪切波弹性成像）。剪切波弹性成像可在一个小的兴趣区域中使用声辐射力脉冲成像技术（点-剪切波弹性成像）或在一个更大的视野范围内使用颜色编码来显示硬度值（二维剪切波弹性成像）。另一种应变式弹性成像的半定量变体使用了颈动脉内部生理性搏动（体内准静态弹性成像）。在该方法中，不需要施加外部压力，颈动脉的搏动会引起评估组织弹性所需的位移。一些论文和最近的Meta分析展示了很有趣的定性和定量超声弹性成像结果。

超声弹性成像模式分为以下4类。

·模式1：整个结节有弹性（图1.31）。

·模式2：大部分结节有弹性，存在不稳定的无弹性区域（图1.32）。

·模式3：结节边缘存在大面积的无弹性区（图1.33）。

·模式4：均匀的无弹性（图1.34）。

在文献报道中，78%～100%的良性结节得分为1～2分，而88%～96%的恶性结节得分为3～4分，敏感度为82%～97%，特异度为78%～100%，阳性预测值为64%～81%，阴性预测值为91%～98%。特异度和灵敏性相对独立于结节大小。然而，对于小结节和细针抽吸活检无法诊断或提示为滤泡型的病变，如果结节为实性且无粗大钙化，则可获得最佳的诊断准确性。多参数声学评估可提高超声评估的准确性（图1.35），避免不必要的活体组织检查及手术，因此应变式弹性成像和剪切波弹性成像都应作为常规超声检查的补充工具，并指导曾经细针抽吸活检诊断为良性病变的随访。

5.甲状腺穿刺活检指南

超声引导下经皮颈部肿块穿刺活检已成为临床的一项重要技术。其主要优势是可在穿刺过程中对穿刺针尖连续实时动态观察，这是小病灶穿刺活检的关键要求。在穿刺过程中大多数医师使用25G穿刺针，利用毛细血管的虹吸作用通过注射器对目标结节进行最小限度的反复抽吸（动图1.6）。目前也有许多研究报道使用大规格全自动穿刺针可提高病理诊断的有效性。通常建议所有甲状腺抽吸活检均在超声引导下进行，尤其是以下3种情况：第一、体检时可疑的或不确定的情况，即体检发现异常但并不能明确触及甲状腺结节，在这些患者中，超声检查可明确甲状腺结节的存在，并为准确的穿刺活检提供引导；第二，甲状腺癌高危患者，体检时甲状腺腺体正常，但声像图显示有结节的存在，这类患

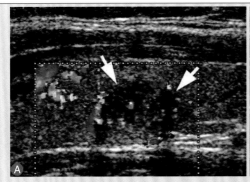
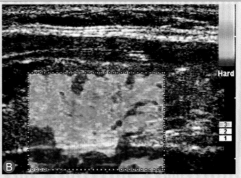

A.常规纵向B型超声彩色多普勒声像图显示低回声实性结节（箭头），伴周围晕环、内部彗星尾伪影和周围低血流；
B.纵向超声弹性成像在同一位置显示为"软"的彩色模式。

图1.31 超声弹性成像在甲状腺结节中的应用：良性结节性增生（模式1）

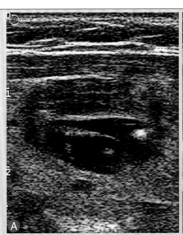
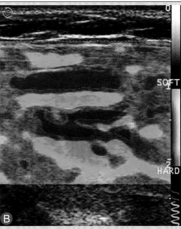

A.常规B型灰阶声像图可见囊性、边界不清的结节；B.超声弹性成像显示结节以弹性为主（绿色），内部有少量非弹性的带状区域。SOFT：软；HARD：硬。

图1.32 超声弹性成像在甲状腺结节中的应用：良性结节性增生伴囊性改变（模式2）

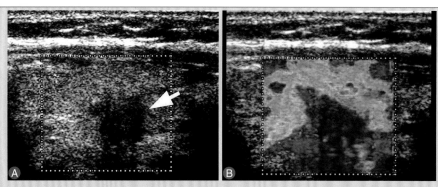

A.常规B型超声纵切声像图显示低回声乳头状癌，边缘不规则，边界不清（箭头）；B.超声弹性成像显示病变主要为非弹性模式（蓝色），后部有一些小的弹性区域（绿色）。

图1.33 超声弹性成像在甲状腺结节中的应用：甲状腺乳头状癌（模式3）

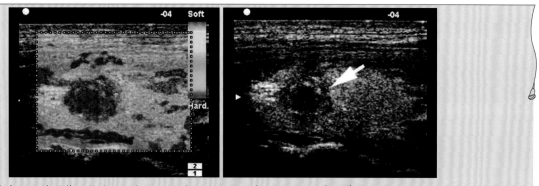

右图显示低回声实性结节（箭头）伴微小钙化，为典型的乳头状癌。左图显示在超声弹性成像中，结节几乎完全为无弹性的模式（蓝色）。病变后方小而有弹性的区域是由下方的颈动脉搏动引起的伪影。

图1.34 超声弹性成像在甲状腺结节中的应用：甲状腺乳头状癌（模式4）

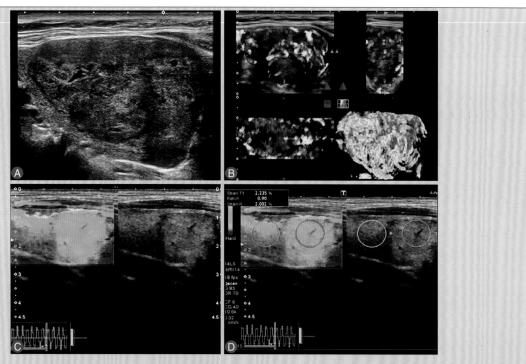

A.椭圆形中等偏低回声结节，周围有低回声声晕；B.三维彩色多普勒评估显示病灶周围血管形成；C.病灶定性超声弹性成像多表现为"软"；D.应变比低；

图1.35 甲状腺结节的多参数评价

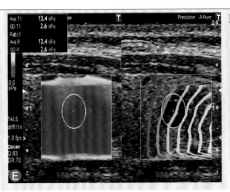

E.剪切波弹性成像多表现为"软",证实病变为良性。

图1.35 甲状腺结节的多参数评价（续）

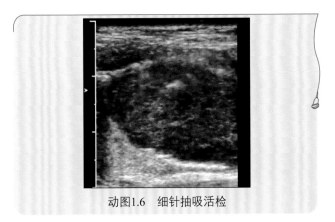

动图1.6 细针抽吸活检

者既往曾有头颈部射线照射史、多发性内分泌肿瘤综合征Ⅱ型阳性家族史或既往因恶性肿瘤行甲状腺次全切除手术史；第三种情况为直接触诊下的活体组织检查不能诊断或不能定性的患者需进行超声引导下细针抽吸活检。通常通过触诊引导下获得的标本中约有20%在细胞学诊断中是不确定的，最常见的原因是从囊性病变中抽取了不具备诊断意义的囊液。在这些情况下，可使用超声引导穿刺针选择性地刺入肿块的实性部分进行活体组织检查。超声引导下细针抽吸活检的诊断准确性非常高，在经验丰富的医学中心进行穿刺活检时敏感度和特异度可达到85%和99%。

对于因恶性结节曾行甲状腺切除术的患者，超声引导下细针抽吸活检已成为早期诊断颈部复发或转移性病变的重要方法（图1.36）。对于因良性结节而接受单侧叶甲状腺切除术的患者，在手术标本中发现一个或多个隐匿性恶性肿瘤病灶时，应对甲状腺对侧叶进行超声评估，以排除残留结节的存在。

颈部淋巴结：无论是正常的还是异常的淋巴结，均能通过高分辨率声像图清晰显示。颈部淋巴结往往沿着颈内动脉链分布，从锁骨水平延伸至下颌角，或位于甲状腺手术区旁的区域。颈部良性淋

巴结通常表现为细长的椭圆形，并且常常显示中央回声带，代表含有脂肪的门结构（图1.37）。另一方面，恶性淋巴结多位于颈部下1/3处，通常表现为较圆且无淋巴门回声，可能是由肿瘤浸润造成的淋巴门闭塞所致（图1.17）。尽管恶性结节通常表现为低回声，但恶性结节也可表现为弥漫性不均质回声，并伴有钙化和囊性变。钙化多见于甲状腺乳头状癌和甲状腺髓样癌的淋巴结转移，囊性变则是转移性乳头状癌的常见的特征。此外，Lyshchik等报道了超声弹性成像在颈部淋巴结转移中的应用，当颈部淋巴结超声弹性成像评分>1.5时通常提示恶性（敏感度：85%，特异度：98%）。

当超声无法对良恶性淋巴结进行鉴别时，通常使用超声引导下的细针抽吸活检。根据经验，可对直径小至0.5 cm的颈部淋巴结进行精准穿刺活检。除了细胞学分析之外，还可将囊内吸出物的"灌洗液"进行甲状腺球蛋白检测，这对于转移性乳头状癌和甲状腺滤泡癌的诊断具有较高的准确性。

6.经皮甲状腺治疗指南

甲状腺良性囊性病变的乙醇注射治疗：甲状腺含液的囊性病变（通常为胶体囊肿）占超声检出的甲状腺结节的31%，但其中不到1%是内衬纯上皮的真性囊肿。甲状腺囊性结节的处理首先要通过细针抽吸活检排除恶性可能。单纯抽吸可能使病变缩小，但抽吸后复发率高，为10%～80%，其取决于抽吸次数和囊肿体积；囊肿体积越大，复发风险越大。

为预防甲状腺囊性病变治疗后复发，需要在囊内注射硬化剂。在过去的20年内，在超声实时准确引导定位下，乙醇硬化治疗已被临床成功地应用于甲状腺囊性病变的硬化治疗。囊内注入的乙醇通过扩散分布在组织内诱导细胞脱水和蛋白质变性，随后出现凝固性坏死和反应性纤维化。首先使用细针

将囊液完全抽出，然后在超声引导下注射95%无菌乙醇，注入量为抽出囊液的30%~60%（图1.38）。随后，乙醇可在1~2天内重复注入或永久放置。在较大的囊腔中，该过程可在几周后重复一次或两次。注射乙醇的量越大，则囊肿的体积减小越显著；因此，囊内注入的乙醇量和囊肿治疗效果之间存在相关性。

通常患者对乙醇硬化治疗耐受性良好。乙醇硬化治疗最常见的并发症是短暂的轻度至中度局部疼痛，这是乙醇渗入皮下组织的结果。乙醇硬化治疗的罕见并发症是短暂的甲状腺功能亢进、声音嘶哑、血肿和呼吸困难。

在长期随访过程，甲状腺功能无变化的情况下，临床报道乙醇硬化治疗的成功率（完全消失或体积减小超过初始体积的70%）为72%~95%。在一些医疗机构，乙醇硬化治疗是甲状腺囊性病变的首选经皮硬化治疗方法。

自主功能性甲状腺结节的乙醇注射治疗：具有独立分泌和增殖活性的甲状腺结节被定义为自主功能性甲状腺结节。在放射性核素显像中，这些结节显示为"热结节"，与结节外低摄取或缺乏摄取形成对比，该情况可能与碘摄取的亲和力和甲状腺功能亢进的程度有关。根据甲状腺激素的分泌量，患者的病变情况可能是毒性或非毒性的。甲状腺功能亢进的程度通常与甲状腺结节体积成正比。因此，自主功能性甲状腺结节可导致一系列功能异常，从正常甲状腺功能（代偿性）到亚临床甲状腺功能亢进（毒性前）和临床甲状腺功能亢进（毒性）。

目前可用于治疗自主功能性甲状腺结节的方法包括手术和放射性碘治疗。手术的效果最显著，但是其缺陷是麻醉和手术风险。放射性碘治疗则需要反复治疗才能达到甲状腺功能正常。

1990年，Livraghi等首次提出的超声引导下经皮乙醇硬化治疗是一种替代疗法。乙醇的扩散会造成直接损害，细胞脱水后立即出现凝固性坏死和随后的纤维化改变。95%的无菌乙醇通过21G或22G穿刺针注射，该穿刺针具有封闭的锥形尖端和3个末端侧孔。通过该穿刺针可注射大量的乙醇，减少了总疗程数，增加了治疗量，并且由于乙醇的侧向扩散，最大限度降低了喉返神经损伤。该疗法需要几个疗程（通常4~8个），通常间隔2天~2周进行，乙醇注射的总量通常是结节体积的1.5倍。

彩色多普勒血流成像和超声造影（如果有条件）对评估乙醇硬化治疗的效果具有重要价值。血管和造影下增强区域的减少（直至完全消失）与乙醇引起的坏死直接相关。此外，治疗后残留的血管可作为重复治疗的目标，以实现完全灭活。完全治愈是指血清游离甲状腺激素和血清促甲状腺素的正常化，以及结节外组织的闪烁影像的重新激活。当血清游离甲状腺激素和甲状腺素水平恢复正常，同时核素显像上仍可见结节时，即为部分治愈。

经皮乙醇硬化治疗耐受性良好。常见的副作用是注射部位有短暂的烧灼感或中度疼痛，并向下颌或耳后区域辐射。缓慢退针和多孔针使用可减少这种副作用发生。在一些较大结节患者的治疗过程中，当坏死的数量较多时，在初始治疗后会出现持续2~3天的发热症状。唯一严重并发症是喉返神经的短暂损伤，据报道有1%~4%的发生率。神经损伤完全恢复是可能的，因为与手术相比，经皮乙醇硬化治疗并未造成解剖学上的神经中断。

治疗效果与结节体积成反比；结节越小，效果越显著。据报道68%~100%的毒性前结节和50%~89%的毒性结节可实现完全治愈。对于存在外科手术禁忌证的患者［老年患者、怀孕患者和具有较大自主结节（>40 mL）的患者］，超声引导下经皮乙醇硬化治疗是首选治疗方法，此外还可通过药物辅助治疗使甲状腺功能更快恢复正常。

最近的研究报道了内置水冷多向电极的射频消融在自主功能性甲状腺结节治疗中的应用，其主要用于引起压迫症状的大结节的治疗。据报道，在所有治疗病例中，治疗病灶的大小显著减小（≥50%），24%~44%的患者实现了甲状腺功能的完全正常化。此外，激光消融已用于治疗体积较大的毒性结节性甲状腺肿，激光消融联合[131]I的治疗方案，可加快结节体积缩小并减少患者接受的放射性剂量。

孤立良性甲状腺"冷"结节的经皮治疗：对于单发实性、活体组织检查证实的良性甲状腺"冷"结节的患者，建议采用乙醇注射、激光消融和射频消融作为超声引导下的经皮治疗方式，使结节明显缩小为一个小的纤维钙化肿块。目前已有报道，在经皮乙醇注射治疗3~10次后，平均结节体积可减少84%（范围为73%~98%）。行低功率激光消融治疗6个月后，平均结节体积减少40%~50%，约80%的

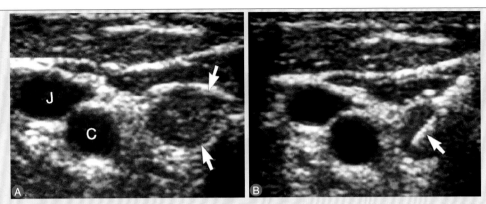

A.二维超声扫查显示右侧颈部横切面声像图：在颈动脉（C）和颈静脉（J）内侧可见一直径约1 cm的实性肿块（箭头）；B.超声引导下细针抽吸活检（箭头）。

图1.36 甲状腺切除术后甲状腺床内复发性乳头状癌的活体组织检查

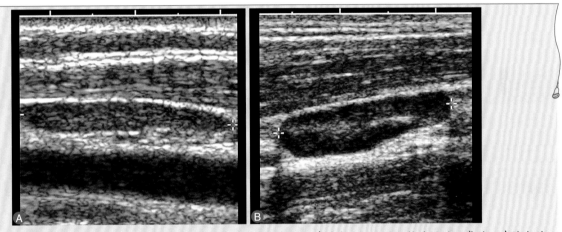

二维超声纵切面声像图。A.除中央淋巴门外，细长结节（测径器）的回声均匀；B.位于颈静脉附近正常的回声均匀的细长淋巴结（测径器），淋巴门不可见。

图1.37 正常的颈部淋巴结：典型的细长形状

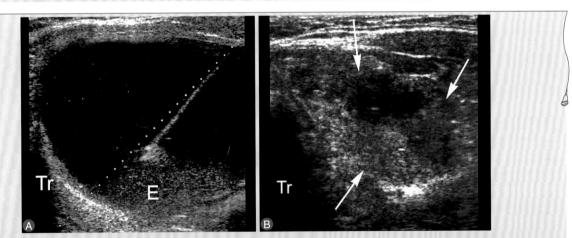

A.横切面声像图显示大的胶体囊肿与针头，注入的乙醇显示为低回声；B.1个月后的随访声像图显示大的囊性成分大部分已消退，残留腺体略有扩大（箭头）。E：注入的乙醇；Tr：气管气影。

图1.38 大囊肿的乙醇注射治疗

患者局部临床症状改善，且无副作用。

具有内冷却电极和低功率（20～70 W）的射频消融也被用于治疗良性甲状腺"冷"结节，一次消融仅针对单个结节。在随访期间，所治疗的结节体积明显减小，且无不良反应，但仍需要有更长随访时间的研究以评估其疗效及安全性。

甲状腺乳头状癌颈部淋巴结转移的治疗：射频消融、激光消融和乙醇注射已被提出用于治疗既往接受外科手术治疗患者的复发性疾病和转移性淋巴结。经皮乙醇注射是治疗甲状腺癌局限性淋巴结转移有效、安全的方法。在梅奥医学中心2002年的一份报告中，14例因甲状腺乳头状癌而接受甲状腺切除术的患者，在随访期间，超声检查发现29个转移性淋巴结。每个淋巴结通过超声引导下直接注射乙醇进行治疗。在2年随访检查中显示，治疗后的淋巴结大小减少95%。在梅奥医学中心的系列研究中，或在日本Ito医院接受经皮乙醇注射治疗的187例甲状腺乳头状癌淋巴结转移患者中，均未出现严重并发症（如喉返神经麻痹、出血）。

经皮乙醇注射技术与经皮乙醇治疗甲状旁腺腺瘤的方法相似。将25G的针头连接到1 mL 95%乙醇的注射器上。在超声引导下，徒手将针精准定位放置于淋巴结内（图1.39）。每个结节被多点注射。由于气体微泡的形成，淋巴结被注射的部分变为高回声。通常在1 min内，高回声区减小。针在淋巴结中重新定位，并进行多次注射，直到淋巴结得到充分的治疗。患者在注射过程中可能会产生轻至中度的疼痛，但几分钟内即可消失。对于直径约为5 mm的小结节，单次注射便可能达到充分治疗。对于较大的淋巴结，需要在第二天再次注射以完成治疗。大多数病例中，在3～6个月的随访期间，超声可观察到淋巴结缩小。如果治疗前淋巴结内可见少量血流信号，随访时往往会明显减少或消失。如果在随访期间淋巴结未缩小，或在能量多普勒超声检查中仍有残存的少量血流信号，则需重复注射。

也有关于热消融治疗甲状腺癌淋巴结转移的研究，如射频消融和激光消融。特别是激光消融，似乎在治疗甲状腺癌的淋巴结转移方面尤其有效，其使用细针（21G）进行，能量可非常精确地传递，从而避免对周围关键结构的损伤。

（四）偶然发现的结节

虽然在某些临床情况下，使用高频超声检出小的、不可触及的甲状腺结节可能是有益的，但实际上也引发了其他方面的问题。在颈动脉、甲状旁腺和其他颈部超声检查中偶然发现的甲状腺结节应如何处理呢？原则应该是避免对大多数良性疾病的患者进行大量且昂贵的评估，同时又不漏诊少数有显著临床意义的甲状腺癌患者。在文献综述中发现，

甲状腺结节的发病率有多种检测方法来估计：尸检（49%）、超声（47%）、触诊（7%）、尸检时的隐匿性癌症（2%）和年癌症发病率（0.005%）。

要全面理解筛选需要检查结节的难点就要了解以下4个方面的背景信息。

1）甲状腺结节的流行主要是由超声检查引起的。

通过体格检查触诊，发现约7%的北美洲人群至少有一个甲状腺结节。相比之下，超声检查使甲状腺结节成为"流行病"，研究显示高达67%的患者存在甲状腺结节。连续纳入1000例患者进行研究，使用频率为10 MHz的探头对其进行扫查，显示患病率为41%。该研究还显示，随着年龄的增长，甲状腺结节患病率在增加，这类似于患者年龄与尸检率的关系（图1.40）。

根据这些研究，推测约超过1亿美国人超声检查发现患有甲状腺结节是非常合理的。偶然发现甲状腺结节有很高比例，即所谓的"偶发瘤"，这就导致了一些关于"是否该关闭超声仪器"的思考。这些结节的检查对患者的发病率和社会成本有很大影响，可能远远超过发现隐匿性甲状腺癌的好处，因为大多数甲状腺癌表现为良性的生物学方式。具体来说，甲状腺乳头状癌患者的10年生存率为99%，总的30年生存率约为95%。

2）甲状腺癌的发病率正在上升。

50多年前，病理学家报告说，无明显临床表现的甲状腺癌在尸检中是很常见的。在20世纪80年代，Harach等研究发现，在尸检时进行甲状腺的薄切片检查，约36%的人群患有隐匿性甲状腺癌。如果把腺体进行更加精细的切片，几乎每个人都会患有甲状腺癌。研究者得出结论，隐匿性甲状腺乳头状癌是尸检中的一个"正常"发现。

在过去的30年里，北美洲所报告的甲状腺癌发病率增加了1倍多。这就提出了一个问题，即这种增加是否代表了甲状腺癌发病率的真正增加，或仅仅是超声等诊断成像方法的检测率增加的结果。Davies和Welch分析数据发现，发病率的增加是由于亚临床疾病检出的增加，而不是由于甲状腺癌真实发病率的增加。研究表明，甲状腺乳头状癌几乎是发病率增加的全部原因（图1.41）。研究还表明，检出率的增加是由小的、亚临床的甲状腺癌所引起（图1.42）。而且，尽管甲状腺癌的患病率在30年

里增加了1倍多，但死亡率保持不变（图1.43）。根据Ross的说法，"考虑到这些患者所要承受的焦虑、成本及并发症，人们可合理地质疑增加甲状腺癌检查的益处。"

3）对于偶然发现的甲状腺结节频繁使用细针抽吸活检的费用是多少？

如果结节检出后随即进行的步骤就是细针抽吸活检，那么对患者和社会的成本将是巨大的。虽然细针抽吸活检被认为是结节诊断的"参考标准"，但由于许多原因，其并不是一项非常完善的技术。第一，10%~20%病例的结果是无法诊断的。第二，假阴性率为3%~5%。第三，关于甲状腺结节的细胞病理学的解读能力存在巨大差异。遗憾的是，在经验缺乏的中心，"滤泡性细胞存在，不能排除滤泡性肿瘤"的报告比在经验丰富的中心出现得更频繁。这种报告通常会导致结节需要进行手术

切除。考虑到这些因素，在所有接受细针抽吸活检的患者中，约有18%的病例是由于阳性、可疑或不能明确诊断的结果进行了结节切除，而这些结节大多数是良性的。在这些手术患者中，仅15%~32%患有癌症。因此，大多数接受甲状腺结节手术切除的患者都是对临床上不显著的良性结节性疾病进行了手术。

对这些结节进行细针抽吸活检的潜在成本必须要考虑到。为了便于讨论该问题，假设在美国约有3亿人中的100万人接受了甲状腺高频超声检查，其中大约40%的人发现了一个或多个甲状腺结节，即40万人将通过超声成像检查出一个或多个甲状腺结节。假设一次超声引导下的细针抽吸活检和细胞学分析的费用约为1500美元，则理论上，6亿美元被用于排除或检出这一组人群中的甲状腺癌。如果这些细针抽吸活检中有18%导致可疑或无诊断性结果，

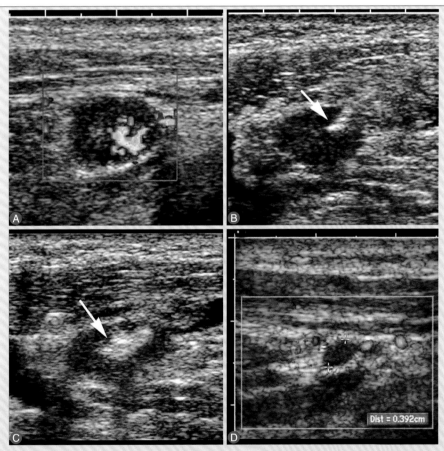

A.二维彩色多普勒纵切面声图像显示一个1.6 cm、圆形、有中度血流信号的病理性淋巴结；B.25G针的尖端（箭头）位于淋巴结内；C.乙醇效应在注射时明显可见，为局部高回声区域（箭头），是由乙醇与组织相互作用形成的微泡引起的，这种高回声表现将会持续几秒钟至几分钟，随后将会出现正常或接近正常的表现，在注射过程中，高回声是识别治疗区域的辅助标记；D.能量多普勒声像图像显示乙醇注射治疗6个月后的淋巴结大小明显缩小（0.4 cm），且血管消失，除每6~12个月随访一次，以证实未发生改变外，后续无须进一步的治疗。

图1.39　乙醇注射治疗甲状腺颈部淋巴结转移

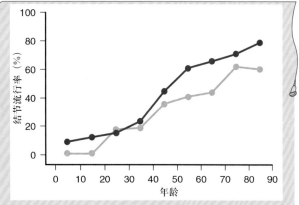

1955年，尸检（蓝色圆圈）显示平均49%的患者出现甲状腺结节；1985年，超声检查（橙色圆圈）显示平均41%的患者发现甲状腺结节，两者均显示与患者年龄的关系。

图1.40 尸检和超声检查中甲状腺结节的流行程度

（With permission from Horlocker T, Hay I, James E. Prevalence of incidental nodular thyroid disease detected during high-resolution parathyroid ultrasonography. In: Medeiros-Neto G, Gaitan E, editors. Frontiers in thyroidology. New York: Plenum; 1986. p. 1209-1312.）

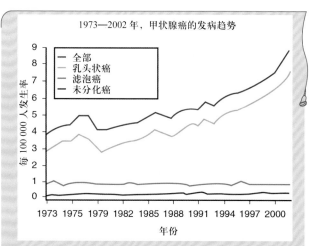

该图表显示在过去30年中，北美地区甲状腺癌发病率的上升趋势。值得注意的是，甲状腺恶性肿瘤的类型几乎完全是乳头状癌。发病率的增加是由于超声等诊断成像方法检出率的增加，而不是由于甲状腺癌实际发病率的增加。

图1.41 甲状腺癌：发病率

［Modified from Davies L, Welch HG. Increasing incidence of thyroid cancer in the United States, 1973-2002. JAMA. 2006; 295（18）: 2164-2167.］

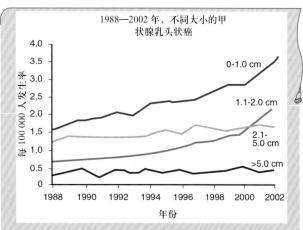

甲状腺癌发病率的增加主要是由于较小肿瘤的发现。

图1.42 甲状腺癌：按肿瘤大小划分发病率

［Adapted from Davies L, Welch HG. Increasing incidence of thyroid cancer in the United States, 1973-2002. JAMA. 2006; 295（18）: 2164-2167.］

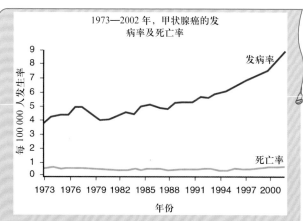

尽管甲状腺癌的发病率在过去30年中增加超过1倍，但死亡率在此期间并未发生改变。

图1.43 甲状腺癌：发病率对比死亡率

［Adapted from Davies L, Welch HG. Increasing incidence of thyroid cancer in the United States, 1973-2002. JAMA. 2006; 295（18）: 2164-2167.］

则可能进行72 000次手术，平均每次需花费近2万美元，共需额外花费14.4亿美元。最后，大约5%，或近3600例患者，可能会出现明显的术后并发症，包括声音嘶哑、甲状旁腺功能减退和长期疼痛。显然，这种对甲状腺结节的积极性的管理将需要大量的医疗保健支出，并可能产生极其负面的临床影响。

4）应该追踪哪些偶然发现的结节？

虽然超声会检查出许多结节，但治疗方法应该是保证大多数临床症状明显的癌症患者进一步检查。更重要的是，其应该保证大多数良性病变的患者避免进一步昂贵的、存在潜在伤害的检查。基于该目的，包括我们在内的许多实践均发现，对大多数通过超声偶然发现的小结节进行追踪诊断是不切实际且不谨慎的。如果技术可行，通常对表现出与恶性肿瘤密切相关的超声特征的病变进行细针抽吸活检，如明显的低回声、纵径大于横径、厚的不规则边缘及含有微钙化的病变。

超声对偶发结节的评估

超声表现	随访
结节<1.5 cm	在下次体检时进行触诊评估，通常采用针吸法
结节>1.5 cm	
结节具有恶性特征 [明显的低回声，纵径大于横径的形状，厚的不规则边缘，和（或）钙化或微钙化]	采用针吸法评估

五、弥漫性甲状腺疾病

几种甲状腺疾病以弥漫性为特点，而非局灶性，通常导致腺体弥漫性肿大（甲状腺肿）且无明显的结节。形成这种弥漫性肿大的疾病包括慢性淋巴细胞性甲状腺炎（桥本甲状腺炎）、胶质性或腺瘤性甲状腺肿和毒性弥漫性甲状腺肿（Graves病）。这些疾病的诊断常基于临床和实验室检查，偶尔也基于细针抽吸活检的结果，很少涉及超声检查。然而，当潜在的弥漫性疾病导致不对称性甲状腺肿大时，高分辨率超声能够提供诊断帮助。因为不对称性甲状腺肿大往往意味着较大的一侧叶存在肿块，而声像图中所表现的弥漫性实质异常可提示临床医师弥漫性甲状腺疾病才是可能的病因。如发现结节，可在必要时行超声引导下细针抽吸活检。声像图对峡部厚度的观察，更易辨别甲状腺弥漫性肿大。正常峡部是一个薄薄的桥状组织，前后径只有几毫米。当甲状腺弥漫性肿大时，峡部厚度可≥1 cm。

弥漫性甲状腺疾病

急性甲状腺炎

亚急性肉芽肿性甲状腺炎

慢性淋巴细胞性甲状腺炎（桥本甲状腺炎）

腺瘤性或胶质性甲状腺肿

亚急性淋巴细胞性（静息性）甲状腺炎

各种类型的甲状腺炎，包括急性甲状腺炎、亚

急性肉芽肿性甲状腺炎（亚急性甲状腺炎）、慢性淋巴细胞性甲状腺炎（桥本甲状腺炎），均有明确的临床和实验室特征。急性甲状腺炎是一种罕见的因细菌感染引起的炎症性疾病，一般发生于儿童。超声检查有助于筛检患者，明确甲状腺脓肿的进展情况。感染通常起源于甲状腺周围的软组织。声像图中，脓肿显示为边界不清、内含碎片而回声不均的团块，含有或不含有分隔或气体。甲状腺周围常可见炎性淋巴结。

亚急性肉芽肿性甲状腺炎或亚急性甲状腺炎是一种自发缓解性的炎症性疾病，可能由病毒感染引起。临床表现包括发热、腺体增大及触痛。声像图可表现为甲状腺肿大、回声减低、血流信号正常或因弥漫性水肿而致血流信号减少，也可表现为局灶性低回声区（图1.44）。超声检查有时亦用于评估亚急性甲状腺炎药物治疗后的变化。

最常见的甲状腺炎类型是慢性淋巴细胞性甲状腺炎，或称桥本甲状腺炎，通常发生于青年或中年女性，典型表现为甲状腺无痛性、弥漫性肿大，常伴有甲状腺功能减退。在北美，其是最常见的引起甲状腺功能减退的原因。这种自身免疫性疾病患者会产生自身甲状腺球蛋白抗体和甲状腺过氧化物酶抗体，过氧化物酶是甲状腺激素生成的主要酶。慢性淋巴细胞性甲状腺炎的典型声像图表现为弥漫性改变，实质回声减低、增粗，呈纹理样（图1.45）。多数情况下，腺体增大。多发的、散在的、直径为1～6 mm的低回声微小结节强烈提示慢性甲状腺炎，被称为微结节（图1.45，动图1.7）。微结节是诊断慢性甲状腺炎的高灵敏性指征，阳性预测值为94.7%。组织学上，微结节代表甲状腺实质小叶被淋巴细胞和浆细胞浸及。小叶周围有多个线状的纤维分隔回声（图1.46）。这些纤维分隔可使实质呈"假小叶状"表现。良性和恶性甲状腺结节均可与慢性淋巴细胞性甲状腺炎共存，细针抽吸活检往往是确诊的必要方法（图1.47～图1.49）。与其他自身免疫性疾病相同，此病发生恶性肿瘤的风险增加，其中以B细胞恶性淋巴瘤最为多见。

在大多数诊断为桥本甲状腺炎的患者中，彩色多普勒血流成像显示血流信号正常或减少（图1.45）。偶尔会呈现丰富的血流信号，类似Graves病"甲状腺火海征"。一项研究表明，甲状腺功能减退时血管增生的发生，可能与血清中增高的促甲状腺激素

的刺激有关，通常伴有颈部淋巴结病，以甲状腺下极附近最为明显（图1.50）。慢性甲状腺炎的终末期表现为腺体萎缩，此时甲状腺体积缩小、边界模糊、因进行性纤维化引起实质回声不均匀，血流信号消失，偶见散在结节，需要细针抽吸活检确诊。

亚急性淋巴细胞性（静息性）甲状腺炎具有慢性自身免疫性甲状腺炎的典型组织学和超声学表现（低回声、微结节和纤维化），而临床表现类似于典型的亚急性甲状腺炎，但无结节性压痛。通常在疾病早期出现中度甲状腺功能亢进伴甲状腺肿大，随后，在某些情况下，会出现不同程度的甲状腺功能减退。产后甲状腺炎进展为甲状腺功能减退更为常见。在大多数情况下，疾病在3~6个月内自行缓解，腺体可能恢复正常外观。

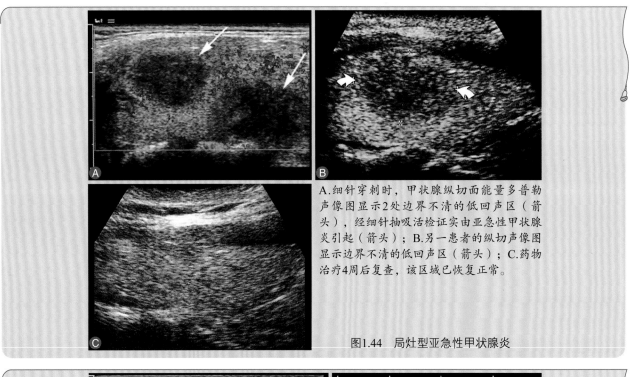

A.细针穿刺时，甲状腺纵切面能量多普勒声像图显示2处边界不清的低回声区（箭头），经细针抽吸活检证实由亚急性甲状腺炎引起（箭头）；B.另一患者的纵切声像图显示边界不清的低回声区（箭头）；C.药物治疗4周后复查，该区域已恢复正常。

图1.44 局灶型亚急性甲状腺炎

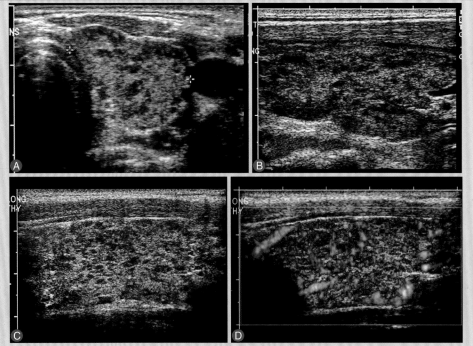

A、B.左叶横切面和纵切面声像图显示多个小的低回声结节，为实质内淋巴细胞浸润；C、D.另一患者的纵切面声像图显示多发微小低回声结节，能量多普勒声像图显示血流信号增多，后者可能表示甲状腺炎处于急性期；

图1.45 桥本甲状腺炎：微结节

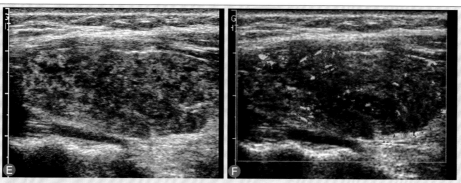

E、F.另一患者的纵切面声像图显示多发微小低回声结节，彩色多普勒扫查显示血流减少，大多数桥本甲状腺炎患者的血流信号是正常或减少的。

图1.45 桥本甲状腺炎：微结节（续）

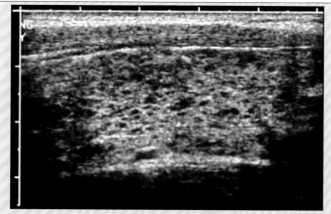

动图1.7 桥本甲状腺炎

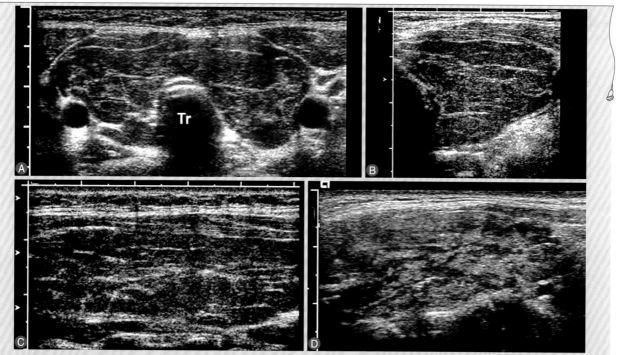

A.甲状腺横切面双侧声像图显示两叶和峡部弥漫性肿大，腺体的淋巴细胞浸润和纤维带的粗大分隔显示为低回声实质内贯穿多发线性强回声；B、C.另一患者的横切面和纵切面声像图显示贯穿整个腺体的线性回声分隔；D.另一患者的纵切面声像图显示较厚的线性回声区将低回声区分开。Tr：气管气影。

图1.46 桥本甲状腺炎：粗大分隔

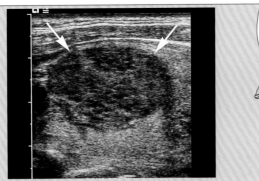

纵切面声像图显示一个独立的低回声结节（箭头），经细针抽吸活检证实为桥本甲状腺炎。

图1.47　慢性淋巴细胞性甲状腺炎：结节

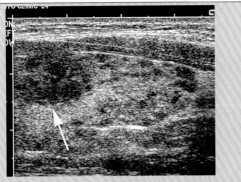

纵切面声像图显示典型的桥本甲状腺炎（微结节）和一个位于上极的以低回声为主的结节（箭头），该结节由甲状腺乳头状癌引起。在桥本甲状腺炎背景下出现的明显的结节应考虑为"性质待定"，需要进行细针抽吸检查。

图1.48　桥本甲状腺炎合并甲状腺乳头状癌

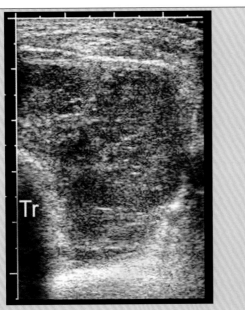

左叶横切面声像图显示桥本甲状腺炎腺体中淋巴瘤引起的弥漫性低回声肿大。Tr：气管气影。

图1.49　桥本甲状腺炎中的淋巴瘤

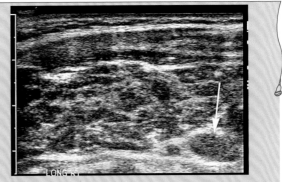

纵切面声像图显示桥本甲状腺炎的微结节及下极下方肿大的淋巴结（箭头）。

图1.50　桥本甲状腺炎伴增生性肿大淋巴结

　　尽管实质回声弥漫不均匀和微结节是桥本甲状腺炎的典型表现，但其他甲状腺弥漫性疾病也可能具有类似的超声表现，其中最常见的是结节性甲状腺肿和腺瘤性甲状腺肿。大多数腺瘤性甲状腺肿患者有多个散在结节，相间以正常表现的甲状腺实质（图1.29）；另一些表现为腺体上、下极圆钝，实质回声弥漫不均匀，无正常组织相间。女性患腺瘤性甲状腺肿的数量是男性的3倍。

　　毒性弥漫性甲状腺肿（Graves病）是一种常见的弥漫性甲状腺疾病，其生化特征通常为甲状腺功能亢进（甲状腺毒症）。因为实质内有许多大血管，其回声可能比弥漫性甲状腺肿更不均匀。此外，特别是在年轻患者中，实质可能呈弥漫性低回声，几乎没有胶体物质，原因在于广泛的淋巴细胞浸润或实质以细胞成分为主。彩色多普勒超声通常显示为"甲状腺火海征"的富血供模式（图1.51）。频谱多普勒超声通常显示收缩期峰值速度超过70 cm/s，是甲状腺疾病中的最高流速。实验室检查估测的甲状腺功能亢进程度与血管增多或流速之间无相关性。既往研究表明，多普勒分析可用于监测毒性弥漫性甲状腺肿患者的治疗效果。据报道，药物治疗后甲状腺上动脉和下动脉的血流速度显著降低。

　　最罕见的炎症性甲状腺疾病是侵袭性纤维性甲状腺炎，也称Riedel甲状腺炎。该疾病主要发生于女性，往往会进展到腺体被彻底破坏。一些病例可能与纵隔或腹膜后纤维化或硬化性胆管炎有关。为数不多的侵袭性纤维性甲状腺炎的超声声像图显示腺体弥漫性增大，实质回声不均匀。本病行超声检查的主要原因是观察炎症进展过程中向甲状腺外的

侵及情况，即对邻近血管的包裹（图1.52）。这些信息对外科手术方案的制订十分有帮助。切开活体

组织检查通常是为了将此病与未分化甲状腺癌相鉴别。此两种疾病的超声表现可能完全相同。

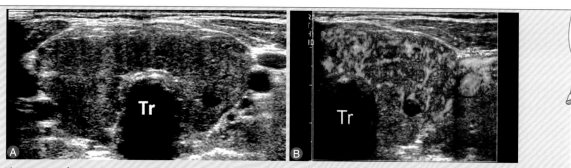

A.甲状腺横切面双侧声像图显示甲状腺双叶和峡部显著弥漫性增大，腺体呈弥漫性低回声；B.左叶横切面彩色多普勒血流成像显示血流增多，提示Graves病急性期。Tr：气管。

图1.51　甲状腺功能亢进症：Graves病

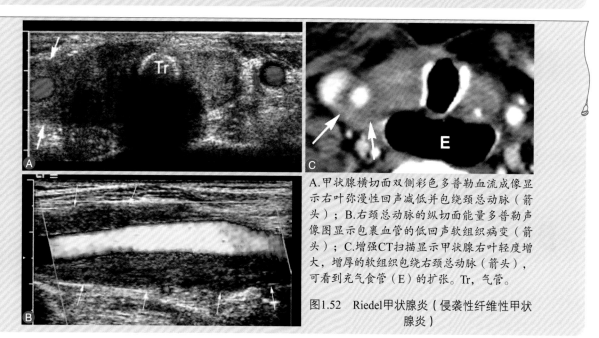

A.甲状腺横切面双侧彩色多普勒血流成像显示右叶弥漫性回声减低并包绕颈总动脉（箭头）；B.右颈总动脉的纵切面能量多普勒声像图显示包裹血管的低回声软组织病变（箭头）；C.增强CT扫描显示甲状腺右叶轻度增大，增厚的软组织包绕右颈总动脉（箭头），可看到充气食管（E）的扩张。Tr，气管。

图1.52　Riedel甲状腺炎（侵袭性纤维性甲状腺炎）

致　谢

笔者要感谢拉脱维亚共和国里加Paula Stradins临床大学医院诊断放射研究所医学博士Maija Radzina的帮助。

（韩治宇，杨萌，陈天娇，高璐滢，高永艳，黄建兴，马莉，王羽翎，王震，张朝赫，张晓燕，郑琳译）

参考文献

扫码观看

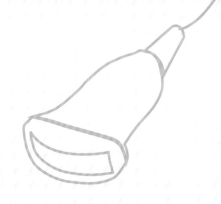

第二章　甲状旁腺

Bonnie J. Huppert and Carl Reading

章节大纲

关键点总结

• 原发性甲状旁腺功能亢进症绝大多数由单发的高功能性甲状旁腺腺瘤所导致，累及多个腺体的情况少见。

• 原发性甲状旁腺功能亢进症的唯一根治手段是手术切除异常腺体，选择性的微创外科手术通常是首选的手术方式。

• 甲状旁腺影像学检查的作用，不仅是对原发性甲状旁腺功能亢进症的定性诊断，更在于提供准确的术前定位。

• 推荐经验丰富的超声医师检查，超声对甲状旁腺有较高的空间分辨力，对甲状旁腺术前定位具有良好的敏感度和准确性，并能评估伴随的甲状腺病变，同时具有无创、无辐射、低成本等优势。

• 对于持续性或复发性甲状旁腺功能亢进症，再次手术前开展多种类型的影像学的综合评估较为重要。

• 对于影像学难以明确的甲状旁腺腺瘤患者，超声引导下穿刺活检可获得术前病理诊断；对于无法手术的甲状旁腺异常患者，可进行超声引导下的消融治疗。

高频超声是一种成熟、无创的影像学技术，可用于甲状旁腺疾病的评估和治疗。超声是甲状旁腺功能亢进症患者用于甲状旁腺增生或甲状旁腺腺瘤术前定位的主要检查方式，同时，也是对疑似甲状旁腺腺瘤或甲状旁腺增生的病变进行经皮穿刺活检的主要引导方式，尤其是对持续性或复发性甲状旁腺功能亢进，以及疑似异位甲状旁腺的患者。对部分患者，超声引导下经皮无水乙醇消融术可作为甲状旁腺腺瘤手术治疗的替代方法。

一、胚胎学和解剖学

成对的上位、下位甲状旁腺有不同的胚胎学起源，对其发育的了解有助于理解其最终解剖位置。上位甲状旁腺和甲状腺侧叶共同起源于成对的第四咽囊，在胎儿发育过程中发生迁移的距离较短，上位甲状旁腺通常位于甲状腺中上部的后方，大部分（>80%）位于喉返神经和甲状腺下动脉交叉处上方2 cm以内的区域。下位甲状旁腺和胸腺共同起源于成对的第三咽囊。在胎儿发育过程中，下位甲状旁腺与胸腺一起，从上位甲状旁腺更前面的平面向下迁移，绕过上位甲状旁腺到达其下方而成为下位甲状旁腺。由于下位甲状旁腺在发育过程中移动下降的距离较长，因而容易发生位置变异，可位于下颌角到心包的任何水平，其中大部分（>60%）位于甲状腺下极后侧或下方（图2.1）。

有较大比例的甲状旁腺异位于颈部其他位置

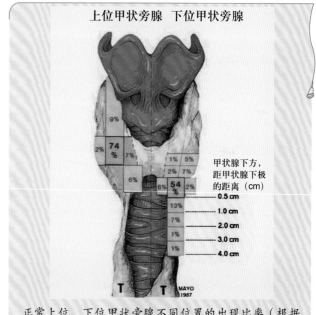

正常上位、下位甲状旁腺不同位置的出现比率（根据527例尸检绘制的解剖结构示意图）。T：胸腺。

图2.1 甲状旁腺位置

（Modified from Gilmour JR. The gross anatomy of the parathyroid glands. J Pathol 1938；46：133-148.）

或纵隔内。70%~80%的甲状旁腺呈对称分布，因此可进行双侧的对比。异位的上位甲状旁腺通常位于食管后方、气管食管沟或咽后间隙，甚至可能下降到后上纵隔区域，一般较少出现在颈部较高处靠近甲状腺上部的区域，极少数情况可出现在甲状腺内。下位甲状旁腺比上位甲状旁腺更容易发生异位。大约25%的下位甲状旁腺无法与胸腺完全分离，随胸腺一起下移，可出现在下颈部胸腺韧带区域、邻近胸腺或嵌入下颈部和前纵隔的胸腺内。下位甲状旁腺较少异位的位置是上颈部颈动脉分叉前的胸腺残留区域，下颈部的颈动脉鞘内或其周围区域。据报道更罕见的异位位置为食管或心肌后方的纵隔内、主动脉肺窗内、心包内，甚至颈后三角区的侧面。

大多数成年人有4个甲状旁腺，2个上位腺体和2个下位腺体，每个腺体大小约为5 mm×3 mm×1 mm，平均重量为35~40 mg（10~78 mg）。腺体数目也可能会出现4个以上，这是由于在胚胎发育的过程中，甲状旁腺腺体从袋状结构中被拉出时出现分离。尸检研究发现大概13%的人群有超过4个腺体。这些多余的腺体通常与前纵隔的胸腺有关，与下位甲状旁腺关系更密切，而且其大多是一些小的、不成熟的或分裂的腺体。大约5%的病例中可发现远离其他4个腺体且>5 mg的腺体。临床上极少出现少于4个腺体的患者，但在尸检中的发生概率约为3%。

正常的甲状旁腺颜色从黄色到红棕色不等，取决于血管分布程度和实质内主细胞和黄色脂肪的相对含量。主细胞的主要功能是分泌甲状旁腺激素。腺体内脂肪含量通常随着年龄的增长或失用性萎缩而增加。由腺瘤或增生导致的功能亢进的腺体含有相对较少的脂肪，同时富含血管，因此更偏红色。甲状旁腺一般呈椭圆形或豆状，也可能呈球形、小叶状、长条形或梯形。虽然借助高频超声偶尔也能发现正常的甲状旁腺，但通常情况下正常甲状旁腺并不容易显示，可能是因为正常腺体的体积小、位置深及腺体脂肪较多等原因导致显示欠清。正常位置的甲状旁腺的血液供应主要来自甲状腺下动脉的分支，上位甲状旁腺的血液供应可部分来自甲状腺上动脉，但供应量不大且不稳定。

二、原发性甲状旁腺功能亢进症

（一）流行病学

原发性甲状旁腺功能亢进症（原发性甲旁亢）是一种常见的内分泌疾病，在美国的患病率为（1~2）/1000，女性患者为男性的2~3倍，绝经后患病率更高。超过一半的原发性甲旁亢患者年龄>50岁，20岁以下的病例少见。

（二）诊断

原发性甲旁亢常因为在生化检查时发现血清钙水平升高而被怀疑，高钙血症、低磷血症和高钙尿症是进一步诊断该病的重要生化依据，在血钙水平变化基础上出现血清甲状旁腺激素的升高，即可确诊。对于高钙血症患者来说，即使甲状旁腺激素水平在正常范围内，也应怀疑原发性甲旁亢的诊断，因为其他非甲状旁腺因素（包括恶性肿瘤）引起的高钙血症会抑制甲状旁腺功能并降低血清甲状旁腺激素水平。随着人们越来越多地进行常规生化检查，该疾病常能被早期筛查出来，此时，骨痛、肾结石、腹部不适和精神症状等典型表现常常还未表现出来，也常常无肾结石、骨质减少、骨膜下骨吸收和骨囊性纤维化等严重临床症状。这些临床症状一般在血清钙水平>12 mg/dL时才会表现更明显。通过进一步问诊，可能会发现轻微的非特异性症状，如乏力、萎靡、便秘、消化不良、烦渴和多尿等。

（三）病理学

在引起原发性甲旁亢的原因中，单发腺瘤占80%~90%，多发腺体增大占10%~20%，恶性肿瘤占不到1%。单发腺瘤可累及4个腺体中的任何1个。多发腺体增大的原因大多数是原发性甲状旁腺增生，其次是多发性腺瘤。甲状旁腺增生常表现为4个甲状旁腺全部不同程度增大，而多发性腺瘤常累及2个或3个腺体。组织学上并非总能有效区分甲状旁腺腺瘤和增生，因此这种病理改变常被称为"细胞活跃的甲状旁腺"组织。由于甲状旁腺增生和多发性腺瘤的不同腺体受累模式，并且在病理学上难以区分，这两种病理类型在组织学上通常被统称为"多腺体病变"。

原发性甲状旁腺功能亢进症的原因	
疾病类型	百分比
单个腺瘤	80%~90%
多腺体病变	10%~20%
恶性肿瘤	<1%

大多数原发性甲旁亢的患者是散发的，少数病例与接受过颈部外照射有关，长期接受锂剂治疗的患者也可能出现原发性甲旁亢。约10%的病例可能具有遗传基础，最常见的是多发性内分泌腺瘤病Ⅰ型。这是一种不常见的常染色体显性遗传病，且具

有高外显率，常有甲状旁腺腺瘤样增生、胰岛素瘤及垂体腺瘤等甲状旁腺、胰腺、垂体等多个内分泌器官的病变，其中超过90%的患者有多发性甲状旁腺增生。大多数多发性内分泌腺瘤病Ⅰ型患者在30岁或40岁之前即可出现高钙血症。在对这些患者进行初次手术时，部分腺体可能并未严重增大，但这些腺体最终都可能会增生。多发性内分泌肿瘤综合征ⅡA型也可能会出现甲状旁腺增生，但发生概率较低。另外，一些更罕见的家族性综合征也可能造成甲状旁腺增生、腺瘤或恶性肿瘤，从而引起原发性甲旁亢，如家族性低尿钙高钙血症等。家族性低尿钙高钙血症为一种良性家族性高钙血症，与由增生或腺瘤引起的原发性甲旁亢明显不同，患者大多无症状，无原发性甲旁亢的并发症。在治疗方面，甲状旁腺切除术并不能够治愈该病的高钙血症，因此该病不适宜手术治疗。

甲状旁腺癌是导致原发性甲旁亢的罕见原因。甲状旁腺癌在组织学上很难与腺瘤区别，因为其和非典型腺瘤均可表现出有丝分裂活性增加和细胞异型性。但甲状旁腺癌的生化检查存在一个显著特点，患者的血清钙水平通常较高（>14 mg/dL）。手术中如发现甲状旁腺质地坚硬、局部侵犯、与周围组织粘连，且伴有增厚的纤维包膜，则可诊断该病。为防止肿瘤种植，治疗一般采取不破坏包膜的整块切除。由于疾病的侵袭性和转移性，甲状旁腺癌很多时候可能无法治愈。一般来说，患者的死亡常常不是因为肿瘤的扩散，而是由于持续性甲状旁腺功能亢进造成的并发症。

（四）治疗

单纯药物治疗不能治愈原发性甲旁亢。可使用的药物包括短效降钙剂（如降钙素）和拟钙剂（钙敏感受体激动剂，如西那卡塞），使用双膦酸盐有助于防止骨质流失。帕立骨化醇等合成维生素D类似物主要用于治疗继发性甲状旁腺功能亢进症（继发性甲旁亢）。

手术治疗是原发性甲旁亢的唯一根治方法。研究表明经验丰富的外科医师的手术治愈率>95%，复发率和死亡率很低。因此对于有症状的原发性甲旁亢患者，首选的治疗方法是手术切除受累的甲状旁腺腺体。

然而，目前临床上发现的原发性甲旁亢患者，大多数处于疾病的早期阶段，因此对于无症状的轻度高钙血症患者是否应进行手术治疗，术后是否应频繁地对骨密度、血清钙水平、尿钙排泄和肾结石进行医学监测存在一些争议。无症状性原发性甲旁亢的管理建议来自于包括国际会议和美国国立卫生研究院在内发表的共识声明，并不断更新。随着该领域不断发展，临床实践的治疗方法可能略有不同。

三、超声表现

（一）形状

甲状旁腺腺瘤通常为椭圆形或豆形（图2.2）。当甲状旁腺增大时，在颈部纵切面上表现为典型的椭圆形，也可变成管状或变得扁平。通常为不均匀增大，头端和（或）尾端可能更接近球状，从而表现为三角形、锥形、泪滴形或双叶状。

（二）回声和内部结构

大多数甲状旁腺腺瘤的回声明显低于正常甲状腺组织（图2.3）。甲状旁腺腺瘤的特征性低回声表

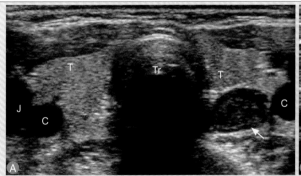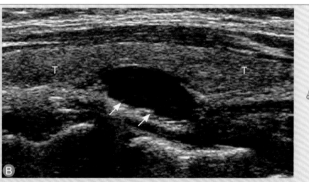

位于甲状腺后部附近典型腺瘤（箭头）的（图A）横切面和（图B）纵切面声像图。T：甲状腺；C：颈总动脉；J：颈内静脉；Tr：气管。

图2.2 典型甲状旁腺腺瘤

现是由于腺体细胞均匀增生，脂肪含量少，几乎无声反射界面。有时，腺瘤也会表现为不均匀回声，有回声增强和减弱的区域。而对于罕见的功能性甲状旁腺脂肪腺瘤来说，由于脂肪含量高，这种腺瘤比周围的甲状腺组织回声更强（图2.3G）。绝大多数甲状旁腺腺瘤是均质实性的，大约2%的腺瘤有囊性成分，这是由囊性变（最常见）或单纯性囊肿（较少见）引起的（图2.3E，图2.3F，动图2.1），腺瘤内部较少存在钙化（图2.3H，图2.3I）。

（三）血供

彩色多普勒血流成像、脉冲波多普勒和能量多普勒超声检查可显示增大的甲状旁腺呈血管增多模式，且舒张期流速较低（图2.4），常可观察到增粗的滋养动脉（通常起源于甲状腺下动脉的分支）沿腺瘤长轴的一端插入腺瘤进行血液供应。在甲状旁腺腺瘤中还可发现一种弧形血管，以90°～270°的角度包裹肿块，这种血流模式的存在可增加初次检测到甲状旁腺腺瘤的敏感度，并且通过与具有中央

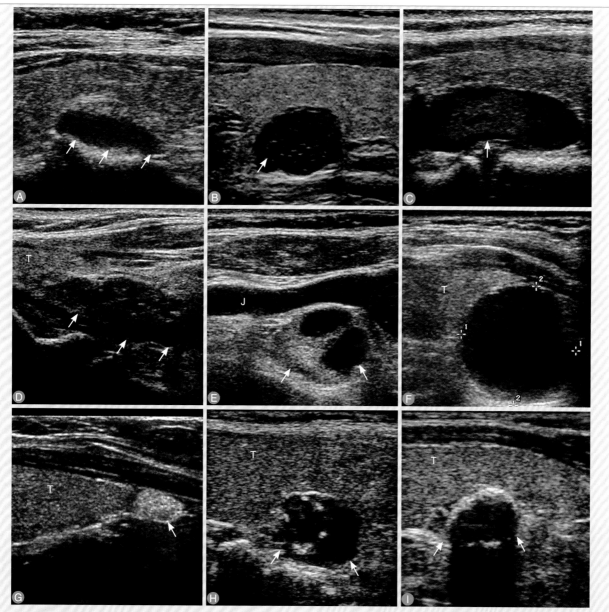

纵切面声像图。A.与甲状腺组织回声相比，甲状旁腺腺瘤（箭头）表现为典型的均匀低回声；B.极低回声实性腺瘤；C.混合回声，腺瘤的头部呈高回声，尾部呈低回声；D.弥漫性不均匀回声腺瘤；E.部分囊性变，颈静脉（J）后方的异位腺瘤既有实性成分，也有囊性成分；F.甲状腺下极附近的完全囊性变的2 cm腺瘤（标尺，参见动图2.1）；G.脂肪腺瘤比邻近的甲状腺下极的回声强；H.出现慢性肾功能衰竭相关的继发性甲状旁腺功能亢进症时，增大的甲状旁腺含有小而无声影的钙化；I.出现继发性甲状旁腺功能亢进症时，增大的甲状旁腺含有浓密声影的周围钙化。T：甲状腺。

图2.3 甲状旁腺腺瘤和肥大增生腺体的回声和内部结构

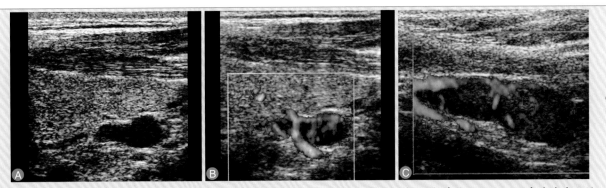

二维灰阶超声横切面声像图（图A）、能量多普勒超声横切面（图B）和纵切面（图C）声像图显示甲状旁腺腺瘤血供丰富，伴有一端的滋养血管和周边弧形血管。

图2.4　甲状旁腺腺瘤的典型富血供血流表现

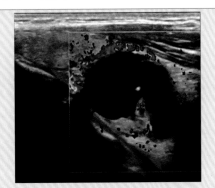

动图2.1　囊性和实性甲状旁腺腺瘤

淋巴门血流模式的淋巴结进行区分，帮助腺瘤和淋巴结的鉴别。与甲状旁腺腺瘤相邻的甲状腺组织中也可能存在不均匀增多的血流信号。

（四）大小

大多数甲状旁腺腺瘤长为0.8～1.5 cm，重为500～1000 mg。小的腺瘤可能仅轻微的增大，在手术过程中外观几乎正常，但在病理学检查中发现细胞存在增生（图2.5A，动图2.2）。而大腺瘤的长度可达到5 cm或更长，重量超过10 g，较大腺瘤者的术前血清钙水平通常较高。

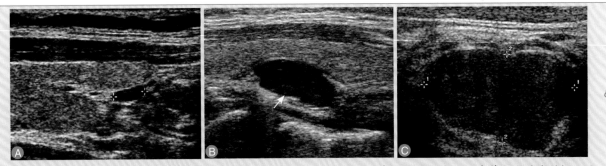

纵切面声像图。A.轻度增大，甲状旁腺腺瘤大小为0.5 cm×0.2 cm（标尺，参见动图2.2）；B.中等大小（典型），甲状旁腺腺瘤大小为1.5 cm×0.6 cm，重量为400 mg（箭头）；C.显著增大，甲状旁腺腺瘤大小为3.5 cm×2 cm，重量＞4000 mg（标尺）。

图2.5　甲状旁腺腺瘤大小

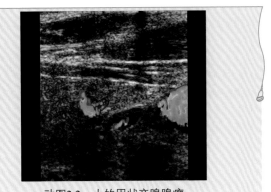

动图2.2　小的甲状旁腺腺瘤

（五）多腺体病变

多腺体病变可能由弥漫性增生或多发性腺瘤引起。单独观察每一个病灶，这些增大的腺体可能与单发的甲状旁腺腺瘤的超声表现和大体外观相同（图2.6，动图2.3，动图2.4）。然而，这些腺体可能不同步且不均匀增大，难以用超声完全诊断多腺体病变。如果一个腺体比其他腺体大得多，则可能在外观上被误认为孤立性腺瘤性疾病；如果多个腺体仅轻微增大，则可能完全被漏诊。

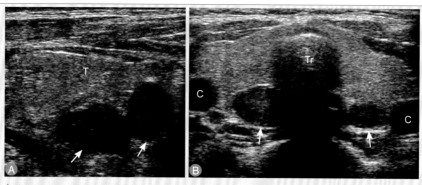

A.右侧颈部纵切面声像图显示继发性甲状旁腺功能亢进症患者右侧上位、下位甲状旁腺增生（箭头），与多发腺瘤难以区分；B.横切面声像图显示另一位继发性甲状旁腺功能亢进症患者的双侧上位甲状旁腺增生（箭头）。T：甲状腺；C：颈总动脉；Tr：气管。

图2.6　甲状旁腺多发腺体病变

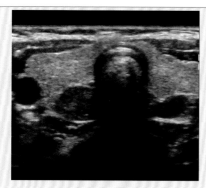

动图2.3　多腺体甲状旁腺增生（一）

动图2.4　多腺体甲状旁腺增生（二）

（六）癌

甲状旁腺癌一般比腺瘤大，其大小通常超过2 cm，而腺瘤约为1 cm（图2.7）。恶性肿瘤超声声像图通常表现为分叶状、内部回声不均匀和囊性变。然而，大的腺瘤也可能具有这些特征。在许多情况下，恶性肿瘤在超声上很难与良性的大腺瘤区分。据研究者报道，纵横比＞1是一种与恶性肿瘤相关的超声特征，其敏感度和特异度分别为94%和95%。侵犯邻近结构（如血管或肌肉）是诊断恶性的可靠术前超声特征，但该表现罕见。

四、甲状旁腺腺瘤定位

（一）甲状旁腺腺瘤典型位置

进行颈部甲状旁腺腺瘤定位的超声检查时，患者取仰卧位，在患者的肩胛骨下方放置垫子使其颈部充分伸展，检查者通常坐于患者的头侧。高频探头（6～15 MHz和8～18 MHz）能在大多数患者中提供最佳的空间分辨率和可视效果；在保证组织穿透性的前提下，如能够清晰可视深部的颈长肌，

应尽可能地使用更高频率的探头。对于颈部粗大或甲状腺多发大结节的肥胖患者，可能需要使用5～8 MHz的探头以获得更好的穿透深度。

甲状旁腺腺瘤的超声定位可参照外科医师在术中探查时使用的解剖和视角。典型的上位甲状旁腺腺瘤通常邻近甲状腺中部的后方（图2.8，动图2.5，动图2.6）。典型的下位甲状旁腺腺瘤位置变化较大，但通常位于甲状腺下极附近（图2.9，动图2.7，动图2.8）。大多数下位甲状旁腺腺瘤位于甲状腺下极后方，其余则位于甲状腺下方1～2 cm的软组织中。因此，检查应从颈部的一侧开始，以甲状腺背侧区域为中心，采集纵切面和横切面的高分辨率灰阶声像图。为防止将其他结构误诊为甲状旁腺腺瘤，所有在横切面声像图中发现的疑似甲状旁腺腺瘤的占位都必须在纵切面声像图中确认。

一些专家建议采用压迫浅表软组织的方法来帮助探查腺瘤。这种被称作探头"逐级"加压的方法，能使上方覆盖的皮下组织和带状肌产生微小形变，从而显示出位置深的小腺瘤（＜1 cm）。也可用彩色多普勒血流成像和（或）能量多普勒超声检

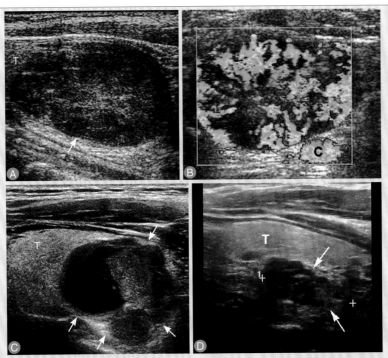

A.纵切面声像图显示甲状腺左叶下极下方4 cm不均匀回声团块（箭头）；B.彩色多普勒横切面声像图显示肿瘤内部血管丰富；C.另一患者的纵切面声像图显示甲状腺下极附近4 cm囊实混合回声团块，呈分叶状（箭头）；D.另一患者的纵切面声像图显示甲状腺后方3 cm实性低回声团块（标尺），外形呈不规则分叶状（箭头）。C：颈总动脉；T：甲状腺。

图2.7　甲状旁腺癌

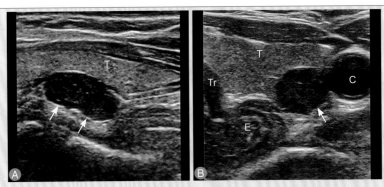

纵切面（图A）和横切面（图B）声像图显示邻近甲状腺（T）左叶中部后方的腺瘤（箭头）。C：颈总动脉；E：食管；Tr：气管。

图2.8　上位甲状旁腺腺瘤

查所有疑似腺瘤的血供，帮助发现腺瘤及鉴别其他结构。肿瘤是富血供的，可表现为来自粗大的甲状腺外滋养动脉的极性血供，或表现为边缘的弧形血供。一侧颈部的检查完成后，用同样的方法检查颈部的另一侧。然而，1%～3%的异位甲状旁腺腺瘤在甲状腺附近的典型位置无法检查到。因此，超声检查必须沿颈动脉鞘横向扩大扫查，上达下颌骨水平，下至胸骨切迹和双侧锁骨水平。下面将分别介绍异位甲状旁腺腺瘤最常见的4个部位。

（二）异位甲状旁腺腺瘤

1.气管后/食管后甲状旁腺腺瘤

异位上位甲状旁腺腺瘤常在组织之间增大并向后纵隔延伸，其最常见的延伸位置是颈部深处，气管或食管的后方或后外侧（图2.10，动图2.9）。气管内空气的声影导致该区域扫查困难。向内侧移动探头有利于观察气管后方的组织。通常腺瘤会从气管后方稍探出，超声只能观察到一部分。为更好地观察气管后方区域，可嘱患者将头部转向对侧以增

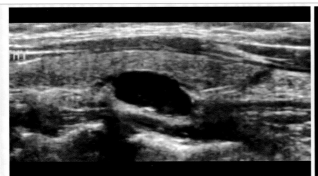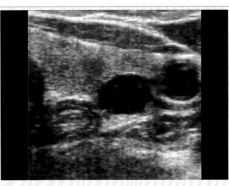

动图2.5　上位甲状旁腺腺瘤（一）　　　　　　　　动图2.6　上位甲状旁腺腺瘤（二）

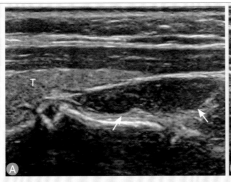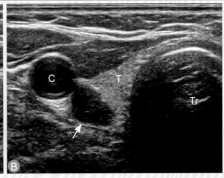

纵切面（图A）和横切面（图B）声像图显示邻近甲状腺（T）右叶下极的腺瘤（箭头）。C：颈总动脉；Tr：气管。

图2.9　下位甲状旁腺腺瘤

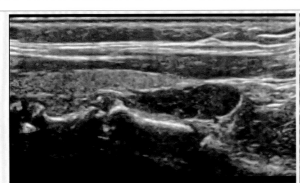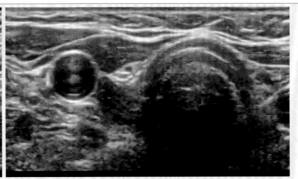

动图2.7　下位甲状旁腺腺瘤（一）　　　　　　　　动图2.8　下位甲状旁腺腺瘤（二）

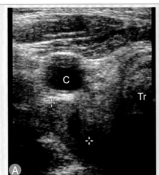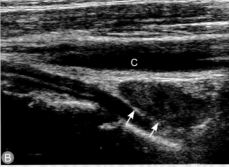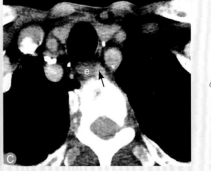

A.横切面声像图显示一个位于颈部后方右侧气管食管沟的腺瘤（标尺），将患者头部向左转动，使腺瘤向侧方偏斜，有助于其显示；B.对应的纵切面声像图显示颈椎附近、下颈部后方的异位上位甲状旁腺腺瘤（箭头）；C.另一患者的下颈部/上纵隔CT扫描显示位于食管（e）附近左侧气管食管沟的异位腺瘤（箭头）。C：颈总动脉；Tr：气管。

图2.10　位于气管食管沟的异位上位甲状旁腺腺瘤

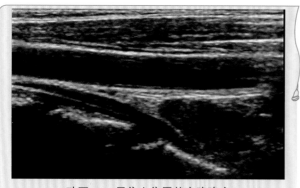

动图2.9　异位上位甲状旁腺腺瘤

加瘤体探出的幅度，然后用相同的方法观察另一侧气管后方。该过程类似于外科医师用指尖在气管上滑动，触诊气管后腺瘤。在患者最大幅度转动头部时，由于食管受到气管和颈椎的挤压，食管常移动到气管的另一侧，如果检查者观察到食管从气管的一侧完全移动到另一侧，说明食管已经有效地"扫过"气管后方，会将该部位的任何腺瘤推出气管后方。

2.纵隔内甲状旁腺腺瘤

异位下位甲状旁腺腺瘤最常见的位置是颈部下端或前上纵隔（图2.11），一般呈低回声，容易与

胸腺及周围组织区分开。患者颈部充分伸展可帮助该区域检查，探头向锁骨头后下方侧动可探及无名静脉水平的腺瘤，如腺瘤位于此水平下方，或非常靠前达到胸骨深方，则超声无法显示。

位于纵隔的异位上位甲状旁腺腺瘤往往比异位下位甲状旁腺腺瘤更靠后，通常位于颈部下端或后上纵隔深处，常规超声检查通常难以看到，此时借助穿透性更好的低频5 MHz探头进行检查，有助于瘤体的检出。扫查颈部气管后腺瘤时的转头动作，也可应用于紧贴气管后方的纵隔异位上位甲状旁腺腺瘤。患者颈部充分伸展配合探头向尾侧侧动，或可探及后纵隔的主动脉弓顶部水平的瘤体；如腺瘤位于此水平以下则无法探及。

3.甲状腺内甲状旁腺腺瘤

甲状腺内甲状旁腺腺瘤并不常见，可以是上位甲状旁腺腺瘤，也可以是下位甲状旁腺腺瘤。大多数甲状腺内甲状旁腺腺瘤位于甲状腺中下部背侧，完全被甲状腺组织包围，最大径的方向与头尾方向一致（图2.12，动图2.10，动图2.11）。因甲状腺内甲状旁腺腺瘤质地柔软，且与周围甲状腺组织触感相似，手术可能将其遗漏，需行甲状腺全切除术或

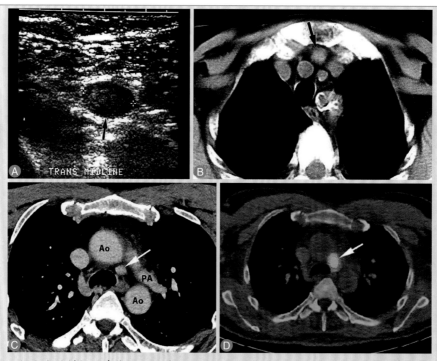

A.锁骨上方朝向足侧方向的横切面声像图显示前上纵隔软组织中一个椭圆形、1 cm的异位下位甲状旁腺腺瘤（箭头）；B.上纵隔CT扫描显示前上纵隔异位腺瘤，位于胸骨柄深方，邻近大血管；C.增强轴向CT显示另一患者的一个高增强的异位中纵隔甲状旁腺腺瘤；D.锝-99m（99mTc）sestamibi轴向单光子发射计算机断层成像（single-photon emission computed tomography，SPECT）/CT闪烁扫描成像显示同一患者位于中纵隔的异位腺瘤。AO：主动脉；PA：左肺动脉；MIDLINE：中线；TRANS：横切面。

图2.11　纵隔内异位甲状旁腺腺瘤

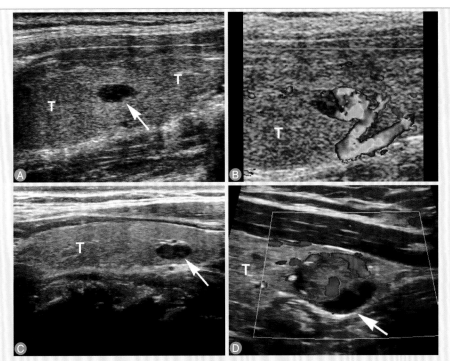

A.纵切面声像图显示甲状腺中叶存在一个＜1 cm的低回声甲状旁腺腺瘤（箭头），完全被甲状腺组织包围；B.对应的彩色多普勒血流成像显示典型的极性丰富血供；C.纵切面声像图显示另一患者甲状腺下部存在一个＜1 cm的低回声甲状旁腺腺瘤；D.纵切面彩色多普勒血流成像显示另一患者的甲状旁腺腺瘤囊性变，周围有明显弧形血管。T：甲状腺。

图2.12　甲状腺内异位甲状旁腺腺瘤

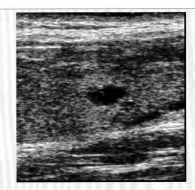

动图2.10　甲状腺内异位甲状旁腺腺瘤（一）

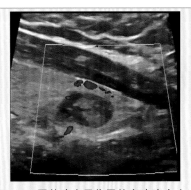

动图2.11　甲状腺内异位甲状旁腺腺瘤（二）

甲状腺次全切除术才能发现。但是，在超声声像图上，甲状旁腺腺瘤通常清晰可见，因低回声的甲状旁腺腺瘤与高回声的甲状腺对比明显，彩色多普勒血流成像或能量多普勒超声又可显示其极性供血血管。甲状腺内甲状旁腺腺瘤的内部结构和外观与颈部其他部位的腺瘤相似，然而，由于其外观又与甲状腺结节相似，区分这些结节常常需要行经皮活体组织检查。

一些甲状旁腺腺瘤位于覆盖甲状腺的真假包膜之间或假包膜下方，或位于甲状腺裂隙内，但这些均非真正的甲状腺内甲状旁腺腺瘤。但外科医师在手术时需要打开包膜，否则很难看到这类腺瘤。甲状腺和甲状旁腺腺瘤之间存在菲薄的高回声包膜，可用于区分甲状腺内甲状旁腺腺瘤和其他紧贴甲状腺的甲状旁腺腺瘤，然而这层包膜有时在超声声像图上难以显示。

4.颈动脉鞘/隐匿甲状旁腺腺瘤

这种罕见的异位甲状旁腺腺瘤可位于颈部上方和侧方较高的位置，如舌骨水平、靠近颌下腺的颈动脉分叉处，亦可沿着颈动脉鞘周围或颈动脉鞘内的其他位置（图2.13，动图2.12）。这些腺瘤可能起源于胚胎学上未下降或部分下降的下位甲状旁腺，下降过程停留在颈动脉鞘内或附近，周围围绕颈动脉、颈静脉和迷走神经，可能伴有少量异位胸腺组

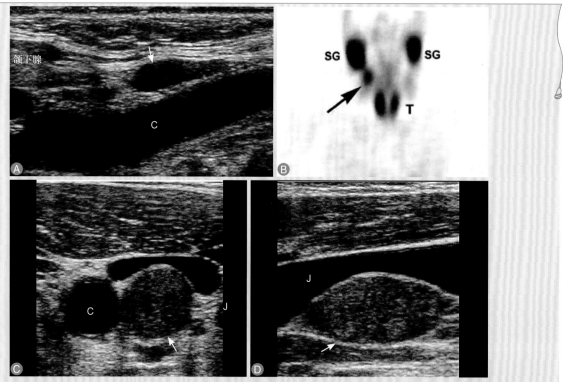

A.纵切面声像图显示颈部右颈总动脉（C）前方、颈动脉鞘外的异位未降甲状旁腺腺瘤（箭头），手术探查前行超声引导下活体组织检查证实为甲状旁腺组织；B.⁹⁹ᵐTc sestamibi SPECT冠状面成像显示右外侧上颈部对应异位腺瘤的部位，局部放射性异常浓聚；C、D.另一患者的横切面和纵切面声像图显示位于颈内静脉（J）后方、颈动脉鞘内的异位左下腺瘤，手术探查前行超声引导下活体组织检查证实为甲状旁腺组织，术中见腺瘤与迷走神经粘连。SG：唾液腺；T：甲状腺。

图2.13 颈动脉鞘附近的异位甲状旁腺腺瘤

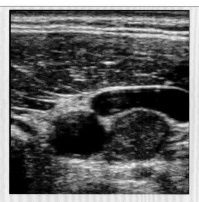

动图2.12 异位甲状旁腺腺瘤

五、持续性或复发性甲状旁腺功能亢进症

持续性甲状旁腺功能亢进症是指先前的甲状旁腺手术失败导致高钙血症仍持续存在。通常因手术未能发现异位的甲状旁腺腺瘤或未识别的多发性甲状旁腺腺体病变，导致有功能的腺体组织未能完全清除。复发性甲状旁腺功能亢进症是指原发性甲旁亢患者在术后血钙恢复正常6个月后再次发生高钙血症。复发性甲状旁腺功能亢进症常见于未被诊断的多发性内分泌肿瘤综合征患者。

由于首次手术带来的瘢痕和纤维化，再次手术的治愈率低于初次手术，术后甲状旁腺功能减退相关的低钙血症和喉返神经损伤的风险亦增加。影像学检查有助于再次手术的术前评估。超声检查可较好的对甲状旁腺疾病进行解剖定位，同时具有相对便宜、无创和无辐射等优势，是目前甲状旁腺功能

织。外科医师在手术时除非打开颈动脉鞘的包膜并从包膜内将其分离，否则很难找到这种腺瘤。在超声声像图上这种异位甲状旁腺腺瘤需要与颈静脉周围肿大的淋巴结鉴别，手术前必须通过相关的影像学检查和经皮活体组织检查确认。未降的上位甲状旁腺腺瘤常停留在较高的颈部咽旁的位置，传统超声检查常常无法显示。

亢进症术前检查和再次手术评估的一线影像学检查方法。超声评估再次手术患者时，应重点观察异位甲状旁腺最常出现的位置，这些位置常在颈部首次手术时被忽视。

既往因慢性肾功能衰竭导致继发性甲旁亢而接受甲状旁腺全切除+自体移植术的患者中，有一小部分会发生复发性甲状旁腺功能亢进症。甲状旁腺自体移植相关的甲状旁腺功能亢进症被称为自体移植物相关性甲状旁腺功能亢进。甲状旁腺自体移植是手术时将切成小块的甲状旁腺腺体种植到前臂或胸锁乳突肌的肌间隙。功能正常的甲状旁腺自体移植物常因为太小及回声结构与周围肌肉相似，导致超声无法清晰地显示。功能亢进的自体移植甲状旁腺移植物在超声声像图上通常表现为椭圆形、边缘清晰、富血供的低回声结节，长径为5~11 mm，外观类似于颈部来源的高功能的甲状旁腺或甲状旁腺腺瘤（图2.14），外科医师只需在局部麻醉下切除局部移植物，即可治愈高钙血症。对于一小部分不适合再次手术的复发性甲状旁腺功能亢进患者，可考虑在颈部或移植物种植处行超声引导下经皮无水乙醇注射消融（参见本章"无水乙醇化学消融术"）。

良性甲状旁腺腺瘤是持续性或复发性甲状旁腺功能亢进症的一种罕见病因，该疾病在颈部和（或）纵隔中存在多个功能亢进的甲状旁腺病灶，最常见的病因为甲状旁腺切除术中甲状旁腺细胞不慎溢出和种植。然而，据罕见病例报道，在生理刺激的影响下已有的胚胎残留体增生可导致本病。该疾病最常见于有甲状旁腺手术史的患者和慢性肾病继发甲状旁腺功能亢进的患者。对既往甲状旁腺切除术后复发性甲状旁腺功能亢进的病例，超声声像图可显示颈部多个大小不等的低回声至等回声

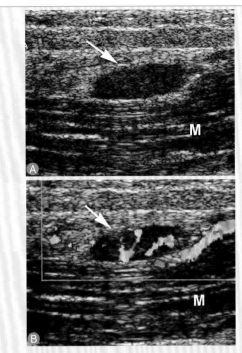

A.纵切面声像图显示左前臂一椭圆形低回声结节，大小为2 cm（箭头）；B.对应的彩色多普勒血流超声声像图显示该结节内部血供丰富。M：肌肉。

图2.14 自体移植物相关性甲状旁腺功能亢进症（因自体移植甲状旁腺组织增生所致）

结节，这些结节常位于容易漏诊的非常规部位，结节较大时可呈富血供表现或局部存在血管滋养（图2.15，动图2.13）。

六、继发性甲状旁腺功能亢进症

继发性甲状旁腺功能亢进症是指由衰竭器官对甲状旁腺激素抵抗导致的甲状旁腺功能亢进，最常见于慢性肾功能衰竭患者。这些患者中，活化维生素D合成减少、钙和维生素D吸收不良、持续性高磷

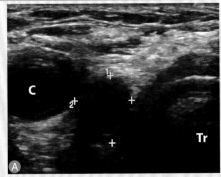
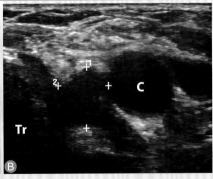

A.一持续性原发性甲状旁腺功能亢进症患者多次进行甲状旁腺和甲状腺切除术，横切面超声声像图显示其右侧颈部气管（Tr）和颈总动脉（C）之间可见一7 mm的低回声结节（标尺），为高功能的良性甲状旁腺组织；B.横切面超声声像图显示左侧颈部气管和颈总动脉之间存在一约7 mm的低回声结节（标尺），为高功能的良性甲状旁腺组织；

图2.15 持续性原发性甲状旁腺功能亢进症中的甲状旁腺腺瘤

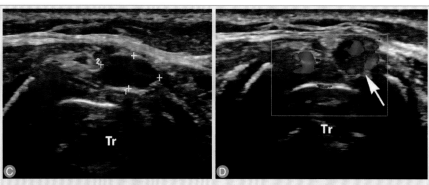

C.横切面超声声像图显示上颈部中线处一3 mm×6 mm的低回声结节，为高功能的良性甲状旁腺组织；D.对应的彩色多普勒血流成像显示周围丰富的滋养血管（箭头）。Tr：气管。

图2.15 持续性原发性甲状旁腺功能亢进症中的甲状旁腺腺瘤（续）

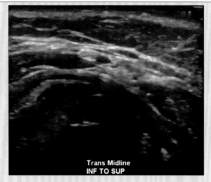

动图2.13 术后颈部甲状旁腺腺瘤（中线横切面，下极至上极）

血症及骨骼对甲状旁腺激素抵抗等多种因素引起低钙血症，进而导致甲状旁腺增生。继发性甲状旁腺功能亢进症如果治疗不及时，可导致骨骼脱钙、软组织钙化和血管钙化等严重问题。由于肾移植、透析和拟钙剂等药物的成功应用，需手术治疗的继发性甲状旁腺功能亢进症患者已不多见。对于经过这些治疗后仍有症状的患者，可选择甲状旁腺次全切除术或甲状旁腺全切除+自体移植术。

继发性甲状旁腺功能亢进症患者常有多枚腺体增生，可呈非对称性增大，且呈分叶状，部分增生的腺体与其他甲状旁腺腺瘤的超声表现相同（图2.6，动图2.3，动图2.4）。虽然继发性甲状旁腺功能亢进症的诊断通常不需要影像学检查，但可通过超声检查腺体大小来评估甲状旁腺增生的严重程度。与无腺体增大的继发性甲状旁腺功能亢进症患者相比，超声检查出腺体增大的患者往往症状、实验室检验结果和放射学结果都更严重。在手术切除之前，超声检查也可帮助患者定位肿大的甲状旁腺。对于不适合手术的难治性继发性甲状旁腺功能亢进症患者，也可选择超声引导下经皮无水乙醇注射消融治疗（参见本章"无水乙醇化学消融术"）。

七、误诊分析

（一）假阳性结果

颈部某些正常结构和病变，如淋巴结、甲状腺附近的小静脉、食管、颈长肌和甲状腺结节等结构的超声表现，可与甲状旁腺腺瘤类似，造成鉴别困难，导致假阳性结果。

甲状旁腺腺瘤：误诊原因
假阳性结果
颈部淋巴结
扩张的血管
食管
颈长肌
甲状腺结节
假阴性结果
腺瘤或腺体过小
多结节性甲状腺肿
异位甲状旁腺腺瘤

颈部淋巴结与甲状旁腺腺瘤混淆是导致超声检查假阳性的原因之一。通常颈部淋巴结位于靠近颈静脉远离甲状腺的侧颈部。然而，邻近颈动脉的淋巴结偶尔与异位甲状旁腺腺瘤相似，靠近甲状腺下极中央区的淋巴结与下位甲状旁腺腺瘤相似。增大的颈部淋巴结超声上表现为椭圆形低回声结构，易与甲状旁腺腺瘤混淆，通过由脂肪、血管和纤维组织组成的中央高回声带或淋巴门结构，可将二者

区别开来。然而对于非典型的均质性低回声结构的淋巴结，需要借助超声引导下活体组织检查进行鉴别，尤其对术后的患者。

许多小静脉紧邻甲状腺双侧叶的后侧和外侧，扭曲或节段性扩张的静脉与小的甲状旁腺腺瘤相似。通过以下扫描操作有助于区分静脉和腺瘤：①多个平面实时成像显示静脉为管状结构；②嘱患者行Valsalva动作，静脉可有短暂充血扩张；③频谱或彩色多普勒超声显示静脉内血流信号。

部分食管可能从气管后外侧突出，形状类似肿块或甲状旁腺腺瘤（图2.8B）。嘱患者将头部转向对侧使食管显露，在横切面仔细检查可发现其具有典型的类似肠道的同心圆结构，外周为低回声的肌层，中央区域为高回声的黏膜和食管腔内容物。纵向扫查有助于显示其管状结构。实时成像观察患者吞咽时混合黏液和微泡的高亮回声流过管腔，可明确为食管。

颈长肌位于颈椎前外侧附近。在横切面观察时，颈长肌呈一低回声的三角形结构，与位于甲状腺背侧的较大甲状旁腺腺瘤相似；然而，纵向扫查时显示颈长肌长而宽，且具有骨骼肌典型的纵向条索样回声。患者吞咽动作也有助于二者的鉴别，甲状旁腺腺瘤在吞咽时可见与甲状腺和邻近结构的相对运动，而附着在脊柱上的颈长肌则静止不动。同时，双侧颈部对比扫查也有助于鉴别，颈长肌表现为颈椎两侧的对称性结构。

甲状腺结节也是超声和核素显像假阳性的可能原因。如果甲状腺结节向甲状腺后侧突出，易与甲状旁腺腺瘤混淆（图2.16）。此时，重要的鉴别标志是包膜，甲状旁腺腺瘤的包膜通常出现在甲状腺包膜外，是与甲状腺本身区分开的细线状高回声界面（动图2.14）。而甲状腺结节位于甲状腺内，通常无此种包膜分界线。在内部结构和回声上，甲状腺结节也与甲状旁腺腺瘤不同，甲状腺结节常表现为不均匀的混合回声，或含囊性部分，部分病例可伴钙化，而甲状旁腺腺瘤常表现为均匀的低回声。当影像学手段无法区分甲状旁腺腺瘤与甲状腺结节时，则需要超声引导下经皮穿刺活检进行鉴别。

（二）假阴性结果

腺瘤较小、前方有大的甲状腺结节遮盖和异位甲状旁腺腺瘤是导致超声检查假阴性的主要原因。

腺瘤较小或增大程度较轻的甲状旁腺增生是

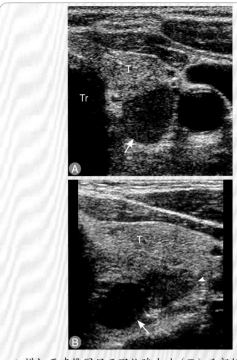

A.横切面声像图显示甲状腺左叶（T）后部低回声甲状腺结节（箭头），类似甲状旁腺腺瘤；B.横切面声像图显示另一患者甲状腺左叶后方的低回声甲状旁腺腺瘤（箭头），同时邻近其外侧存在类似甲状旁腺腺瘤的偏低回声的甲状腺（T）结节（三角箭头）。Tr：气管。

图2.16　易误诊为甲状旁腺腺瘤的甲状腺结节

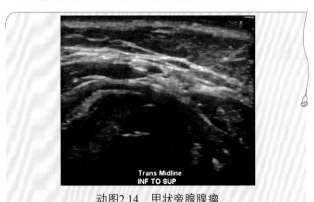

动图2.14　甲状旁腺腺瘤

常见假阴性成像结果的原因之一，其超声表现与甲状腺和邻近的软组织相似而较难区分（图2.5A，动图2.2）。结节性甲状腺肿的多发结节干扰甲状旁腺腺瘤检出的原因有二，其一为肿大的甲状腺使位于甲状腺后方的组织结构远离超声探头，由于高频探头穿透力的限制，影响了后方结构的观察，为达到必要的穿透力，常需使用5 MHz的超声探头而非高频超声探头，但这会降低超声的空间分辨率；其二是甲状腺内多发结节的轮廓改变及不均匀的内部回声，可产生折射声影等伪像，降低后方甲状旁腺的可显示度（动图2.15，动图2.16）。一些异位甲状

声诊断学（第5版）：浅表器官及肌骨分册

旁腺腺瘤，如气管后腺瘤或位于纵隔深处的腺瘤，由于空气和骨骼的声影遮挡而在超声上无法显示。

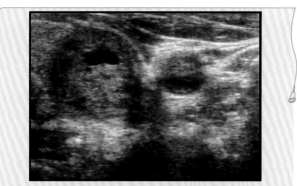

动图2.15　小的下位甲状旁腺腺瘤和结节性甲状腺肿

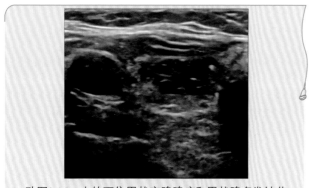

动图2.16　小的下位甲状旁腺腺瘤和甲状腺多发结节

八、影像诊断准确性

（一）超声

超声成像为原发性甲状旁腺功能亢进症患者提供了一种非侵入性、经济、无辐射的术前定位甲状旁腺腺瘤的方式。然而，超声诊断甲状旁腺疾病的成功与否取决于高频超声探头的使用、高分辨率技术的改进及操作者的经验。在原发性甲状旁腺功能亢进症中，超声定位甲状旁腺腺瘤的敏感度为74%～89%，并随着更高分辨率超声探头的应用和超声医师的经验丰富程度而提高。超声检测甲状旁腺腺瘤性疾病的准确性为74%～94%，特异度为96%，阳性预测值为93%～98%。然而，超声检测异位于纵隔的甲状旁腺腺瘤的敏感度要低得多，另外，在多腺体病变的情况下，准确性、敏感度和特异度均会降低。因此，超声对甲状旁腺腺瘤的成功定位还取决于病变腺体的自身特征，如多腺体病变和是否纵隔内异位等。文献报道，有经验的超声医师对颈部单发或多发性甲状旁腺疾病的总体定位成功率为78%。

超声引导下的细针抽吸活检是超声成像的重要辅助手段（详见下文所述），可提高其准确性。对于任何疑似甲状旁腺腺瘤的肿块，除细胞学分析外，还应将洗脱液送组织液甲状旁腺激素检测。超声成像的另一优点是，其能在评估甲状旁腺疾病的同时评估患者的甲状腺情况，从而更全面的评估病情和制订进一步的手术计划。

在持续性或复发性甲状旁腺功能亢进症中，超声定位甲状旁腺腺瘤的敏感度差异很大。然而，研究已证明，在再次手术的病例中，超声检测甲状旁腺腺瘤在所有成像方式中具有最高的灵敏性和准确性，尤其是在结合超声引导下对可疑甲状旁腺腺瘤进行细针抽吸活检时。

通过结合细针抽吸活检和组织液甲状旁腺激素检测，可使超声检测甲状旁腺腺瘤的特异度达到近乎100%，敏感度为84%～90%，准确性为82%～84%。需要强调的是，在大多数因甲状旁腺功能亢进而接受再次手术的患者中，绝大多数患者仍可在颈部原手术部位发现甲状旁腺腺瘤。因此，对这些需再次手术的患者进行全面的颈部超声检查很重要。若颈部超声检查未发现腺瘤，则要考虑异位甲状旁腺的可能性。特别是在超声检查结果不明确或需再次手术的情况下，应结合其他影像学方法对甲状旁腺进行系统性检查，这样能大大提高再次手术的成功率并节省患者再次手术的时间和费用。

（二）其他成像方式

放射性核素锝-99m（^{99m}Tc）闪烁显像是另一种被广泛使用的甲状旁腺的定位成像方式，能为甲状旁腺疾病患者提供功能和解剖结构相结合的术前影像学诊断。^{99m}Tc sestamibi核素显像，使用单同位素双时相（冲洗）显像或双同位素单时相（减影）显像，特别是结合SPECT或SPECT/CT时，其灵敏性类似于或优于超声成像（图2.17）。核素显像可显示超声检查难以显示的区域内的腺瘤，如纵隔和气管后的甲状旁腺。核素显像的缺点是比超声价格昂贵且有电离辐射风险。与超声成像类似，在多腺体病变、腺瘤较小、合并甲状腺多发结节情况下，其敏感度和准确性也会降低。

CT也用于评估甲状旁腺疾病。近来，具有薄层采集、重建功能的多层螺旋CT与多相（四维）CT技术的应用，可提供高分辨率、基于甲状旁腺组织时间灌注特征的多平面诊断（图2.18）。据

报道，单发甲状旁腺病变CT术前定位的准确率为　92%～94%，敏感度为88%～92%，特异度为93%，

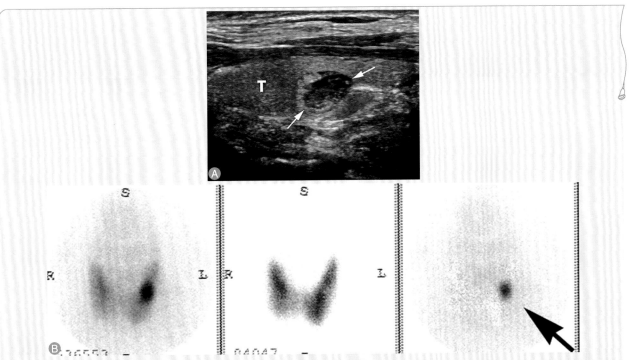

A.在患有持续性甲状旁腺功能亢进的患者中，左颈部纵切面声像图显示异位甲状旁腺腺瘤（箭头）；B.使用前位摄影
^{99m}Tc sestamibi（左图）和碘-123（中图）双示踪剂减影成像对应的SPECT冠状面（右图）图像显示左侧甲状腺叶内持
续存在的高代谢区域（箭头），对应于甲状腺内异位的甲状旁腺腺瘤。T：甲状腺。

图2.17　异位甲状旁腺腺瘤：超声检查和核素显像的相关性

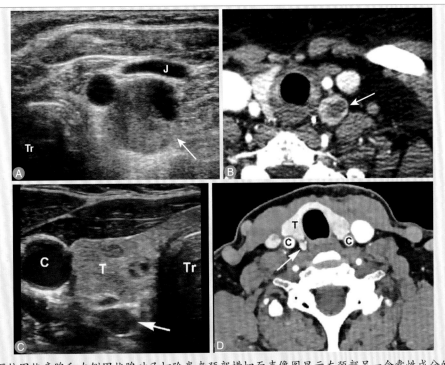

A.左侧上位、下位甲状旁腺和左侧甲状腺叶已切除患者颈部横切面声像图显示左颈部另一含囊性成分的异位甲状旁腺
腺瘤，位于左侧颈内静脉（J）后方，颈动脉鞘的外部（箭头）；B.常规颈部增强CT轴向图像显示相同部位的含囊性
成分的甲状旁腺腺瘤；C.另一患者的颈部横切面声像图显示右侧甲状腺叶（T）后方有一个1 cm大小的甲状旁腺腺瘤；
D.颈部增强CT横切面图像显示强化的腺瘤位于右侧甲状腺后方。Tr：气管；C：颈总动脉。

图2.18　甲状旁腺腺瘤：超声检查与CT的相关性

而在多腺体病变中，敏感度降至43%。同样，CT成像的诊断准确性与对CT技术的深入了解和医生的图像解读经验有关。尽管通过技术改进，降低了辐射剂量，但多相、薄层采集技术带来的辐射问题仍是患者担忧的一个因素。另外，相对昂贵的检查费用和需要使用碘造影剂，也是CT检查的不足之处。因此，CT检测甲状旁腺疾病目前仍不作为一线的术前成像方法。

MRI也是评估甲状旁腺疾病的一种有价值的非侵入性影像学方法，但目前尚未被广泛应用，不作为检测甲状旁腺疾病的一线成像方式（图2.19）。与超声成像相似，MRI无辐射暴露，但MRI比超声成像昂贵。MRI在定位纵隔内异位甲状旁腺腺瘤和评估是否需要再次手术方面有较高的价值，特别是在其他功能成像和断层成像无法明确诊断的情况下。

甲状旁腺疾病成像中的血管造影和静脉取样已基本被上文描述的几种成像方式所替代。选择性静脉取样比其他成像方式更具侵入性、成本更大且技术要求更高。然而，在对风险较高的再次手术进行评估或其他无创成像方式无法做出明确诊断的情况下，该技术手段有时也用于检测单侧甲状旁腺疾病。

与单一形式的影像学术前评估相比，多种影像学手段的联合应用，如超声检查和99mTc sestamibi核素显像的联合，可提高诊断甲状旁腺疾病的灵敏性。在几种联合应用的技术中，超声成像具有无创、无辐射、相对低成本、能高分辨率显示解剖细节、可同时评估伴随的甲状腺疾病等优势，并且，当经验丰富的超声医师检查时，具有较高的灵敏性和准确性，因此，超声检查常常是术前影像学评估

的首选。

（三）原发性甲状旁腺功能亢进症的影像学要点

临床上一般要求原发性甲状旁腺功能亢进症能得到根治性治疗，主要方式是手术切除病变的甲状旁腺。由经验丰富的外科医师进行手术时，不仅成功率非常高，并发症发生率也很低。传统的外科手术会对双侧颈部的甲状旁腺进行开放式探查，因此术前的影像学定位并非必须的。

现在，微创甲状旁腺切除术已成为原发性甲状旁腺功能亢进症患者首次手术的标准治疗方法。在微创甲状旁腺切除术中，通过颈部单侧小切口选择性切除异常腺体或腺瘤，从而改善美容效果、降低手术并发症风险，同时减少手术时间、住院时间和总成本，由经验丰富的外科医师执行手术时同样有很好的手术效果（图2.20）；同时，术后纤维化也仅限于较小的区域，从而有利于将来可能需要的再次手术。但此项微创技术的成功实施需要有两个先决条件：①准确的影像学术前定位，为术者指引准确的手术路径；②可靠、快速（10~15 min）的术中甲状旁腺激素监测，为术者决定是否需要进一步探查提供依据。手术医师常通过术中甲状旁腺激素的快速检测结果来快速评估手术是否成功，如果术中甲状旁腺激素水平未能正常化或下降少于50%，应怀疑有多腺体病变，此时可能需要转为双侧颈部的探查。

学者们建议应用解剖结构成像联合功能成像，如超声成像联合99mTc sestamibi核素显像，以增加单侧甲状旁腺病变的术前定位准确性，也有助于剔除不适合微创甲状旁腺切除术治疗的多腺体病变患者。支持原发性甲状旁腺功能亢进症术前影像学检

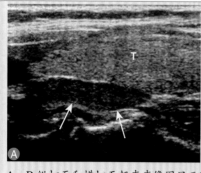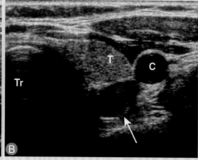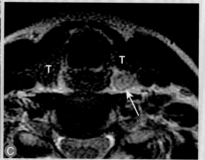

A、B.纵切面和横切面超声声像图显示甲状腺（T）左叶中上部后方的上位甲状旁腺腺瘤（箭头）；C.颈部T₂WI显示同一左侧上位甲状旁腺腺瘤（箭头），与甲状腺相比表现为高信号。C：颈总动脉；Tr：气管。

图2.19　甲状旁腺腺瘤：超声检查和MRI的相关性

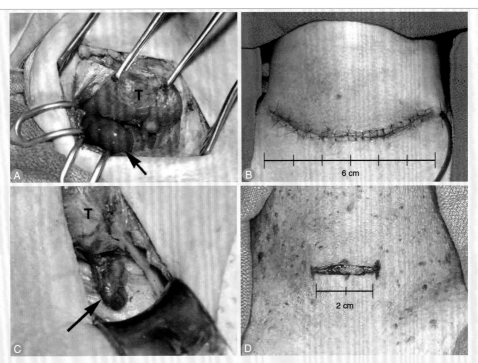

A.甲状旁腺切除术的双侧颈部探查术中照片，暴露甲状腺（T）后方甲状旁腺腺瘤（箭头）；B.对应的6 cm长"衣领状"切口和外科引流管；C.微创手术的术中照片，切口较小，暴露甲状腺（T）附近的甲状旁腺腺瘤；D.微创手术切口，约2 cm。

图2.20　甲状旁腺腺瘤的手术切除方式比较

（Courtesy of Geoffrey B. Thompson，MD，Mayo Clinic，Rochester，Minn.）

查的研究还指出，对于一些位于颈部下方或纵隔内的腺瘤，影像学的明确定位有助于手术方案的更改或优化。

在持续性或复发性甲状旁腺功能亢进症患者中，由于较低的手术成功率和较高的再次手术率，定位诊断的相关研究较多，这些研究有助于手术的成功和快速的再次手术。在因持续性或复发性甲状旁腺功能亢进症再次手术的患者中，治愈率为88%～89%，研究认为是良好的术前定位促成了较高的成功率并减少了手术时间。大多数持续性和复发性颈部或上纵隔的甲状旁腺腺瘤可通过颈部切口触及，而超声和^{99m}Tc sestamibi核素显像，特别是SPECT或SPECT/CT是首选的定位方法，可明确定位并指导最短路径的手术方法（图2.21）。当然，也可通过超声引导下穿刺活检、四维多层螺旋CT和（或）MRI检查进一步明确诊断（图2.22）。

九、术中超声检查

术中超声检查是术中探查甲状旁腺腺瘤的有效辅助手段，特别是对于二次手术患者。可采用无菌塑料护套覆盖的小型高频（8～18 MHz）超声探头或术中专用灭菌超声探头进行术中超声检查。术中超声检查对于定位异位的下位甲状旁腺或甲状腺内甲状旁腺非常有用。与术前超声检查相关，术中超声检查可帮助指导有针对性的手术切除，以减少再次手术患者术中探查相关的组织损伤；同时还可定位位于纵隔、甲状腺和颈动脉鞘内的异位甲状旁腺，定向指导手术，缩短手术时间。

十、经皮活体组织检查

对于特定的病例，特别是需要再次手术的患者，可使用超声引导下经皮细针抽吸活检以术前确认疑似异常的甲状旁腺组织。通过细针抽吸活检，可明确区分甲状旁腺腺瘤与其他病理结构，如甲状腺结节和颈部淋巴结等，从而降低假阳性率，提高超声成像的特异度。除了对外科手术的指导，活体组织检查结果阳性也可以让犹豫是否再次手术的患者下定决心。同样，对于疑似异常腺体，在经皮注射无水乙醇消融之前也需要进行细针抽吸活检确认是否为甲状旁腺来源。

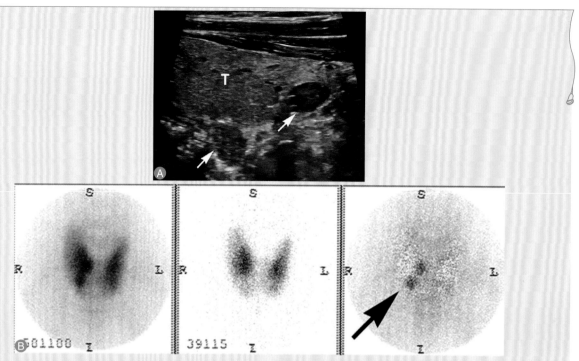

A.复发性甲状旁腺功能亢进症患者右颈部的纵切面声像图显示甲状腺（T）后方两个1 cm以内的结节（箭头），与既往因多腺体病进行的甲状旁腺切除术部位的甲状旁腺增生组织一致；B.⁹⁹ᵐTc sestamibi（左图）、碘-123（中图）、双示踪剂减影（右图）的相应前位投照冠状面SPECT成像显示两个高代谢区域（箭头）。

图2.21　复发性甲状旁腺功能亢进症的多模态成像

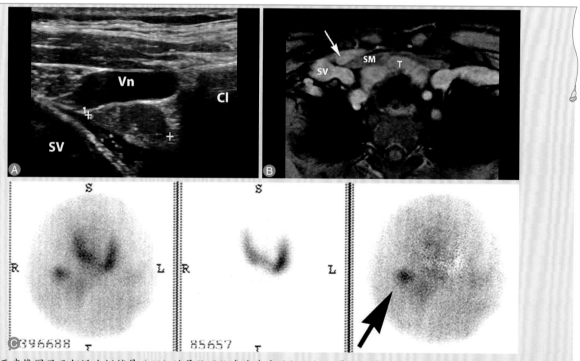

A.纵切面声像图显示邻近右侧锁骨（Cl）的异位甲状旁腺腺瘤（标尺），覆于锁骨下静脉（SV）之上并延伸至侧支静脉（Vn）；B.来自相邻锁骨的伪影和静脉造影剂致CT评估受限（未展示），然而，横切面增强MRI显示增强的异位甲状旁腺腺瘤（箭头）覆于带状肌（SM）和锁骨下静脉上；C.⁹⁹ᵐTc sestamibi（左图）、碘-123（中图）、双示踪剂减影（右图）相对应的右前斜位投照冠状面SPECT成像显示右锁骨周围两个高代谢区域（箭头），对应异位甲状旁腺腺瘤。T:甲状腺。

图2.22　异位甲状旁腺腺瘤：持续性甲状旁腺功能亢进症的多模态成像

如果可疑甲状旁腺腺瘤位置远离甲状腺，主要的鉴别诊断是淋巴结。经皮活体组织检查采用标准的非切割25号或27号细针进行，以获取含有甲状旁腺细胞或淋巴细胞的洗脱液（图2.23，动图2.17，动图2.18）。须分析洗脱液中的组织液甲状旁腺激素，如果组织液甲状旁腺激素水平升高，表明洗脱液内存在甲状旁腺组织，即使细胞学结果无法确定，也可明确是甲状旁腺来源。穿刺后首先将抽吸物置于载玻片上以用于细胞学检查，同时将穿刺针芯中的残留样本用少量无菌盐水冲洗入试管并冷藏，以进行甲状旁腺激素检测。重复3～4次穿刺过程，将用于甲状旁腺激素测定的样品稀释至总体积为1～1.5 mL，或将3～4次的抽吸物直接冲洗到装有1～1.5 mL无菌盐水溶液的试管并冷藏。如果是甲状旁腺组织，通过该方式获得的洗脱液的甲状旁腺激素水平明显高于正常血清水平，通常也明显高于患者自身的血清甲状旁腺激素水平。如果可疑甲状旁腺腺瘤邻近甲状腺，需行细针抽吸活检以区分是

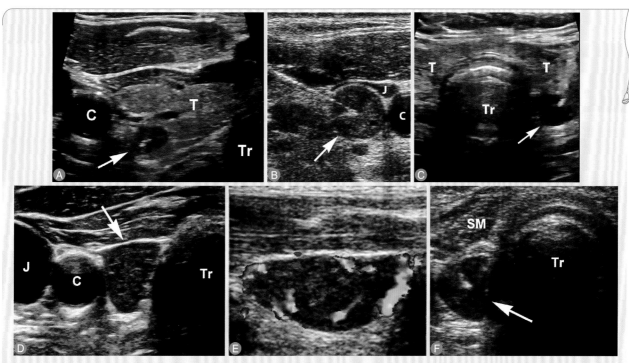

A.横切面声像图显示针尖位于持续性甲状旁腺功能亢进症患者＜1 cm的低回声异位甲状旁腺腺瘤（箭头）内；B.另一持续性甲状旁腺功能亢进症患者的横切面声像图显示位于颈内静脉（J）后方的颈动脉鞘内的异位下位甲状旁腺腺瘤（箭头）的穿刺活检；C.横切面声像图显示在既往多腺体疾病甲状旁腺切除术后原位复发的甲状旁腺增生组织（箭头）的活体组织检查；D.横切面声像图显示曾行甲状腺次全切除术的甲状旁腺功能亢进症患者在气管（Tr）和颈总动脉（C）间的右侧甲状腺床（箭头）处的低回声组织，无法确定为残余甲状腺还是甲状旁腺组织；E.纵切面彩色多普勒血流成像显示同一患者的右侧甲状腺床存在难以定性的富血供组织；F.同一患者的横切面声像图显示，对右侧甲状腺床（箭头）难以定性的组织进行穿刺活检，证实为甲状旁腺腺瘤。T：甲状腺；SM：颈部带状肌。

图2.23 再次手术前甲状旁腺腺瘤经皮穿刺活检

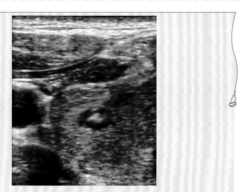

动图2.17 甲状腺内异位甲状旁腺腺瘤活体组织检查

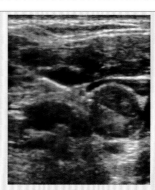

动图2.18 异位甲状旁腺腺瘤活体组织检查

甲状旁腺组织还是甲状腺组织，对洗脱液也应进行甲状旁腺激素检测，以增加诊断依据，因为有些情况下甲状旁腺组织和甲状腺组织在细胞学上可能难以区分。此外，有时活检针穿过甲状腺组织进入甲状旁腺腺瘤，也可能导致样本被甲状腺细胞污染。采用20～22号切割活检针获得的组织标本可提供更多的细胞用于分析，但一般情况下如果同时进行甲状旁腺激素检测，则不需要进行组织学的检测。此外，粗针活检后腺体出现纤维化等并发症的可能性也较大。患者对细针抽吸活检耐受性良好，几乎无并发症被报道。虽然理论上有导致甲状旁腺腺瘤的可能性，但实际中，其并未成为细针抽吸活检的并发症。

十一、无水乙醇化学消融术

超声可用于经皮引导无水乙醇注入异常增大的甲状旁腺进行化学消融治疗。无水乙醇化学消融术最主要应用于不适合再次手术的复发性或持续性甲状旁腺功能亢进症患者，这些患者常在甲状旁腺切除术后再次出现超声可显示的、并经活体组织检查证实为功能亢进的甲状旁腺组织；当然，也适用于部分透析患者因继发性甲状旁腺功能亢进症多腺体病变在行甲状旁腺次全切除术后再次出现顽固性复发者。另外，对于甲状旁腺次全切除术后出现残余甲状旁腺腺体再次复发的多发性内分泌肿瘤Ⅰ型患者也非常适用，残余部分腺体可用无水乙醇消融以控制高钙血症，避免再次手术，也避免了这些患者行二次手术后出现甲状旁腺功能低下等并发症的风险。对于复发性自体移植物相关性甲状旁腺功能亢进症患者的自体移植物，也可进行类似治疗（图2.24，动图2.19）。对于具有自主功能的腺瘤样增生腺体（三发性甲状旁腺功能亢进症）通过超声引导下无水乙醇注射可缩小腺体，但疗效不确定。

无水乙醇化学消融术一般在局部麻醉下进行，通常首先用细针抽吸活检确认为甲状旁腺组织来源。接着在实时超声引导下，将连接1 mL注射器的标准25号穿刺针穿刺到甲状旁腺结节中。针尖到位后，将95%无菌无水乙醇注入结节的多个区域，注入体积约为结节的一半，通常是0.1～1.0 mL。注射无水乙醇时该组织变为高回声，这种高回声在1 min之后逐渐消失。在无水乙醇注射后，甲状旁腺

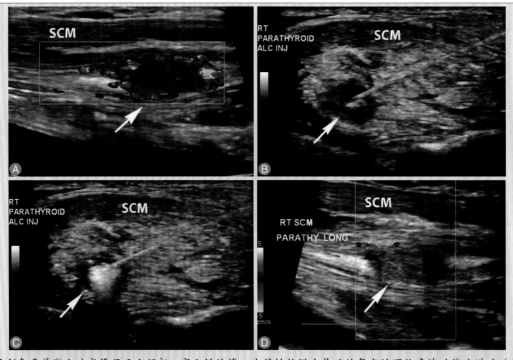

A.纵切面彩色多普勒血流成像显示右颈部一富血供结节，为移植物增生导致的复发性甲状旁腺功能亢进症（箭头）；B.横切面声像图显示针尖（箭头）位于结节内部；C.横切面声像图显示无水乙醇被注入结节的部分，邻近针尖的结节组织短暂变为强回声（箭头）；D.纵切面彩色多普勒血流成像显示无水乙醇消融术后，被治疗结节中血流信号减少（箭头）。SCM：胸锁乳突肌；RT PARATHYROID ALC INJ：右侧甲状旁腺无水乙醇注射；PARATHY：甲状旁腺；LONG：纵切面。

图2.24 甲状旁腺自体移植组织增生的无水乙醇化学消融术

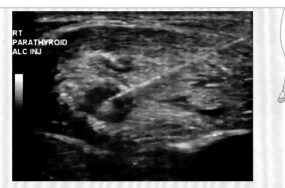

动图2.19　复发性自体移植物相关性甲状旁腺功能亢进症的无水乙醇化学消融术

腺瘤内的血流信号也显著减少，该现象可能与无水乙醇注入后导致甲状旁腺血管血栓形成和闭塞有关（图2.24D）。一般需要每日或隔日重复注射一次，直至血清钙水平达正常范围，对于大多数患者，通常只需要3次或更少的注射。接受甲状旁腺无水乙醇化学消融术治疗的患者都需要长期密切随访血清钙水平，以监测后续可能出现的甲状旁腺功能减退及更常见的甲状旁腺功能亢进复发情况。

据报道，无水乙醇化学消融术治疗甲状旁腺腺瘤的不良反应主要有手术过程中暂时性的疼痛和声带麻痹引起的发声困难。发声困难是由喉返神经麻痹引起的，通常一段时间后能自行恢复。既往有甲状旁腺次全切除手术史的患者，理论上消融治疗后

甲状旁腺功能减退的风险会增加，需注意保留部分腺体不被消融。

无水乙醇化学消融术治疗原发性甲状旁腺功能亢进症患者的远期疗效并不能等同外科手术。此外，消融治疗后腺体周围纤维化可能使未来再次手术过程更复杂。因此，无水乙醇化学消融术作为原发性甲状旁腺功能亢进症的治疗仅适用于不能或不愿接受外科手术的患者。关于无水乙醇化学消融术治疗原发性甲状旁腺功能亢进症结局的研究表明，尽管许多患者会复发，但大多数患者的生化指标可部分或完全的改善。治疗后需要进行密切的临床和生化随访，必要时需进行重复治疗。治疗失败的原因主要包括：①腺瘤内的功能亢进甲状旁腺组织消融不完全；②未被发现的多腺体病变，残留其他未被消融的高功能腺体。

理论上，已用于治疗身体其他部位肿瘤的物理消融术包括射频消融、冷冻消融和激光消融等，也可用于甲状旁腺疾病的治疗。目前，由于缺乏能够精确治疗少量组织的消融设备，这些方法在甲状旁腺疾病的应用仍受到限制。在不适合手术的患者中，有报道通过超声引导下的经皮激光消融成功治疗了甲状旁腺腺瘤，然而，与无水乙醇化学消融术相同，其临床疗效常是暂时的，这些消融方法并非治疗甲状旁腺疾病的根治手段。

（彭成忠，余松远，岳雯雯，李丹丹，柴慧慧译）

参考文献

扫码观看

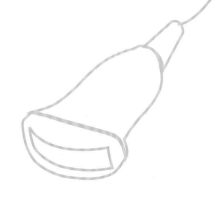

第三章 乳腺

Jordana Phillips, Rashmi J.
Mehta and A. Thomas Stavros

章节大纲

关键点总结

- 乳腺超声在乳腺癌筛查、诊断和乳腺疾病介入治疗中起重要作用。
- 所有声像图均应标注以下内容：位置（左侧或右侧）、时钟方向、与乳头的距离（单位：cm）和探头方向。所有病灶都应在两个相互垂直的平面上进行扫查和测量，以评估大小、边缘、内部特征和形状。
- 乳腺超声的筛查结果为阴性时，每侧乳腺应包含至少5张声像图，包括与乳头等距离的4个象限声像图各1张及乳晕后方声像图1张。
- 诊断性超声检查时，即使扫查未发现异常结果，也需记录对可疑区域的扫查结果。若可疑区域触诊阳性，应进行触诊并即时放置探头观察。
- 应用BI-RADS对病变特征进行标准化的描述，并依据恶性概率进行分类。
- 可疑的超声特征包括：形态不规则；边缘模糊、毛刺、成角或微小分叶；非平行方位；后方声影；低回声；钙化。
- 在关联乳腺X射线摄影与超声检查结果时，需确保乳腺X射线摄影与超声发现的病灶具有相同的大小、形状、位置和周围组织密度。
- 辅助诊断技术包括多普勒血流成像和超声弹性成像。三维成像和超声造影目前仍处于研究阶段。

一、乳腺超声的应用

超声在乳腺影像学检查中主要有4个作用：①初步筛查；②补充筛查（乳腺X射线摄影后）；③诊断（如评估可触及的肿块或其他乳腺相关症状）；④乳腺介入操作。其他应用包括评估乳腺假体相关问题和协助制订放疗计划。

目前，超声检查在乳腺癌初级筛查中的作用尚未得到证实，但近年来超声检查在补充筛查（在乳腺X射线摄影后，作为辅助检查手段）中的应用日益增加，特别是在乳腺X射线摄影检查显示乳腺组织致密的女性中。多项研究显示，作为乳腺X射线摄影的辅助手段，超声检查用于筛查乳腺组织致密的女性，可获得较满意的结果。早期研究评估了由影像科医师或技师进行的双侧手持式超声检查，发现每1000例患者中，超声检查可检测出约3例乳腺X射线摄影检查漏诊的乳腺癌患者。这些乳腺癌通常<1 cm，尚未累及腋窝淋巴结（称为"淋巴结阴性"）。另外，乳腺超声作为补充筛查手段可将乳腺X射线摄影检查的敏感度显著提高20%～30%。

美国放射学会影像网络全乳超声筛查试验旨在使用标准化操作评估全乳超声在筛查乳腺癌高风险且乳腺X射线摄影显示乳腺组织致密的患者中的作用。除乳腺X射线摄影检查外，每位患者在3年内接受了3次超声扫查。第一年的患病率统计结果显示，在每1000人中，与乳腺X射线摄影检查相比，超声检查可多检测出4.2例癌症，但代价是良性病灶活体组织检查增多。第二年和第三年的后续统计显示，每1000人中，超声检查可多检测出3.7例癌症。但在超声检测出更多病灶的同时，往往伴随着假阳性率的升高和活体组织检查真阳性率的降低。随着影像科技师和医师进行全乳超声检查的操作技术和报告解读水平的提高，该情况会逐渐改善。与诊断人群相比，筛查人群患恶性肿瘤的概率要低得多，一些在可触及肿块或乳腺X射线摄影结果可疑异常的患者中引起注意的超声特征，在筛查环境下可被忽略。随着影像科医师逐渐注意到该情况，超声筛查的假阳性率应该会得到改善。

恰逢2009年康涅狄格州立法要求影像科医师告知患者其乳腺组织密度和辅助筛查（如超声检查或MRI检查）的潜在益处，全乳超声检查的研究数据由此得知。自此，全乳超声筛查开始应用于临床。尽管在每1000名接受筛查的女性中，超声检查可多发现3例乳腺癌，全乳超声应用于临床筛查所面临的困境，如依从性低和检查时间增加，亦随之浮出水面。在被提供全乳补充筛查的人群中，最初只有28%愿意接受检查。随着超声筛查工作流程的优化和筛查意识的提高，该比例有望得到提高。

为缩短患者检查和影像科医师采集图像所花费的时间，自动乳腺容积超声成像被引入。通过自动乳腺容积超声成像系统，超声探头在被检者乳房上移动并确保对乳房的所有区域进行扫查。技术人员可协助引导探头方向，但探头的移动在很大程度上是自动的。图像可被存储起来以供日后读片。与手持式超声中技术人员采集每侧乳房的代表性图像以供医师读片不同的是，自动乳腺容积超声成像允许超声医师回顾每侧乳房的所有图像。尽管自动乳腺容积超声成像检查时间很长，每侧乳房大约需要15 min，其优势是超声医师在图像采集时无须在场，类似于乳腺X射线摄影筛查。这为将自动乳腺容积超声成像整合到筛查工作中提供了更多选择。

几种专用于乳腺超声自动检查的机器正在开发中，其中，第一台已于2012年获得美国食品和药物管理局的批准，其表现非常有潜力。研究表明，与手持式超声筛查类似，在每1000名接受筛查的女性中，自动乳腺容积超声成像可额外检测出2~3例癌症。与单独乳腺X射线摄影检查相比，自动乳腺容积超声成像可将敏感度提高30%~40%，且识别出的乳腺癌通常具有侵袭性而淋巴结阴性。与手持式超声的早期研究结果相似，自动乳腺容积超声成像与单独乳腺X射线摄影检查相比，其召回率和假阳性率都更高。同样地，这些数据随着经验的增加有望得到改善。

乳腺超声最常用于诊断。通常在乳腺X射线摄影和临床查体后有针对性地进行超声检查，以提供比单独乳腺X射线摄影或临床查体特异度更高的诊断。可触及肿块和乳腺X射线摄影异常结果是乳腺诊断性超声检查最常见的指征。有针对性的诊断性超声检查的具体目标是减少良性病灶的活体组织检查和乳腺X射线摄影的短期随访，引导各种类型的介入操作，提供反馈以改善临床查体和乳腺X射线摄影技术，以及发现乳腺X射线摄影漏诊的恶性肿瘤。

超声在乳腺介入操作中也发挥着重要作用。一般来说，超声引导下的介入操作比立体定向或MRI引导更快，患者感觉更舒适，且费用更低。

二、乳腺解剖学与生理学

乳腺在组织学上类似于汗腺，由数量不同

（4~20个）、分界不清的腺叶组成，这些腺叶相互重叠且大小、分布不均。每个腺叶由实质成分（腺叶导管、分支导管和小叶）和支持间质组织（致密的叶间纤维间质组织、疏松的导管周围和导管内纤维间质组织，以及脂肪）组成。组织学上曾认为，腺叶导管在乳晕下区域汇聚成输乳窦，在哺乳期起乳汁储存库的作用。然而，更新的研究提出输乳窦并不存在。随着腺叶导管向乳腺深处延伸，其分成节段性和亚节段性的导管，最终通向终末导管和小叶腺泡。每个小叶由终末导管的小叶内节段、小管、腺泡和疏松的小叶内纤维间质组织构成。腺泡是哺乳期产生乳汁的囊状结构。乳腺的功能单位是终末导管小叶单位，由一个小叶和小叶外终末导管组成。

终末导管小叶单位的重要性体现在大部分乳腺疾病及乳腺正常发育和退化过程失常均起源于此。大部分乳腺癌被认为起源于邻近小叶内和小叶外节段连接处的终末导管。大部分浸润性导管癌具有导管原位癌成分，可利用导管系统作为其向乳腺其他区域蔓延的通道。与终末导管小叶单位不同，很少疾病起源于腺叶导管。腺叶导管是大导管乳头状瘤和导管扩张/管周乳腺炎的主要起源部位。

每个腺叶导管都有数排由此发出的终末导管小叶单位。位于腺体浅层的终末导管小叶单位往往具有较长的小叶外终末导管，而腺体深部的终末导管小叶单位的小叶外终末导管较短。一些终末导管小叶单位位于导管系统的末端并呈水平方向。腺体浅层的终末导管小叶单位比腺体深部和末端终末导管小叶单位数量更多，并且随着时间的推移，腺体深部的终末导管小叶单位趋于退化，使腺体浅层的终末导管小叶单位占比越来越高。由于腺体浅层终末导管小叶单位的数量远多于腺体深部，大多数起源于终末导管小叶单位的乳腺病变发生在乳腺临近浅层的前半部分，即乳腺浅筋膜的深面。

乳腺可分为3个区（图3.1），最浅处为乳腺前区或皮下区，位于皮肤和乳腺浅筋膜之间。乳腺前区是皮肤的一部分，主要出现在乳腺前区的病灶通常并非真正的乳腺病变，而是皮肤和（或）皮下组织的病变，与覆盖身体其他部位的皮肤和皮下组织病变（如脂肪瘤、皮脂腺囊肿）相同。乳腺区位于中间，在乳腺浅筋膜和乳腺深筋膜之间，包含腺叶导管及其分支、大部分终末导管小叶单位和乳腺纤维间质成分。最深处为乳腺后区，主要包含脂肪、血管和淋巴管。这一区域在超声上通常比乳腺X射线摄影更难显示，因为超声探头的压力会使乳腺后区紧贴胸壁。这与乳腺X射线摄影有很大不同，乳腺X射线摄影的压力将乳腺后脂肪从胸壁拉开并使之向前后延展。因为大部分乳腺疾病起源于终末导管小叶单位，小部分起源于乳腺导管，且大多数导管和小叶位于乳腺区内，所以大多数真正的乳腺疾病起源于乳腺区。虽然发生在乳腺前区或乳腺后区的病灶通常是皮肤病变，但发生在乳腺区的真正乳腺病变可能累及乳腺前和乳腺后组织。

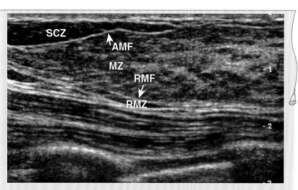

乳腺区是发生乳腺病变的大部分乳腺导管和小叶所在的区域，乳腺区被厚而坚韧的筋膜包围，前方以乳腺浅筋膜（AMF）与皮下脂肪分界，后方以乳腺深筋膜（RMF）与乳腺后脂肪分界，乳腺浅筋膜与Cooper韧带相连续，每条韧带由两层相贴的乳腺浅筋膜组成。在实时超声检查中，乳腺后区在仰卧位时受压，相对于其在乳腺X射线摄影中的显示而言，乳腺后区相对较小且不明显。

图3.1　乳腺的3个区：乳腺前区或皮下区（SCZ），乳腺区（MZ）和乳腺后区（RMZ）

包裹乳腺区的乳腺筋膜比疏松的纤维间质组织更坚韧，对侵袭性恶性肿瘤的抵抗力更强。乳腺浅筋膜与Cooper韧带相连续。在其与韧带相连处，乳腺浅筋膜向表面斜行延伸穿入皮下脂肪，附着于浅筋膜，后返回向下穿过皮下脂肪，在此处延续为乳腺浅筋膜。每条Cooper韧带由两层紧密相贴的乳腺浅筋膜组成，在下方，两层乳腺浅筋膜分开并相互远离形成乳腺浅筋膜的潜在腔隙（图3.2）。这会影响侵袭性恶性肿瘤的超声表现，如后面所述。

乳腺的正常解剖结构包含不同的回声，从等回声到高回声。高回声的正常结构包括致密的小叶间纤维间质组织、乳腺浅筋膜的浅层及深层、Cooper韧带和皮肤。能够显示的导管壁通常也表现为高回声。等回声的正常结构包括脂肪、导管和小叶的上

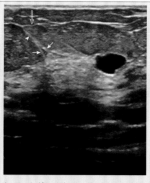

两层乳腺浅筋膜（箭头）组成Cooper韧带（三角箭头）的基底部，插入浅筋膜（空心箭头），侵袭性恶性肿瘤侵犯Cooper韧带的基底部时常有成角的表现。

图3.2　乳腺筋膜和Cooper韧带

皮组织，以及疏松的小叶内和导管周围纤维间质组织。

乳腺X射线摄影中呈水密度的组织包含各种正常组织，可通过超声显示。因此，虽然致密的小叶间纤维间质组织、疏松的导管周围或小叶内纤维间质组织及导管和小叶的上皮成分有不同的超声表现，其在乳腺X射线摄影中均呈水密度。乳腺X射线摄影显示的致密组织可对应超声中的单纯高回声、单纯等回声或高回声与等回声混合的组织（图3.3），大多为纤维和腺体成分的混合，不同量的脂肪组织散布其中（图3.4）。随着时间的推移，Cooper韧带之间的乳腺区往往会更快地发生萎缩，残余的纤维腺体成分越来越多地残留在韧带中（图3.5）。

不扩张的正常乳腺导管在超声中可有两种表现。当中央的高回声导管壁由于入射角不理想或探头分辨率不佳而无法显示时，乳腺导管可表现为单纯等回声，并且只能看到疏松的导管周围纤维间质组织。当中央导管紧贴的管壁可较好显示时，乳腺导管也可表现为中央高回声，周围环绕着等回声的疏松纤维间质组织（图3.6A）。根据声束与导管壁不同的入射角，同一导管具有两种超声表现是比较正常的。随着年龄的增长，不同程度的导管扩张越来越常见，尤其是在乳晕区。在扩张的导管中，无回声或低回声的液体将两种导管壁分开，并不同程度地推挤导管周围疏松的间质组织（图3.6B，图3.6C）。导管扩张症常见于50岁以上的女性，通常无症状。然而，一些患者的导管扩张症可能与乳头溢液有关，或可能导致导管周围乳腺炎及其急性或慢性并发症。

当从正前方扫查时，乳头内和其邻近乳晕区的导管很难显示，因为其在此几乎平行于声束走行。然而，旨在改善入射角的特殊操作手法能够充分显示整个乳晕区甚至乳头内的所有乳腺导管，包括外周加压法、双手加压法和滚动乳头法。这些操作在评估乳头溢液的患者（图3.7）和评估恶性结节是否在导管内向乳头生长时最为有用。双手加压法也可用于评估男性乳腺发育症。

在理想条件下，单个终末导管小叶单位可在超声上表现为小的等回声结构（图3.8）。在孕期或哺乳期患者及腺病患者中，终末导管小叶单位不仅体积增大，数量也增加。在某些情况下，终末导管小叶单位可增大增多到足以形成连续的片状等回声。终末导管小叶单位的可变性使乳腺腺体在超声上的表现多样，呈现从终末导管小叶单位不可见到几乎完全呈等回声的乳腺组织（图3.9）。这种情况最常发生在小叶数量较多的浅层乳腺腺体，但在某些情况下会充满整个乳腺区。

乳腺大部分的淋巴引流方向为由深到浅，汇入皮下淋巴网，经乳晕下丛，最后到达腋窝。乳腺大部分淋巴引流至腋窝淋巴结；然而，一些深部，尤其是内侧的乳腺淋巴，优先沿胸壁引流至内乳淋巴结。因此，乳腺癌的淋巴转移大多发生在腋窝，少数发生在内乳淋巴结。根据与胸小肌的相对位置，腋窝淋巴结分为3个区。位于胸小肌外下缘周围为Ⅰ区淋巴结；位于胸小肌深处为Ⅱ区淋巴结；位于胸

小肌内上缘内侧为Ⅲ区或锁骨下淋巴结。引流至腋窝的淋巴通常经过Ⅰ区到Ⅱ区，最后到达Ⅲ区淋巴结（图3.10）。从Ⅲ区淋巴结开始，转移可能进一步蔓延至颈内或锁骨上淋巴结。Rotter淋巴结位于胸大肌和胸小肌之间。识别Ⅱ区、Ⅲ区和Rotter淋巴结转移非常重要，未能发现和治疗这些转移淋巴结可能是乳腺癌复发的根源。

内乳淋巴结位于胸壁深方，沿胸骨外侧缘呈链状平行于内乳动静脉。转移最常累及第二和第三间隙的内乳淋巴结。使用彩色多普勒超声识别内乳血管有助于发现异常的内乳淋巴结。在理想情况下，正常的内乳淋巴结可显示，但并非所有患者都可以。

绝大部分患者的乳腺内存在淋巴结，称为乳腺内淋巴结。其可以存在于乳腺内任何位置，但最常见于腋窝下方的乳腺，通常位于后乳动脉（从腋窝向乳头延伸的腋动脉分支）周边1 cm范围内。乳腺内淋巴结偶尔也可见于乳腺内侧缘，于内乳淋巴结前方。与超声检查相比，这些内侧乳腺内淋巴结在乳腺X射线摄影中更少显示，因乳腺X射线摄影的加压很少能将其拉离胸壁足够远使之在X线中可见。内侧乳腺内淋巴结位于皮肤下方的表浅位置，因此在不使用导声垫的情况下很难通过超声检查显示。

乳腺癌转移可累及锁骨上淋巴结，但这些淋巴结仅在淋巴结广泛转移时受累。在到达锁骨上淋巴结之前，转移通常先累及Ⅰ、Ⅱ和Ⅲ区腋窝淋巴结或内乳和颈内静脉淋巴结。

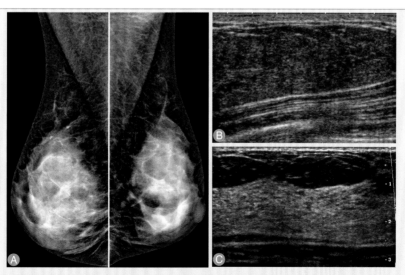

乳腺X射线摄影上的放射性致密（水密度）组织（图A）在超声上可对应为两种不同类型：几乎为等回声的腺体组织（图B）和呈明显高回声的小叶间基质纤维化组织（图C）。

图3.3　致密性乳腺组织：放射检查与超声检查的相关性

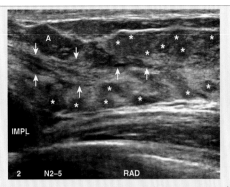

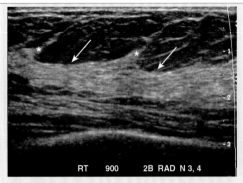

乳腺X射线摄影上显示的大部分水密度组织不是单纯的纤维或腺体组织，而是呈高回声的小叶间基质纤维化组织和呈等回声的腺体或疏松的导管周围结构与小叶内间质组织的混合。小叶导管轻度扩张（箭头）。乳腺区域外周节段内的圆形或高大于宽的等回声结构（*）代表终末导管小叶单位内的上皮细胞和疏松间质组织。终末导管小叶单位数量众多，主要出现在腺体前部而非后部。IMPL：假体；RAD：辐射状切面。

图3.4 呈水密度的乳腺组织

随着年龄的增长，尤其是在足月妊娠和母乳喂养后，在乳房悬韧带之间（箭头）的纤维腺体结构比在韧带内退化的更快，其最终将会留下大部分或全部残留乳腺组织包裹在乳房悬韧带内（*）。

图3.5 萎缩乳腺

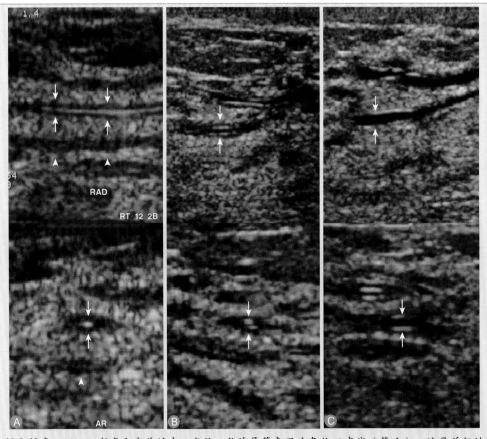

A.由于高空间分辨率、90°入射角和完美的中心定位，乳腺导管表现为条状回声线（箭头），这是并行的塌陷的乳腺导管壁，周边的等回声组织为疏松的管周间质组织，仅少数导管在长轴上表现为3层且在短轴上表现为"靶环样"，若导管稍偏离焦点、导管与声束成一定角度或导管在声束上非完全居中，则会有不同的超声表现，对于探头的短轴焦距来说，导管（三角箭头）更深，声像图上不会出现并行的塌陷的乳腺导管壁所造成的中央回声，只表现为等回声的疏松管周间质组织；B.轻度扩张的导管（箭头）在长轴（上图）和短轴（下图）上的声像图，导管表现为两条高回声线，其是导管腔内的分泌物分隔所显示的导管前壁和后壁；C.重度扩张的导管（箭头）在长轴（上图）和短轴（下图）上的声像图，随导管扩张程度增加，导管分离更明显，疏松的管周间质组织更为压缩且不明显，在严重的导管扩张症中，甚至无法看到管周疏松的间质组织。

图3.6 乳腺导管：正常外观谱

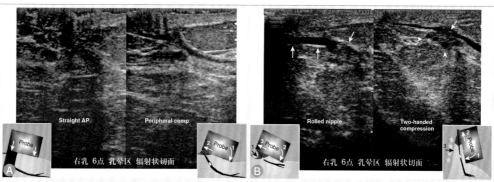

A.因乳头及乳晕的声影且乳晕的组织平面与声束平行，乳晕下导管难以直接从前方进行评估（左图），外周压缩法，通过对探头外侧端用力压缩，同时探头滑过乳头，将乳头推向一侧，减少声影，并可改善声束与乳晕下导管的入射角，紧邻乳晕下方的病变通常能被发现（右图）；B.滚动乳头法是显示乳头内导管及病变是否从乳晕下导管延伸至乳头的最佳方法（左图），双手加压法进一步改善乳晕下导管的入射角，并有助于评估导管的压缩性（右图），其有助于将导管内回声、浓缩的分泌物与导管内病变区分开来，并确定病变（箭头）是否已穿过导管壁（三角箭头），滚动乳头法显示，该恶性导管内乳头状病变并未延伸至乳头内导管，但双手加压法显示其已侵入导管后壁，并在导管周围组织内形成角度。Straight AP：直接加压；Peripheral comp：外周加压；Rolled nipple：乳头滚动法；Two-handed compression：双手加压法。

图3.7　显示乳晕区和乳头下乳腺导管的策略

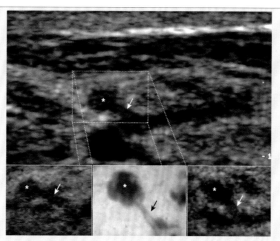

终末导管小叶单位包括小叶外终末导管和小叶，后者包括小叶内终末导管、小管和小叶内等回声的疏松间质组织；终末导管小叶单位呈现出类似于网球拍的等回声结构，球拍的头部（*）代表小叶，球拍的手柄和颈部（箭头）代表小叶外终末导管，底部中间的图像为乳腺的三维病理组织学图像。

图3.8　终末导管小叶单位

（Courtesy of Hanne M. Jensen，MD.）

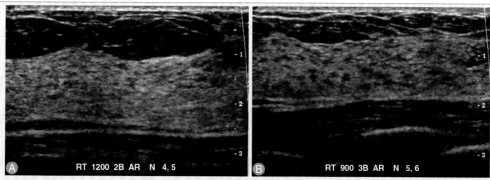

A.只有少数分散的终末导管小叶单位可见；B.当终末导管小叶单位在腺病和妊娠期腺病中体积逐渐增大、数量逐渐增多时，彼此间几乎可相互接触，由于浅层终末导管小叶单位比深部更多，这些变化常更早地影响乳腺浅表区域，且对其影响程度大于深部；

图3.9　终末导管小叶单位的显著性变化

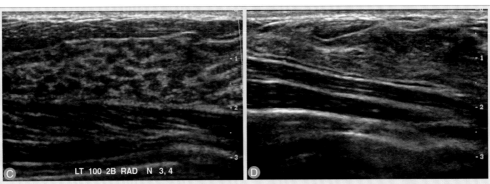

C.当小叶增大明显时，整个乳腺浅表区域可表现为等回声，而深部仍为高回声；D.当小叶突出更为明显时，乳腺浅表区域和深部均可出现几乎均匀的等回声。

图3.9　终末导管小叶单位的显著性变化（续）

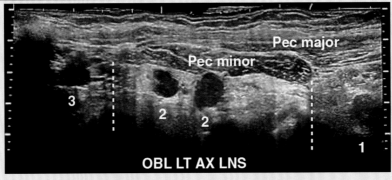

扩展视野成像声像图显示左侧3个腋窝淋巴结均存在转移，腋窝淋巴结的分组由胸小肌决定：位于胸小肌外下侧缘下方和外侧的淋巴结为1组淋巴结；位于胸小肌深面的为2组淋巴结；位于胸小肌内上侧边缘内侧的淋巴结为3组（锁骨下）淋巴结。Pec major：胸大肌；Pec minor：胸小肌；OBL LT AX LNS：左乳腋窝淋巴结。

图3.10　胸小肌和腋窝淋巴结

淋巴引流的第一站淋巴结和转移累及的第一站淋巴结被称为前哨淋巴结。前哨淋巴结的位置因乳腺原发肿瘤的位置而异。前哨淋巴结通常为Ⅰ区腋窝淋巴结，但在某些情况下，也可能是乳腺内淋巴结，甚至是Ⅱ区淋巴结。有时前哨淋巴结也可能是内乳淋巴结。

三、超声设备

乳腺超声需要近场成像优化的高频探头。用于乳腺超声检查的探头应为实时高分辨率线阵宽频带探头，中心频率至少为12 MHz，如频率更高，成像效果更好。特殊情况下可使用其他探头。焦点区域应是电子可调的。一般来说，应使用能够穿透到感兴趣深度的最高频率。当评估较为浅表的病变，如皮肤内病变或可触及的"豌豆大小"或更小的病变时，应使用导声垫（图3.11）。导声垫或涂一层厚的耦合剂都会使其显示得更清晰。对于部分患者，只需使用较轻的压力进行扫查即可，而无须再使用导声垫。

四、超声技术

为实现最佳的乳腺扫查效果，患者应处于仰卧位，手臂置于头侧。医师应使用能够穿透目标区域的最高频率探头来获取图像。初始图像应包括胸肌，确保对整个乳房进行成像。此外，医师应调节增益，使脂肪为中等回声。

（一）患者体位

乳腺超声评估极其依赖于检查过程中进行的特殊的动态和定位操作。动态操作包括改变探头扫查压力以评估病变压缩性和活动性。可压缩病变很大程度为良性病变，可能为正常脂肪小叶或良性脂肪瘤。浅静脉血栓形成（Mondor病）在多普勒超声中无血流信号，可不被压缩。冲击触诊法（交替压缩和放松）有助于显示扩张导管或复杂囊肿回声的活

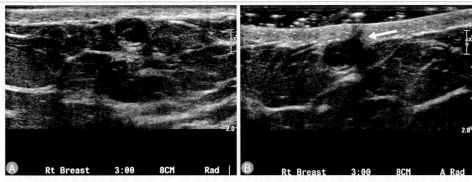

A.无导声垫时，超声评估皮肤表皮样囊肿时无法描绘出阻塞的腺体颈部；B.当使用一层厚的声学凝胶，声像图中可清楚地显示阻塞的腺体颈部延伸至皮肤表面（箭头）。Rt Breast：右乳；Rad：辐射状切面；A Rad：垂直辐射状切面。

图3.11　导声垫的价值

动性。不同程度的压缩也可消除陡斜组织平面的临界角阴影所造成的伪影。探头的倾斜可以最大限度地减少因乳房悬韧带而产生的临界角阴影，并更好地显示实性结节末端的包膜薄回声，这是非浸润性病变边缘的重要标志。探头的倾斜也可改善导管壁的入射角，从而更好地显示导管的解剖结构和病理特点，尤其是在乳晕区的导管。乳腺多普勒超声需使用尽可能小的压力（动图3.1，动图3.2）。如果过度加压，乳腺病变中的血流信号会相应减少，甚至完全消失。

位置的改变对评估复杂囊肿非常重要。在取仰卧位、直立位或侧卧位等不同体位时，液体碎屑平面、钙乳及脂液平面的超声扫查可发生变化。在临床上，一些明显的异常仅在直立位显示，因此需要在直立位进行扫查。即使是常规的全乳腺扫查也可能需要在检查过程中改变患者的体位。对侧后斜位更适合评估乳房外侧部分，而仰卧位更适合评估乳房内侧部分。

（二）注释

乳腺扫查位置或乳腺病变位置应按照美国放射

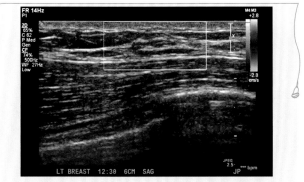

动图3.1　彩色多普勒超声检查时探头轻放的重要性（一）

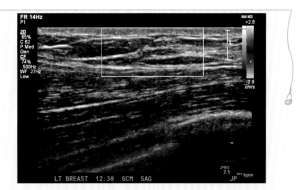

动图3.2　彩色多普勒超声检查时探头轻放的重要性（二）

学会BI-RADS词典进行注释。位置（左和右）、钟面位置、距乳头距离（单位：cm）和探头方向必须记录。距乳头距离应该从乳头开始测量，因每个患者的乳晕宽度是不同的。

在探头上用厘米标记有助于记录距乳头距离，但距离通常是从已知的线性高频探头长度（38 mm或50 mm）进行估计。探头方向可是纵向的、横向的、放射状的或反放射状的，反放射状即垂直于放射状。放射状扫查成像的优点是，相对于乳头，中央导管呈放射状分布。在导管平面进行放射状扫查，可显示乳腺导管系统内生长的病变中的导管原位癌成分。鉴别肿瘤的导管内成分可减少将恶性实性结节误诊为"良性"或"可能良性"，也有助于显示混合性恶性病变（浸润性和导管内恶性病变）的导管原位癌成分的真正范围。

因此，行放射状扫查时，位于右侧乳腺12点方向、距离乳头2 cm的病变可以标注为"右乳12：00 2 cm Rad"。这种注释方法保证了患者在同一诊断中心内或是不同诊断中心间进行扫查时的可重复性。右侧乳房或左侧乳房图标上的线性标记，表明探头的位置和方向，是标记扫查位置的一种可接受的替代方法，大多数超声设备制造商提供这样的乳房图标。

病变离乳头越远，导管越难以沿着真正的放射状方向走行，这是因为导管是弯曲的，或是因为目标导管是一个分支导管，其不是完全呈放射状走形。

在这种情况下，超声医师应考虑病灶的内部放射状平面及相对于乳头的外部真正的放射状平面。内部放射状平面即平行于目标区域内导管的长轴。如果目标导管的内部平面不属于标准的纵向、横向、放射状或反放射状的方向，医师可选择将其标注为斜切面。

除了美国放射学会BI-RADS词典要求（记录前面讨论的参数）以外，一些医师选择记录病变的深度。其中一种方法是使用3个区域：A代表浅层1/3，B代表中间1/3，C代表深层1/3。

（三）病变的记录

所有病变应在两个正交平面上完整扫查，以评估病变的表面、内部特征及形状。这些正交平面可以是纵向和横向，但许多医师倾向于放射状或反放射状平面。病变都应该存储含测量标记及无测量标记的图像。记录病变两个平面的最大径是非常重要的，因为这是一个重要的预后指标。如果病变的最大直径不在标准的纵向、横向、放射状或反放射状平面，医师应该存储带测量记录及无测量记录的平行于病变长轴的额外斜切图。无测量记录的图像在小病变中尤其重要，因为测量痕迹可能会影响病变表面特征的评估。同时建议使用彩色多普勒或能量多普勒成像来记录病变的血流情况。

在进行全乳超声检查时，如果未发现异常，每侧乳房应存储5张图像。这包括乳房每个象限上的一张图像，通常是与乳头有相同的距离，以及一张乳晕后的图像。腋窝可以扫查，但并非必需的。

当进行有针对性的诊断性超声检查时，有必要记录问题区域的图像。如果该区域可触及，医师首先评估该区域，并立即将探头置于该位置。如有阳性发现，必须如前所述进行记录。若无异常发现，如在乳腺X射线摄影上显示的结构不对称区域，超声显示为正常腺体，仍需对该部分正常腺体进行存贮记录。

（四）双幅成像

双幅成像在乳腺成像方面具有重要作用。双幅成像最常用于左、右两侧乳腺镜面位置的对比，证明乳腺X射线摄影所示的结构异常或临床可触及的肿块是由非对称的乳腺腺体结构导致的（图3.12）。通过一幅静态图像及同步的实时扫查，双幅成像可用于观察病灶的动态变化，如病灶的可压缩性或活动性。双幅成像亦可用于同时显示病灶的灰阶图像及其相应的彩色多普勒或能量多普勒声像图。还可用于在两个相互垂直的切面上观察同一个病灶。

多发病灶或病灶大小超过探头所能显示的宽度时，需要特殊的技术显示病灶。双幅成像或扩展视野成像法，是较常用的扩展视野的方法。扩展视野成像能够显示较大的肿物、多灶及多中心的恶性肿物、淋巴结情况、假体的完整性或乳腺广泛纤维囊性变（腺体组织内可见多个大小不等的囊肿，图3.13）。

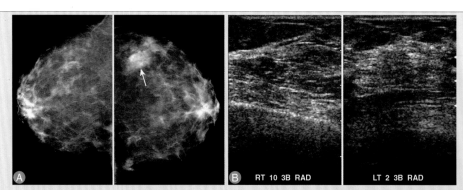

A.两侧乳房的乳腺X射线摄影显示，在头尾侧视图上，左侧乳房外上象限出现局部不对称密度（箭头）；B.分屏镜像超声声像图显示左侧乳房外上象限的局灶性纤维组织，与右侧乳房外上象限镜像位置的组织厚度明显不对称，该不对称纤维组织的聚集是乳腺X射线摄影不对称的原因。

图3.12 双幅成像显示超声声像图的价值

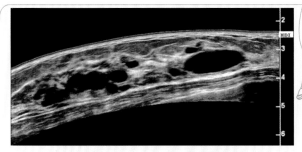

图3.13　扩展视野成像声像图显示乳腺内广泛的纤维囊性变，并伴有许多大小不等的囊肿

（五）特殊检查手段

1.多普勒超声

多普勒超声技术的主要用途之一是协助鉴别超声检查所发现肿物的良恶性。一旦恶性肿瘤径线超过3 mm时，必定刺激新生血管的生成以维持其持续生长。因而，肿瘤需要分泌一系列的促血管生成因子。病灶周边新生血管网的形成可滋养快速生长的肿瘤。关于将病灶是否存在血供、血管分布、血管走行、血管密度、收缩期峰值速度、搏动指数和阻力指数等应用于病灶鉴别诊断的研究较多，但得出的结论相互矛盾。一些研究认为这些指标有助于预测肿瘤的恶性程度，而另一些研究认为这些指标在肿瘤良恶性病灶间存在很多重叠。因此多普勒超声不能单独应用于肿瘤良恶性的鉴别诊断，而只能作为常规超声的一个辅助手段。

多普勒超声可用于鉴别囊实性肿块。一些极低回声的实性肿块与囊肿具有类似的二维超声特征。如彩色多普勒超声检测到病灶内部血流，则提示病灶可能为实性或囊内充满了乳头状瘤（图3.14）。同样，多普勒超声有助于鉴别囊内脂质层或沉积物与真正的囊内乳头状实性病变。囊内乳头状病变，无论良恶性，均为血供较丰富的乳腺肿瘤性病变，彩色多普勒超声或能量多普勒超声可显示明显的血管蒂结构（图3.15A）。良性囊内乳头状瘤，其血管蒂结构内多为单一、较粗的滋养血管，而恶性囊内乳头状瘤往往有多条滋养血管。

扩张导管和囊肿一样，通常伴有沉积物或血性物质，仅通过灰阶超声难以与导管内乳头状瘤或导管内原位癌相鉴别。对伴有低回声的扩张导管进行探头加压，可使导管内的低回声前后移动。这种移动，可通过实时灰阶超声或动态视频回放进行观察，也可通过彩色多普勒超声检测到。探头加压时，沉积物可向后移动，松开探头时则向前移动，

用彩色多普勒超声检测时可见颜色反转。这种"彩色旋风"提示导管内的回声是浓缩的分泌物或血性

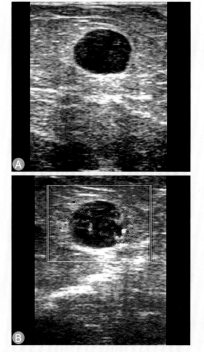

彩色多普勒超声对于通过二维超声难以鉴别的复杂囊肿与实性结节，具有一定帮助。A.乳腺转移性平滑肌肉瘤二维超声声像图呈假囊性；B.彩色多普勒超声显示病灶内丰富血流信号，提示病变为实性。

图3.14　假囊性实性结节与复杂囊肿

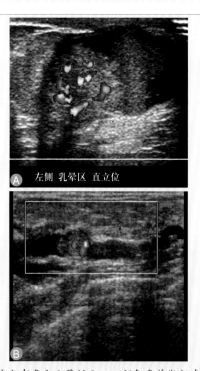

A.恶性病变有多支血管供血；B.彩色多普勒超声可探及良性导管内乳头状瘤的小血管蒂。

图3.15　囊内乳头状病变与导管内乳头状瘤

成分，而非肿瘤组织。导管内出现"彩色旋风"至关重要，因导管内乳头状瘤引起的导管内积血同样可出现彩色信号扭曲，潜在的导管内病变所在位置往往无彩色信号。与囊内乳头状病变一样，导管内乳头状瘤通常血供较丰富，彩色多普勒超声也可探及血管蒂结构（图3.15B）。这有助于识别导管内乳头状瘤，并与导管内脂质或碎屑成分相鉴别。

多普勒超声有助于诊断急性炎性病变，能够协助评估急性乳腺疼痛。急性炎性囊肿及急性管周乳腺炎是引起乳腺疼痛最常见的病因。正常纤细、等回声的导管壁，在急性炎症期会增厚伴充血，彩色多普勒超声或能量多普勒超声有助于观察（图3.16）。相比之下，非炎性的囊壁及导管壁在彩色多普勒超声模式下多未能检测出血流信号。炎性囊肿或导管壁内的血管走行与囊内或导管内乳头状病变的血管走行不同。位于炎性导管壁内或导管周围组织内的血管与导管壁平行，因为其是滋养并引流导管壁及其周围组织的血管。导管内乳头状病变滋养血管的走行一般垂直于管壁，因为这些血管需穿过管壁为导管内病变供血。植入假体囊壁的急性炎性或感染性病变的多普勒超声及其他影像学表现，与囊肿或导管的急性炎性病变类似。

多普勒超声可协助评估异常的淋巴结，但缺乏特异性的影像学指标对炎性淋巴结或转移性淋巴结进行鉴别诊断。转移性淋巴结的组织学和生物学行为通常与原发灶相同。一个富血供的原发肿瘤，其转移淋巴结往往也富血供。如果原发灶血管检测的频谱波形存在高阻且收缩期波峰高而尖锐，那么转移淋巴结亦可检测到类似的波形。相反，炎性或反应性淋巴结频谱波形一般为低阻，收缩峰圆钝。淋巴结内血管分布对评估淋巴结也有一定帮助，炎性或反应性淋巴结一般由单一动脉血管滋养，可见门型血流，并在淋巴结内形成分支（图3.17A），高分化和低级别的淋巴瘤也有类似的表现。转移淋巴结可促进穿透淋巴结被膜的新生血管的形成（图3.17B）。

多普勒超声在血管诊断方面具有一定帮助，如动静脉畸形、动静脉瘘、静脉畸形和浅表静脉血栓（蒙多病）。在行介入手术时，多普勒超声协助识别需要避开的血管结构。

评估乳腺血流时，手法轻盈非常重要。肿瘤血管通常缺乏肌层结构，无足够的弹性使其扩张，因

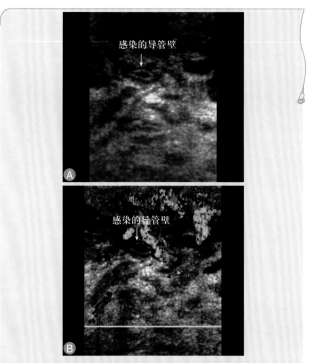

A.灰阶超声显示炎症或感染的导管壁增厚呈均匀等回声（箭头），右侧不伴炎症的导管壁为正常、纤细的管壁；B.彩色多普勒超声显示导管壁及周围组织明显充血，血管走行与管壁是平行的。

图3.16　急性管周乳腺炎导管壁充血

此易于压闭。探头是硬的，胸壁是固定的，甚至于超声医师手臂作用于探头的力度都可对探头与胸壁间的乳腺肿物施加压力，使乳腺肿物的血流减少甚至完全消失（图3.18，动图3.1，动图3.2）。因此，在多普勒超声检查时力度应当轻，使探头仅接触皮肤即可。必要情况下，可使用一种标准的声学凝胶，多普勒超声检测血流就不会受到影响。

2.超声弹性成像

超声弹性成像是通过肿块的软硬程度评估肿瘤恶性可能的一种检查技术。其软硬度可通过杨氏模量进行定量分析，弹性=应力/应变。应力是成像过程中施加到肿块的外力，而应变是组织在该外力作用下产生的位移。一个可压缩性差的肿块，具有较高的杨氏模量，其恶性可能性较大。进行超声弹性成像的方法有两种：应变式弹性成像和剪切波弹性成像。应变式弹性成像要求操作者通过手法或利用患者本身的呼吸或心跳对乳房组织进行轻柔的反复加压。组织的应变是通过对组织压缩前后的纵向位移进行测量。由于传导的力是可变的，无法准确计算杨氏模量，结果主要为定性评估。可通过将肿块与周围正常组织的硬度进行比较，获得应变力比值

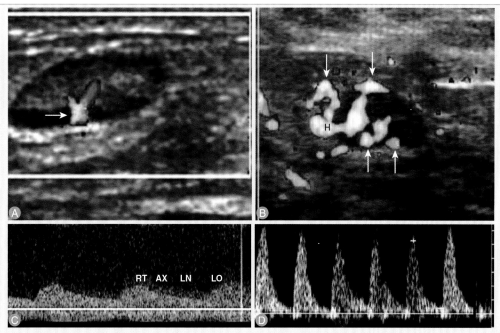

A.良性反应性淋巴结通常由单一淋巴门动脉供血（箭头）；B.转移性淋巴结除正常的门动脉（H）外，还有周围型供血（箭头）；C.良性反应性淋巴结的脉冲多普勒频谱波形一般阻力指数低，收缩期峰值速度低，收缩峰圆钝；D.转移性淋巴结的脉冲波多普勒阻力指数高、收缩期峰值速度高、收缩峰尖锐。RT AX LN LO：右侧腋窝淋巴结。

图3.17 彩色多普勒血流成像模式和特殊频谱波形有助于鉴别转移性或炎性所导致的淋巴结轻度肿大

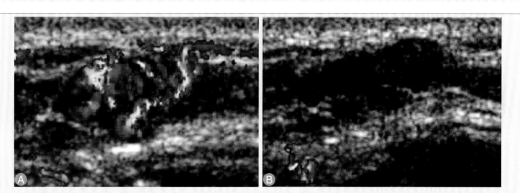

A.微乳头状导管原位癌在探头不加外力时，可探及丰富血流信号；B.若扫查时探头加压，则病灶内呈乏血供表现。

图3.18 彩色多普勒超声检查时的手法轻柔的重要性

（图3.19）。剪切波弹性成像通过探头自动对靶目标施加压力，因而操作者依赖性低；根据肿块的硬度不同，产生的横向剪切波速度也不同，因而可计算出肿块的弹性值。

应变式和剪切波弹性成像用彩色编码来快速评估肿块的硬度。通常红色提示病灶硬度大，恶性可能性大；而蓝色提示病灶较软，良性可能性大，但这些颜色编码尚未标准化。超声弹性成像的相关特征，如形状、大小、异质性、硬度，均能够提供常规超声扫查所获得二维特征之外的信息。同时，亦提倡使用定量分析指标促进标准化。研究表明，超声弹性成像有助于提高诊断的特异性，从而识别出更多的进展期恶性肿瘤。

超声弹性成像的局限性主要为缺乏超声弹性成像技术本身及不同设备机型间的标准化，因而病灶的弹性评分指标、弹性值量化及彩色编码不同。此外，该技术是基于手持压迫，可能因操作者不同而有所差异，从而影响弹性的测量。

3.三维超声成像

三维超声成像可在矢状面、冠状面和横切面观察乳腺病灶的容积信息，可通过对比手持式和自动乳腺容积超声成像扫查方法来研究三维超声成像对常规超声的附加诊断价值。最初，三维超声成像并未显示出相对于常规超声的优势；然而，最近的研

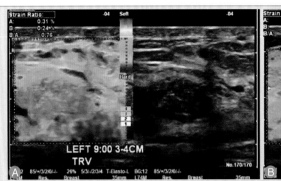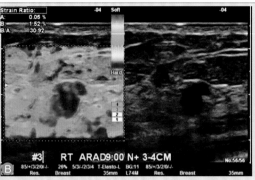

A.一良性大分叶状低回声肿块，其应变值与周围乳腺组织相近，因而应变率接近于1；B.一不规则、边缘毛刺、非平行方位的肿块，其应变值低于周边乳腺组织，与恶性肿瘤表现一致。TRV：横切面；ARAD：垂直辐射状切面。

图3.19　超声弹性成像显示良性与恶性肿块

（Courtesy of Sughra Raza，MD.）

究表明三维超声成像有助于鉴别癌症。

4.超声造影

恶性肿瘤的生长能够刺激产生新生血管网。多普勒超声被用于捕捉这些新生血管，但其鉴别诊断良恶性肿瘤的准确率低。因此，超声造影逐渐应用于识别肿瘤内新生血管以提高恶性肿瘤的检出率。此外，部分研究报道，超声造影还可应用于术前前哨淋巴结定位及评估乳腺癌新辅助化疗效果。

五、报告

美国放射学会BI-RADS最初应用于乳腺X射线摄影检查，随后也出现相应的分类及术语规范应用于超声，以标准化报告及数据。BI-RADS提供了对超声所发现病灶进行描述的标准术语，同时对病灶进行分类并评估其恶性可能性。BI-RADS分类包括从BI-RADS 0类到BI-RADS 6类（表3.1）。

六、超声检查发现

由于BI-RADS提供了可相互交流的标准术语词典，因此行乳腺超声检查时，应遵循其对病灶的超声术语的描述。本节将回顾常见的影像学表现并根据最新版本的美国放射学会BI-RADS对其进行描述。

与乳腺X射线摄影或临床关注领域相关的超声检查异常可分为以下几种不同类型：①正常发育和退化过程失常；②囊肿；③实性肿块；④不确定（囊性或实性）病变。

表3.1　乳腺影像报告与数据系统（BI-RADS）

BI-RADS分类	描述及举例	恶性可能性	相关建议
0	不能全面评估病变，需要其他影像学检查		
1	乳腺X射线摄影检查或临床触诊异常，超声检查提示正常	0%	定期检查[a]
2	良性病灶：包括乳腺内淋巴结，扩张导管，所有单纯性囊肿或一些复杂性囊肿（钙乳囊肿），以及明确良性的实性结节（如脂肪瘤和错构瘤）	0%	定期检查[a]
3	"可能良性"的病灶（如复杂性囊肿，囊实混合性肿块），一些小的导管内病变（如沉积物或乳头状瘤），一部分的纤维腺瘤	≤2%	短期乳腺X射线摄影或超声检查随访，通常周期为6个月[a]
4a	低度恶性	>2%～10%	
4b	中度可疑恶性	>10%～≤50%	通过经皮穿刺活检或手术切除获得病理组织样本
4c	高度怀疑恶性	>50%～<95%	
5	极高度怀疑恶性	≥95%	
6	证实恶性		

[a]在上述BI-RADS描述中，如果患者有可触及的异常或其他临床表现，即使BI-RADS分为1类或2类，患者仍应在6周至3个月期间进行随访，以确保相关临床表现稳定。BI-RADS分类为3类的病灶，如果在首次随访时病灶各项特征稳定，则建议6个月后再随访，随访1年无变化，则可1年或2年后再进行影像学随访。

（一）正常组织与变异

正常乳腺组织及其变异包括导管扩张、纤维囊性变和良性增生性疾病，可导致乳腺X射线摄影和超声检查的异常，这些改变被称为乳腺正常发育和退化过程失常，其在超声声像图上既可表现为正常组织，也可表现为囊肿和实性结节，从而导致了活体组织检查时出现的部分假阳性结果。大部分超声表现正常的乳腺组织归类于BI-RADS 1类，而乳腺正常发育和退化过程失常导致的异常声像表现则应归类于BI-RADS 2~4类。

（二）囊肿与囊性肿块

1.单纯性囊肿

单纯性囊肿表现为圆形或椭圆形的无回声，周边包绕纤细、完整的高回声囊壁，伴有后方回声增强和侧边声影（图3.20，动图3.3）。囊肿由终末导管小叶单位中的腺泡扩张形成。多个扩张的腺泡可形成一组小微囊，进而聚合成一个孤立的囊肿。严格满足单纯性囊肿诊断标准的囊肿为"明确良性"，不需要进一步随访。对于高张力的单纯性囊肿，抽液治疗可用来缓解疼痛和压痛。

超声检查能证明某些可触及的乳腺肿块或乳腺X射线摄影上提示的结节是由良性单纯性囊肿引起的，这也是到目前为止超声检查中最有价值的发现，其阴性预测值为100%。

2.复杂性囊肿

复杂性囊肿是内部含有碎屑的囊肿，表现为不含实性或血管成分的液体回声、液体-碎屑分层或脂-液分层。细胞碎屑、上皮细胞、血液、蛋白质和脓液均促成复杂性囊肿内低回声的形成。复杂性

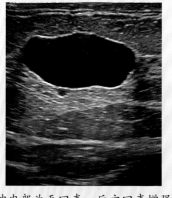

单纯性囊肿内部为无回声，后方回声增强，边界清晰，伴侧方声影，囊壁为纤薄的高回声；单纯性囊肿是良性的（BI-RADS 2类），不需要抽吸或随访。

图3.20 单纯性囊肿

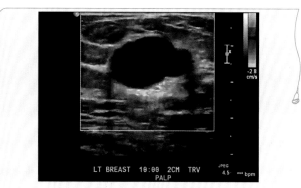

动图3.3 单纯性囊肿

囊肿通常是良性的，是纤维囊性变的一种，其合并乳头状瘤或恶性病变的概率较低，因此通常被归类于BI-RADS 3类，推荐对其进行随访。

在某些情况下，复杂性囊肿可被归类于BI-RADS 2类。此类复杂性囊肿明确具备特定良性病变的特征，如积乳囊肿（内含乳汁的囊肿，超声常表现出脂-液分层）或皮肤来源的囊肿（如表皮样囊肿）。

囊肿中含有悬浮于液体中的微粒，这些微粒非常轻，可被灰阶超声、彩色多普勒超声或能量多普勒超声束的能量所移动。这些微粒呈亚细胞大小，常见于非复杂性纤维囊性变。通常，在实时灰阶成像过程中，需要高输出功率才能使这些微粒移动。不过，由于彩色多普勒超声或能量多普勒超声声束能量足够高，在默认的低功率设置下足以使这些微粒产生移动，形成所谓的"颜色条纹"。微粒在多普勒超声声束能量的作用下向后移动，在囊内形成垂直方向的彩色条纹（图3.21）。能引起颜色条纹的微粒已被证实为胆固醇晶体，在行细胞学评价时，用偏光观察可看到其是双折射晶体。

钙乳样钙化是一个BI-RADS 2类的乳腺X射线摄影特征，该概念被直接应用于超声检查。钙乳样钙化是囊肿内微小结石的聚集，这种微小结石在良性纤维囊性变中很常见，水平位乳腺X射线摄影可明确诊断。当患者改变体位，由平卧位转为侧卧位或直立位时，超声检查可通过显示钙化在囊肿内的位移来证明钙乳样钙化的存在（图3.22）。尽管乳腺X射线摄影通常可显示更小和更多的钙化，但在显示钙乳样钙化方面，超声检查比乳腺X射线摄影有优势。乳腺X射线摄影检查需要许多小钙化才能在水平位上显示典型的"茶杯状"外观，而超声检查可明确显示囊内单个可移动的结石（图3.23）。因

此，虽然超声检查对钙化的检测敏感度不如乳腺X射线摄影，但超声检查对钙乳样钙化的检测特异度优于乳腺X射线摄影。尤其是当乳腺X射线摄影检查显示需要活体组织检查的非特异性簇状微钙化时，超声检查可清楚地显示良性簇状聚集的微囊，每个小囊内包含一个或多个微结石（图3.24）。

囊肿内的脂-液分层被认为是良性的乳腺X射线摄影征象，同样也已经直接应用于超声。脂-液分层较少在乳腺X射线摄影检查中被显示，仅见于典型的积乳囊肿，不过更常在超声检查中被发现。与囊内液体相比，脂质层呈现出低回声，漂浮于液体上方。当患者由仰卧位改为侧卧位或直立位时，脂质层在囊肿内可移动到新的位置（图3.25），但囊内脂质层正如肿瘤样的沉积物一样，移动得非常缓慢，需要5 min才能观察到脂-液分层的变化。改变体位过程中，脂-液分层间的界面逐渐倾斜，呈"S"形。界面倾斜和S形界面是脂-液分层向一个新的位置达到平衡过程中的特征，与消耗5 min等待脂-液分层变化相比，这是一个捷径。能量多普勒超声组织震颤也可用于区分壁结节与脂-液分层。由于脂质层未黏附在囊壁上，震颤伪像不会传导到其所在的位置，而附着于囊壁的真正乳头状病变会在能量多普勒超声检查时振动，出现组织震颤伪像，所以让患者发出低沉的声音，会在能量多普勒声像图上产生一个橙色的伪像（图3.26）。

脂质囊肿或积油囊肿是明确的良性病变的乳腺X射线摄影征象。与超声检查相比，脂质囊肿在乳腺X射线摄影检查中更易被诊断为良性。大多数脂质囊肿不伴后方回声增强，甚至因为囊壁钙化可能出现后方声影。大部分脂质囊肿存在超声可疑恶性征象，如：①壁结节；②厚分隔；③厚壁；④液体-碎屑分层（图3.27）。该征象并非罕见的，由于多数脂质囊肿起源于慢性血清肿或血肿，其常会存在上述表现。与具有真正乳头状病变的囊性肿物不同，脂质囊肿的可疑超声征象内均无血供。尽管如此，比起点压乳腺摄影检查，脂质囊肿的超声检查结果更令人担忧。因此当这部分患者的超声检查和乳腺X射线摄影检查结果不一致时，乳腺X射线摄影检查结果可信度较高，除非彩色多普勒超声显示病变内部存在血供。

"蛋壳样"钙化是良性的乳腺X射线摄影征象，已被直接应用于超声检查。一般情况，经乳腺

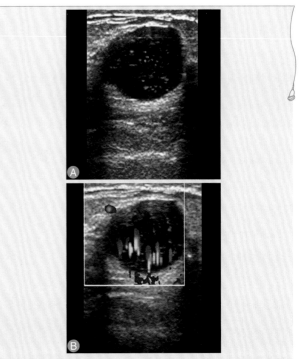

A.复杂性囊肿内漂浮的点状回声，在超声扫查时向深部移动，灰阶超声上表现为闪烁回声；B.与灰阶超声相比，能量多普勒超声可提供更多的能量，促使囊内的点状低回声更快地向深部移动，由于其移动速度很快，可形成持久的"彩色条纹"，此为一种伪像，不应与真实的血流信号混淆。

图3.21 带有闪烁回声和彩色条纹的囊肿

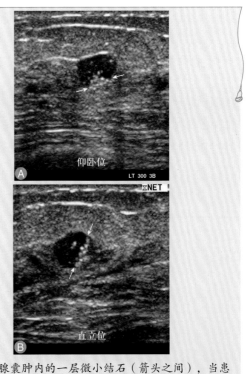

钙乳是乳腺囊肿内的一层微小结石（箭头之间），当患者改变体位时会移动。A.仰卧位时，结石沿囊肿后壁排列；B.直立位时，行纵切面扫查，结石位于病灶底部。

图3.22 钙乳

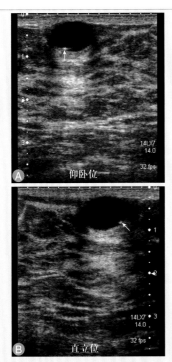

A.仰卧位时，声像图显示单个结石（箭头）位于囊肿后壁；B.直立位时，行纵切面扫查，结石位于囊肿底部（箭头）。

图3.23 表现为囊内单个结石的钙乳

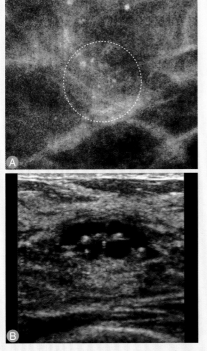

A.乳腺X射线摄影显示非特异性、簇状分布的点状和颗粒状钙化（虚线圆圈）；B.超声检查显示簇状微囊肿（彩色多普勒超声未探及血流），多个小囊内可见单个附壁结石，可明确为良性。

图3.24 簇状微囊肿内的钙乳

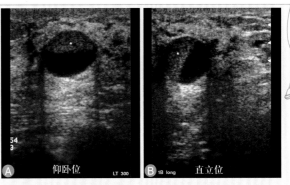

与囊液相比，脂质层为低回声，当患者改变体位时，脂质层会在囊内向非重力依赖方向移动。A.患者取仰卧位时扫查，脂质层（*）向囊肿前壁漂浮，分界面在水平方向；B.患者取直立位，纵切面扫查囊肿时，脂质层已漂浮到上壁，分界面在垂直方向。

图3.25 脂-液分层

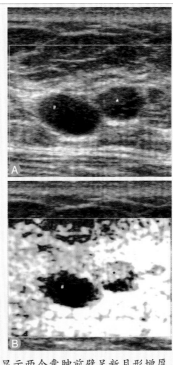

A.声像图显示两个囊肿前壁呈新月形增厚，类似橡果帽，左侧橡果样囊肿（#）前壁有回声部分为漂浮的脂质碎片，而右侧橡果样囊肿前壁（*）有回声部分为乳头状大汗腺化生，但仅凭仰卧位的声像图无法区分两者，改变姿势对诊断有一定帮助，但需要消耗5 min时间，而利用能量多普勒超声的组织震颤，几乎可立即鉴别出两者，行能量多普勒超声检查时，嘱患者发出低沉的哼声，正常乳房组织及附在囊壁上的任何壁结节或厚分隔会产生橙色伪影，而未附在囊壁上的碎片不会产生；B.能量多普勒声像图显示，声震颤伪像未填充左侧橡果样囊肿（#）内游离碎片形成的低回声，但能填充右侧橡果样囊肿内由乳头状大汗腺化生（*）形成的回声。

图3.26 两种不同类型的橡果样囊肿

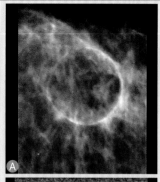

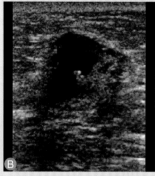

点压乳腺摄影比超声检查更能准确地描述脂质囊肿。在超声声像图上，乳腺X射线摄影表现为典型良性脂质囊肿的病变（图A）常具有可疑超声征象，如不规则厚壁、等回声厚分隔和壁结节（图B）。这些超声可疑征象是慢性血肿的典型表现，大多数脂质囊肿都是由此产生的。

图3.27　脂质囊肿

X射线摄影发现的"蛋壳样"钙化可确定是良性，无须进行超声评估（图3.28A，图3.28B）。对于未行乳腺X射线摄影检查或无法进行乳腺X射线摄影检查的患者，偶尔可通过超声检查发现"蛋壳样"钙化。出现在正常纤细囊壁上的点状钙化提示为不完全"蛋壳样"钙化，此类超声声像图表现可归为BI-RADS 2类（图3.28C）。在该情况下，超声检查比乳腺X射线摄影更能明确良性的诊断。悬浮在囊腔内的钙化不能归类为BI-RADS 2类，大多数情况下，其出现在乳头状大汗腺化生中，但也可出现在导管原位癌中（图3.28D）。

簇状囊肿等同于有纤细分隔的囊肿（图3.29）。分隔代表了终末导管小叶单位内单个囊性扩张导管的残留管壁结构。每个囊性扩张的小导管可看作一个单纯性囊肿；纤细分隔囊肿通常是簇状聚集的多个单纯性囊肿，每个都具有BI-RADS 2类特征。

皮肤源性囊肿是良性的，最常见的是皮脂腺囊肿或表皮样囊肿。皮脂腺囊肿有3种典型表现：①完全位于皮内的混合性或类实性病灶（图3.30）；②主要位于皮下组织内的复杂性囊肿，周围被"爪状"

高回声皮肤包裹（图3.30B）；③病灶完全位于皮下脂肪层内，有穿过皮肤并因炎症而增厚的皮脂腺颈状低回声与之相连（图3.30C）。皮脂腺颈状结构是斜向走行的，倾斜探头改变入射角能更好地显示其结构。由于皮肤来源的囊肿位置比较表浅，想要较好显示上述3种表现常需使用导声垫。

泡沫样囊肿的囊内完全充满低回声（图3.31A），也被称为胶质囊肿或浓缩囊肿。实际上，泡沫样囊肿代表了一系列从完全充满乳头状大汗腺化生到只含有蛋白碎片或脂质回声的病变。其他病变内可能包含有乳头状大汗腺化生、蛋白质或脂质等混合物。这些病变的超声特征与纤维腺瘤重合，约3%的病例无法明确其性质为囊性还是实性。这种情况下，临床医师应该使用BI-RADS术语词典对肿物进行分类，并依据病灶最可疑的征象提出处理意见。如果声像图提示恶性概率低，则无论病灶为囊性还是实性，均可分为BI-RADS 3类并进行随访。否则，应进行活体组织检查。应先尝试细针抽吸活检，若不成功再进行组织学穿刺活检。当病灶内部回声全部由乳头状大汗腺化生引起时，则无法被抽吸。当病灶内充满蛋白质或脂质碎片时，可被完全吸出。当病灶部分由乳头状大汗腺化生填充时，仅可被部分抽吸。这时，应对残余部分进行组织学穿刺活检或短期随访。

橡果样囊肿有新月形的、偏心增厚的囊壁，厚壁结构由未能充填整个囊肿的乳头状大汗腺化生形成（图3.31B）。当患者改变体位时，无论持续时间

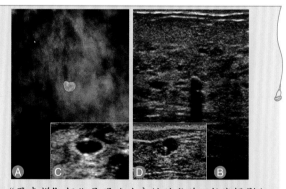

A."蛋壳样"钙化是明确为良性的乳腺X射线摄影征象；B.致密的"蛋壳样"钙化在超声上可出现声影；C.局限于纤细囊壁的点状钙化可被认为是不完整的"蛋壳样"钙化，因而也是良性的；D.囊内悬浮和不能移动的点状钙化是非特异性的，可能与乳头状大汗腺化生或导管原位癌相关。

图3.28　"蛋壳样"钙化

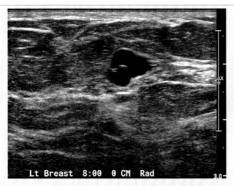

囊肿内的高回声纤细分隔并不可疑，这种分隔代表单个终末导管小叶单位内囊性扩张的腺泡残壁，可认为是多个单纯性囊肿聚集。

图3.29 簇状囊肿

长短，乳头状大汗腺化生所致的新月状低回声均不会移动，这与囊肿内脂-液分层形成的新月状低回声不同（图3.31C，图3.31D）。在橡果样囊肿中，正常纤细的高回声囊壁沿着整个增厚的囊壁完整包裹整个囊肿，且不伴血管蒂结构（图3.31E）。确认囊内无实性成分或无血供非常重要，因实性成分和血供提示为复杂的囊实混合性肿块，而非橡果样囊肿（参见下一节）。如果不确定是否为壁结节，应当行活体组织检查，若未发现可疑恶性征象，则可将肿物归类为BI-RADS 3类。

用于评估非单纯性囊肿的方法来源于于乳腺X射线摄影检查和实性结节的评估。应使用BI-RADS术语词典描述肿物特征。即使只有一个可疑征象，也要将病灶排除在BI-RADS 2类之外，甚至还可能排除在BI-RADS 3类之外。虽然应尽量将非单纯性

囊肿归类于BI-RADS 2类，但其必须满足严格的标准才能这样分类。

3.复杂囊实混合性肿块

复杂囊实混合性肿块同时包含囊性和实性的成分。肿块的囊壁不均匀增厚，伴有壁结节、内部厚壁分隔，肿块内可探及血流信号（图3.32）。复杂囊实混合性肿块的病理性质为乳头状瘤或是伴/不伴坏死的恶性病变（如导管内原位癌、导管内乳头状癌、浸润性导管癌）的概率更高。通常情况下，难以鉴别病灶内部成分为实性还是质地粘稠的液体。因而，鉴别诊断还应包括一些同样可表现为囊实性结构的良性病变，如血肿、脂肪坏死、脓肿或囊肿。考虑到复杂囊实混合性肿块的恶性概率有所提高，其应被归类到BI-RADS 4类或BI-RADS 5类，需要行活体组织检查。进行穿刺活检时，取材应选择肿块内的实性成分。

乳头状病变：复杂囊实混合性肿块包含囊内或导管内的乳头状病变。由于浸润方向的差异，超声检查对于囊内或导管内病变的良恶性鉴别诊断能力不如其对单纯实性病变的鉴别能力。实性病变的浸润是向外延伸的，会在很大程度上影响病灶的外形和表面特征。而囊内或导管内病变的浸润是向内延伸的，浸润病灶中央的纤维血管轴心，因此，病灶的表面特征和外形都不受影响，通过超声特点来发现其异常极具挑战性。任何囊内或是导管内伴有实性成分的乳头状病变都应分类为BIRADS 4a类或以上，需要组织学的评估。

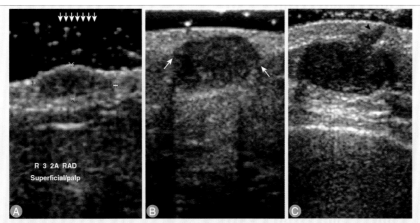

A.表皮样囊肿完全位于皮肤层内（标尺），需要额外的耦合剂作为隔离垫（箭头）；B.囊肿主要位于皮下脂肪层，一层纤薄的来源于皮肤层的"爪形"回声包裹病灶（箭头），证实病灶起源于皮肤层；C.囊肿完全位于皮下脂肪层，一个扩张且梗阻的腺体颈部结构斜行穿越皮肤层（三角箭头），为更好地观察病灶，需要足够的耦合剂作为隔离垫，同时为更清晰地显示毛囊结构，需要向头端或足端倾斜探头角度。Superficial/palp：浅表/临床可触及。

图3.30 皮肤层表皮样囊肿

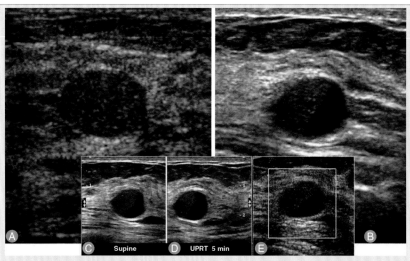

A.泡沫样囊肿，其囊内为弥漫性低回声，因而难以与实性结节相鉴别，泡沫样囊肿也被称为浓缩性囊肿、胶质囊肿或黏液囊肿；B.橡树样囊肿，因乳头状大汗腺化生形成凹形高回声、类似橡树果实的帽状结构；C、D.橡树样囊肿，与形态类似、伴有脂－液平面的囊肿不同，无论是仰卧位（Supine）、直立位（UPRT）或是左侧卧位，乳头状大汗腺化生所致的低回声位置并不随体位而改变；E.彩色多普勒超声显示，与囊内乳头状瘤或癌不同，乳头状大汗腺化生所致的低回声结构内难以检测出血流信号。

图3.31　泡沫样囊肿和橡树样囊肿

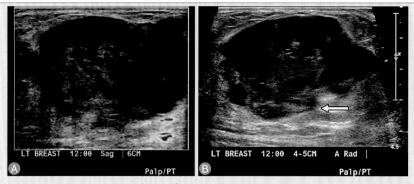

A.肿块同时含有囊性和实性的成分，彩色多普勒超声显示内部厚壁分隔区域富血供，提示其为实性成分而非囊内碎屑，增加了其为恶性的概率；B.同时应注意实性部分的延伸超过了肿物的边缘（箭头），与恶性进程一致。Palp/PT：可触及。

图3.32　复杂囊实性肿块

囊内或导管内乳头状病变的可疑特征包括等回声厚壁分隔、壁结节、厚壁分隔内彩色多普勒超声可检测出的血管蒂结构及簇状聚集的复杂性微囊肿。厚壁等回声分隔是囊内乳头状瘤或囊内乳头状癌的可疑特征（图3.33A）。而纤细的等回声分隔仅代表纤维囊性改变，以及终末导管小叶单位内多个小管结构重度囊状扩张时的完整管壁结构（图3.33B）。大多数的壁结节是由乳头状大汗腺化生形成的，属于良性广泛性纤维囊性变的一种表现，或是由肿瘤样的沉积物或脂质成分堆积形成的假性结节，而并非真正的导管内乳头状瘤或乳头状癌。可疑的壁结节可表现为附着处纤细等回声囊壁结构连续性中断，结节不局限于圆形或椭圆形的导管囊状结构内，而是沿导管走行，向临近的导管延伸（图3.34A）；或表现为附着处的病灶边缘成角。乳头状大汗腺化生形成的壁结节局限于结节所处的圆形或椭圆形囊性结构中，附着处纤细的外层囊壁结构连续性完整（图3.34B）。无论是何种情况，此类肿块都需进行活体组织检查，确保其不存在恶性成分。

导管内乳头状瘤或乳头状癌通常是富血供的，具有明显、可早期检测到的血管蒂结构（图3.35A，动图3.4），而由乳头状大汗腺化生所形成的壁结节或厚的分隔极少形成血管蒂结构（图3.35B）。导管内乳头状瘤或乳头状癌常会发生出血性梗死，从而导致血流检测不敏感。大多数的良性乳头状瘤仅有一支主要的供血血管，而恶性的囊内乳头状病变能够刺激更多滋养血管的形成。簇状聚集的微囊肿往往代表纤维囊性变和大汗腺化生（图3.36A）。高级别的微乳头状导管内原位癌也可表现为簇状聚集的微囊肿（图3.36B）。大汗腺化生形成的微囊肿与微乳头状导管内原位癌引起的微囊肿相比，其灰阶超声声像图类似，难以鉴别。然而，微乳头状导管内原位癌导致的簇状聚集的微囊肿通过彩色多普勒超声可检测到血流信号，而大汗腺化生引起的微囊肿与大汗腺化生引起的壁结节类似，在彩色多普勒超声上，常表现为无血流信号（图3.36C）。即使仅出现一个可疑的特征，囊性病灶均应归类为BI-RADS 4a类或更高的级别，并需要进行组织学评估。

炎症和感染：炎症和（或）感染可导致复杂性囊肿形成。可疑的、考虑为急性炎症或感染导致的特征包括：①囊壁均匀增厚；②液体–碎屑平面（肿瘤样沉积物或分层的脓液）；③囊壁或周围组织的炎症性充血改变。通常情况下，这3种现象共存（图3.37）。囊壁均匀增厚是炎性病变而非肿瘤性病变的特点，因而此特征不会引发对病灶是恶性可能的担忧。病灶内的碎片分层界面可随患者体位改变（侧卧或直立）而有所移动（图3.37B，图3.37C）。然而，肿瘤样沉积物由于极度粘稠，位移速度缓慢，需要5 min或更长的时间才能移动到新的位置。炎性病灶的富血供囊壁的血流方向与囊壁平行，而滋养囊内恶性肿瘤的血管往往垂直于囊壁走行。这些特点表明，常见于乳腺纤维囊性病变的急性炎性改变并不一定意味着感染。即使在超声引导下将囊内的脓液抽出，临床医师仍无法判定病灶是受到感染或仅为单纯性炎症，其需要革兰染色和细菌培养。在较多情况下，鉴别炎症和感染主要取决于临床体征。通常，出现感染的患者会在感染部位出现红肿、触痛和皮温升高。

囊壁纤维化的囊肿同样可出现囊壁均匀性增厚的情况，但不会出现局部充血及触痛的现象，因为纤维化的囊壁代表囊肿处于急性炎症后的恢复期。急性炎性囊肿囊内的液体及碎屑成分通常能被完全抽吸，而增厚的囊壁则会持续存在。如果囊肿本身未并发感染，则抽吸后不会出现液体及碎屑成分的重新聚集，而增厚的囊壁也会在一段时间后恢复正常。由于急性炎症的超声表现极具特征性，不

会引发是否伴有新生物的质疑，因而抽吸出的液体往往不需要进行细胞学的检查。如果为明确是否伴有感染，则需进行革兰染色及细菌培养。在等待培养结果的同时，患者也会接受经验性的抗菌药物治疗。

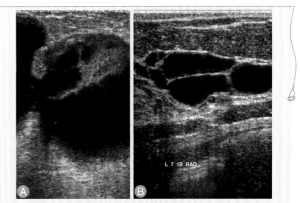

A.复杂囊实性病灶内等回声厚壁分隔，是囊内乳头状瘤或乳头状癌的可疑特征；B.纤细的分隔为非可疑特征，其往往代表单个终末小叶导管单位内囊状扩张腺泡残留的壁结构，可理解为多个单纯性囊肿的聚集。

图3.33　囊性肿物内的分隔

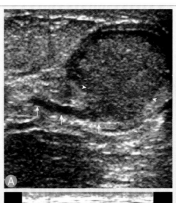

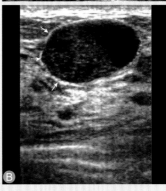

A.壁结节突破圆形或椭圆形结构之外（三角箭头），壁结节所附着囊壁连续性中断，表现为边缘成角，或结节伸展到周边的导管（箭头），是囊内乳头状瘤或乳头状癌的可疑特征；B.由乳头状大汗腺化生形成的壁结节，局限于囊肿的圆形或椭圆形结构内，壁结节附着处的纤细高回声囊壁清晰完整（箭头）。

图3.34　伴有壁结节的囊肿

（三）实性肿块

早期与超声相关的研究表明，良恶性实性肿块的表现存在明显重叠，因而无法实现有效的鉴别诊断。这些研究是基于陈旧的、低频、分辨力低的超

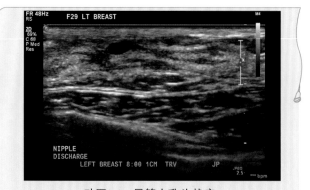

动图3.4　导管内乳头状瘤

声设备，而且通常仅评估一项超声特征。其后，鉴别良恶性实性肿块的方法得到了极大的改进。

研发一个鉴别诊断方法的关键在于确定一个现实的目标。完全准确地实现实性病变的良恶性鉴别诊断极具挑战性。因此，更现实的目标是将良性可能性大的一类病灶鉴别出来，患者在活体组织检查的选择之外，还可有随访的选择。BI-RADS 3类的病灶，其恶性概率应<2%。

在探讨不同实性肿块的超声特征之前，很重要的一点是了解病理改变对病灶超声特点的影响。图3.38阐述了乳腺癌的异质性，有助于理解病灶超声表现从边缘毛刺到边缘局限的一个跨度。乳腺癌的异质性，不仅表现在不同的肿块之间，也存在于单个肿块内部，因而在恶性肿瘤系列表现的中心位置，存在病灶边缘局限与边缘毛刺样的融合表

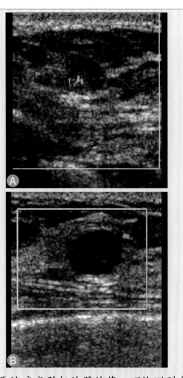

A.由囊内恶性病变引起的壁结节，可检测到多条滋养血管；B.由乳头状大汗腺化生形成的壁结节，极少形成能通过彩色多普勒超声检测到的纤维血管蒂结构。

图3.35　彩色多普勒超声检测壁结节

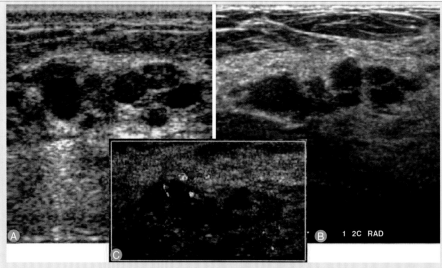

簇状微囊肿可代表纤维囊性改变（图A），这种情况下，微囊肿是由乳头状大汗腺化生形成（PAM），或代表新生物（图B），这种情况下，微囊肿是微乳头状导管原位癌或分泌物阻塞导致的导管扩张。在灰阶超声上，纤维囊性改变和导管内原位癌导致的微囊肿无法鉴别。但是，由微乳头状导管内原位癌引起的簇状微囊肿通过彩色多普勒超声或能量多普勒超声可检测到内部血流，而大汗腺化生引起的微囊肿和大汗腺化生引起的壁结节一样，极少在内部检测到血流信号（图C）。

图3.36　微囊肿

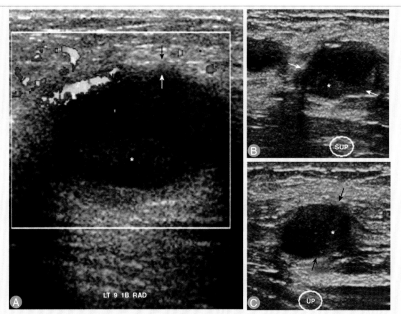

A.急性炎性或感染性囊肿有如下3个特点，囊壁均匀性增厚（箭头之间）、独立的碎屑成分（*）和增厚的囊壁充血；
B、C.仰卧位（SUP）及直立位（UP）声像图显示碎屑成分（*）如同胆囊内的沉积物一样，当患者由仰卧位改为直立位或是侧卧位时，移动到囊肿可依靠的一侧，注意液体和碎屑成分或是脓性成分间界面的改变（箭头）。

图3.37　炎性或感染性囊肿

现。在将一个病灶归为可能良性（BI-RADS 3类）或可疑恶性需要活体组织检查时，需要充分考虑这些特征。

边缘毛刺样与边缘局限的乳腺癌完全不同，两者的组织学及大体标本特点有明显差异，包括细胞结构、细胞外基质组成成分、宿主对肿瘤的反应和含水量等。边缘毛刺或星状的恶性肿瘤，其病理组织分级倾向于低-中级别，而边缘局限的恶性肿瘤，则倾向于特殊类型肿瘤（如黏液癌或髓样癌）或高级别的浸润性导管癌。经典的边缘毛刺样的乳腺癌主要是由肿瘤细胞、胶原细胞外基质及增生的结缔组织构成。低分化的边缘毛刺样的乳腺癌细胞成分

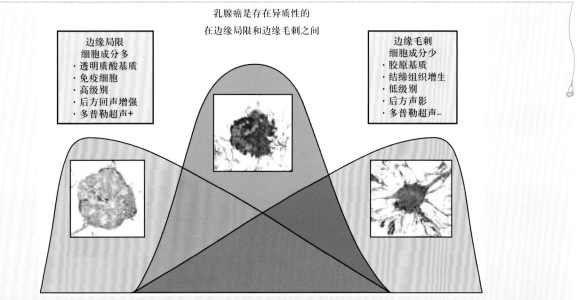

乳腺癌是异质性的，其可以表现为经典的毛刺样边缘的乳腺癌或边缘局限的乳腺癌，也可是两者相结合。边缘毛刺样的乳腺癌和边缘局限的乳腺癌，其超声表现截然不同，只有结合多项超声特征，才能达到98%以上的诊断准确率。

图3.38　恶性肿瘤的一系列表现

极少——病灶仅极小一部分为肿瘤细胞。边缘毛刺的恶性肿瘤具有细胞成分极少、胶原化的细胞外基质及宿主的结缔组织增生的特点，导致肿瘤内部含水量极少，进而易导致病灶后方声影出现。相反，边缘局限的肿瘤通常是高级别的浸润性导管癌，细胞成分较多。其细胞外基质以透明质酸为主，宿主则以淋巴浆细胞免疫反应为主。边缘局限的病灶，其富含细胞及亲水性透明质酸细胞外基质，淋巴浆细胞反应为主的组织学特点，使得病灶富含水分。因此，病灶会提高声波的传递率，可能出现后方回声增强。

由于乳腺肿瘤的病理特征多变，因此，特定的超声特征并不适用于所有的恶性肿瘤。例如，后方声影能够帮助临床医师发现病变表现范围内，偏向边缘毛刺样表现的病灶，而对于边缘局限表现的肿瘤，检测敏感度低。另一方面，多普勒超声对于边缘局限肿瘤的检测能力较强，因其细胞成分多且促血管生成因子丰富。此外，边缘局限肿瘤常见的淋巴浆细胞免疫炎症反应会导致病灶周边血管扩张。多普勒超声对于边缘毛刺的病灶检测能力较低，因其细胞成分少，产生的促血管生成因子也少。这些肿块存在胶原细胞外基质及结缔组织增生，亦无须过多血流供应。因而，相较于良性肿瘤或正常乳腺组织，边缘毛刺样的乳腺癌并无明显的血供增加。由于乳腺癌的肿瘤异质性，需要多个不同的超声特征对乳腺肿物进行鉴别诊断，以提高诊断乳腺癌的敏感度。

用于评估乳腺肿物的规则，应充分考虑到病灶的异质性，同时评估病灶的形态、方位、边缘、内部回声及后方回声特征，在两个互相垂直的切面上（放射状切面及垂直放射状的切面）完全评估病灶的可疑特征。对于同时并存可疑及非可疑特征的病灶，应更加关注最可疑的特征。

（四）可疑恶性征象

可疑超声征象依据形态学及组织病理学特征分为2类（表3.2）。

表3.2列出了形态学特征的可疑征象：形状（不规则），边缘（模糊、毛刺状、成角和微小分叶），方位（美国放射学会BI-RADS词典中定义为"非平行"），导管改变，内部特征（声影、低回声和钙化）。组织病理学分类包括："硬"征象（边缘成角、毛刺征、厚的高回声晕和声影），提

表3.2　可疑超声征象的形态学及组织病理学特征比较

形态学特征	组织病理学特征
表面特征及边缘	**"硬"征象**
毛刺征	毛刺征
边缘成角	高回声晕
边缘模糊	边缘成角
微小分叶	声影
形态	**混合征象**
不规则	低回声
非平行方位	非平行方位
沿导管走行	
内部特征	**"软"征象**
钙化	微小分叶
声影	沿导管走行
低回声	微钙化

示向周围组织侵犯；"软"征象（微小分叶、钙化和导管改变），提示肿瘤存在导管原位癌成分；混合征象（低回声、非平行方位），既可见于浸润癌，也可见于导管原位癌。

"软"征象在以下3个方面有帮助。首先，"软"征象有助于检出单纯性导管原位癌，因为其很少出现"硬"征象，而最常见的乳腺癌常含有导管原位癌成分。其次，"软"征象可帮助确定包含浸润性及导管原位癌成分的浸润性导管癌的边界。在这类病例中，病灶的边缘正是其导管原位癌成分所在之处。因此，病灶的表面特征及形状都是由导管原位癌成分形成的，而非其中央的浸润性成分。最后，"软"征象可帮助超声检查准确地评估乳腺恶性病灶的分期，因病灶延伸至周围组织中的导管原位癌成分，只能通过"软"征象来识别。虽然"软"征象确实增加了超声检查发现恶性病灶的敏感度，但也增加了假阳性率，尤其是仅有"软"征象的病灶。仅有"软"征象的病灶最可能是良性的，包括乳头状瘤、纤维瘤和纤维囊性改变。但是，考虑到仅表现为"软"征象的实性肿块其恶性风险＞2%，将这些病灶诊断为轻度可疑（BI-RADS 4a类）并进行活体组织检查是非常重要的。

1.边缘模糊

边缘模糊是指肿块边缘的任何部分与周围的组织均无明确界限（图3.39）。其还包括存在高回声晕的肿块，因周围的高回声区域造成无法清晰划分肿块的边缘。

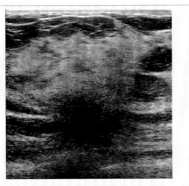

边缘模糊是指无法勾勒出乳腺肿块的边缘，该肿块除边缘模糊，还存在其他可疑征象（低回声、非平行方位），因此高度怀疑恶性。

图3.39 浸润性导管癌边缘模糊，3级

2.毛刺征或厚的高回声晕

毛刺征是一种"硬"征象，代表病灶向周围组织浸润，是机体对病灶的促纤维组织增生性反应。毛刺征是美国放射学会BI-RADS分类中"边缘不光整"的一个亚类，是一种乳腺X射线摄影征象，可直接应用于超声检查（图3.40A）。当毛刺粗大时，表现为交替出现的放射状垂直于结节表面的线样低回声及高回声，低回声部分代表肿瘤的指状浸润或肿瘤延伸至周围组织的导管原位癌成分，而高回声部分则代表毛刺与周围乳腺组织的界面（图3.40B）。然而，绝大多数情况下，毛刺是纤细的，且仅表现为一种回声。毛刺表现为低回声或高回声取决于病灶所在周围组织的回声。被高回声纤维组织包绕的恶性结节，其毛刺呈低回声（图3.40C），而被脂肪包绕的恶性结节，其毛刺呈高回声（图3.40D）。

有些恶性实性结节周围存在厚的高回声晕，是由于毛刺太细，以至于在超声声像图上无法显示。因此，不论是明显的毛刺还是高回声厚晕均应视为毛刺，这样，毛刺诊断恶性结节的敏感度可增加近1倍，从36%提高至70%。典型的高回声厚晕在结节的侧缘通常比其前后缘更厚（图3.41）。当描述边缘时，高回声晕可与BI-RADS中定义的"模糊"一起使用。

乳腺三维超声成像特别有助于毛刺的显示，绝大多数毛刺是位于冠状面的，因此，三维重建的冠状面尤其有帮助。标准平面的高回声厚晕在冠状面上常表现为明显的毛刺，在手持式和自动乳腺容积超声成像上均是如此（图3.42，图3.43）。

3.边缘成角

边缘成角是美国放射学会BI-RADS分类中"边缘不光整"的一个亚类。边缘成角是超声"硬"征象，提示侵袭。肿块表面的角度出现在对侵袭阻力较弱的区域，可以是锐角、直角或钝角。被脂肪包绕的病灶，结节的任何表面都可发生成角（图3.44A）。被纤维包绕的病灶，边缘成角倾向于发生在病灶边缘、疏松的导管周围间质组织内，以及纤维组织层面之间（图3.44B，图3.44C）。病灶

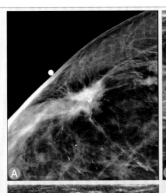

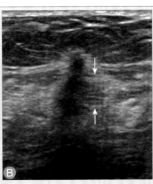

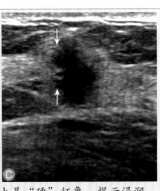

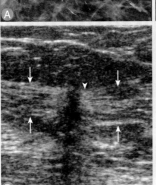

A.毛刺征在乳腺X射线摄影上是"硬"征象，提示浸润；B.粗大的毛刺（箭头）在超声声像图上表现为结节周围交替出现的放射状线样低回声及高回声，低回声部分为肿瘤的指状浸润或导管原位癌成分，线样高回声为毛刺与周围组织的界面，绝大多数毛刺是纤细而非粗大的，仅表现为与周围组织相反的单一回声；C.由高回声纤维组织包绕的病灶延伸出的毛刺呈低回声（箭头）；D.被脂肪包绕的病灶的细毛刺呈高回声（箭头），毛刺在结节周围的冠状面最为突出。

图3.40 毛刺征

表面任何类型的单一成角都应被视为可疑。边缘成角是所有征象中个体敏感性及整体准确度最高的。

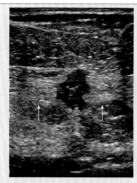

厚的、边界不清的高回声晕可见于一些被脂肪包绕的侵袭性恶性病灶周围，因高回声毛刺过于细小，无法单独分辨出来；由于毛刺在冠状面最常见，且冠状面的毛刺是垂直于声束的，声反射最强，因此，高回声晕最常出现在冠状面结节两侧，且较厚（箭头）。

图3.41 带有高回声毛刺的高回声晕

4.微小分叶

微小分叶是数量不等、分布于表面及结节内部的1~2 mm的分叶，在美国放射学会BI-RADS分类中，微小分叶是"边缘不光整"的一个亚类，可能仅出现在结节表面的一小部分区域，肿瘤的浸润性成分及导管原位癌成分均可见，但更常代表导管原位癌成分。微小分叶成角并伴有厚的高回声晕时，通常提示浸润性癌的指状浸润（图3.45A）。微小分叶呈圆形并伴有薄的包膜时，通常提示肿瘤含导管原位癌成分。导管原位癌通过两种方式形成微小分叶：累及乳腺小叶（图3.45B），或因肿瘤及坏死导致导管扩张（图3.45C，图3.45D）。

5.非平行方位

前后径大于任何水平径线的病灶被认为是不平行的，并且可疑恶性。圆形的结节也被认为是非平行的。非平行方位是超声检查独有的，在乳腺X射线摄影上无法看到，其是美国放射学会BI-RADS分类中"方位"的亚类，可见于浸润性病灶及导管原位癌（图3.46）。非平行位是小的、体积≤1 cm³的实性恶性结节的典型特征，随病灶增大，其往往会变得平行（曾称之为纵横比<1）。对这一征象，最好的解释是小癌灶的方位反映了其起源的终末导管小叶单位的形状，绝大多数的终末导管小叶单位位于前方，且为非平行方向。随着恶性病灶沿着平行生长的小叶导管系统扩散，很快形成平行方向（图3.47）。考虑到一部分癌是平行方位的，不应单独用方位来作为鉴别良恶性的特征。

6.沿导管走行

沿导管走行是与肿瘤的导管原位癌成分相关的"软"征象，在美国放射学会BI-RADS分类中是"导管改变相关特征"的一个亚类。该亚类还包括导管扩张，管径不规则和（或）分支状，导管内肿块、血栓或碎屑。沿导管走行与乳腺X射线摄影中实性结节的钙化模式相关，当扫描平面与肿块区域的乳腺导管长轴平行时，导管延伸显示最佳。沿导管走行通常表现为自肿块向乳头方向生长的单个实性突起（图3.48），也可能表现为实性肿块向周围多条导管生长。沿导管走行较长的实性肿块往往提示可能有广泛的导管内导管原位癌成分，其可能使局部复发率增加。

沿导管走行并非特异恶性征象，但是其提示病灶的导管内生长模式。良性的导管内病变（如乳头状瘤、慢性导管周围乳腺炎和纤维化）也可表现为沿导管走行。识别沿导管走行非常重要，有两个原

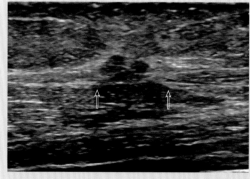
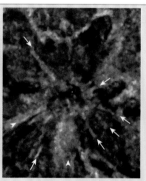

冠状面重建平面对评估毛刺征特别有价值，在径向或反径向平面（左图，箭头）表现为边界不清、厚的、高回声晕的毛刺征，在重建的冠状面上，通常可分辨出单个高回声毛刺（右图，箭头）；冠状面也可以更好地显示其他结构扭曲，如增厚的Cooper韧带（右图，三角箭头）。

图3.42 手持式探头三维超声或容积成像

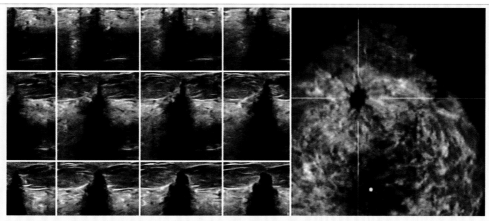

毛刺征在重建的冠状面（右图）比原始（初始）连续扫查平面显示得更清楚。

图3.43 使用自动乳腺容积超声成像的三维超声或容积成像表现

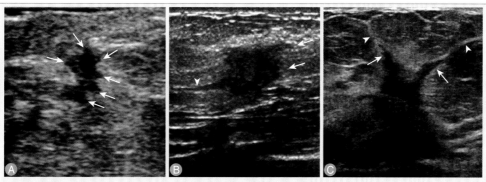

A.脂肪对侵袭几乎无阻力，因此，被脂肪包绕的恶性结节可沿着任何表面形成角度（箭头）；B.被高回声的纤维组织包绕的病灶，低阻力路径为沿着导管周围（三角箭头）及沿着纤维组织间水平的组织层面（箭头）；C.沿Cooper韧带（三角箭头）向下扫查到底部与结节表面相交处是显示恶性结节表面成角（箭头）的最佳方法。

图3.44 边缘成角表示癌向低阻力方向侵袭

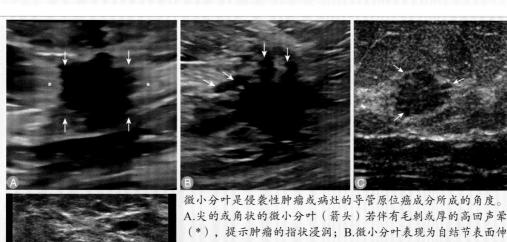

微小分叶是侵袭性肿瘤或病灶的导管原位癌成分所成的角度。

A.尖的或角状的微小分叶（箭头）若伴有毛刺或厚的高回声晕（＊），提示肿瘤的指状浸润；B.微小分叶表现为自结节表面伸出的小"网球拍"时（箭头），表示导管原位癌向周围小叶浸润或小叶癌化，若微小分叶呈圆形或椭圆形，并有薄的包膜，代表肿瘤向导管延伸，薄的包膜代表完整的导管壁；C.小的微小分叶（箭头）对应于被低核级的导管原位癌充满的轻度扩张的导管；D.大的微小分叶（箭头）对应于含有高核级导管原位癌的严重扩张的导管。

图3.45 微小分叶

因：①最大限度地减少单纯性导管原位癌的假阴性特征；②识别肿瘤广泛的导管内成分。

7.声影

声影属于美国放射学会BI-RADS分类中的"后方回声特征"。声影是代表内部特征的"硬"征象，提示浸润性恶性肿瘤。约1/3的恶性实性结节伴有声影，且声影通常出现在有毛刺的恶性实性结节中。肿瘤实质的促结缔组织增生成分和毛刺造成声影（图3.49）。因乳腺癌内部的异质性，恶性结节可能只有部分区域出现声影，而其他部分可能出现后方回声正常或增强。高级别浸润性导管癌是最常见的边界清楚的恶性结节，通常不会产生声影，实际上常伴后方回声增强（图3.50A）。即使是高核级单纯性导管原位癌也常伴随后方回声增强，很多中级别病灶可显示为后方回声无变化（图3.50B）。特

殊类型的肿瘤和浸润性小叶癌可伴声影，也可出现后方回声增强。

后方伴声影的恶性肿瘤，按照发病率由高到低分别为：①低级别至中级别浸润性导管癌；②浸润性小叶癌；③小管小叶癌；④小管癌。伴后方回声增强的恶性肿瘤包括：高级别恶性肿瘤、黏液癌、髓样癌和浸润性乳头状癌。

8.低回声

低回声是美国放射学会BI-RADS分类中"回声模式"的一个亚类。实性结节内显著的低回声（与脂肪组织相比）是超声检查提示恶性的内部特征，属混合可疑征象。以下几种肿瘤特性可造成低回声表现：细胞丰富、细胞外基质含有丰富透明质酸的高级别浸润性导管癌，由于含水量高，可能表现为低回声；单纯性导管原位癌可能因为肿瘤扩张

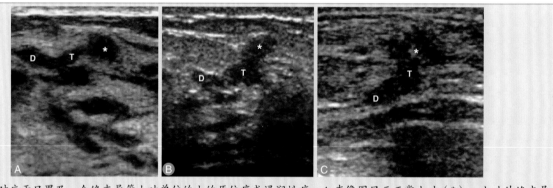

纵横比＞1对应于只累及一个终末导管小叶单位的小的原位癌或浸润性癌。A.声像图显示正常小叶（*）、小叶外终末导管（T）和部分导管节段（D），终末导管小叶单位的方向为前后径大于横径；B.小的中等核级的导管原位癌常造成小叶及小叶外终末导管明显膨大，但其起源的小叶仍保持纵横比＞1的形态；C.小的低核级浸润性导管癌常造成其自身起源的小叶及小叶外终末导管更明显的膨大、扭曲，但仍保持纵横比＞1的形态，需注意肿瘤向周围组织侵犯造成的成角。

图3.46　终末导管小叶单位癌

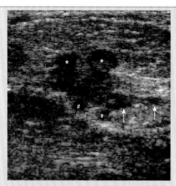

随导管原位癌的生长，其形状变为平行位；恶性实性结节增大时，导管原位癌成分沿着小叶导管向乳头生长，将邻近小叶发展为癌化小叶，形状从非平行变为平行；声像图显示肿瘤扩张的前方小叶（*）、肿瘤扩张但较小的后方小叶（#）和被肿瘤扩张的小叶导管（箭头）。

图3.47　导管原位癌

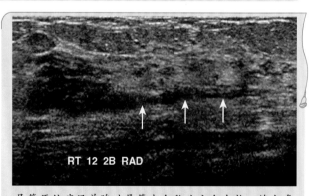

导管原位癌沿着腺叶导管内向乳头方向生长，绝大多数浸润性导管癌含导管原位癌成分；在某些情况下，肿瘤在导管内向乳头方向生长可能导致导管明显扩张，因此可被超声检查识别出（箭头）；如果这种导管扩张未被超声检查识别出，则可能在手术中被横断，导致边缘阳性、局部复发，需再次切除。

图3.48　导管原位癌沿导管走行

的导管腔内含坏死或分泌物而表现为低回声；低级别浸润性导管癌可由于声影而表现为"极低回声"（图3.51）；数字编码谐波成像也可造成实性肿块与周围脂肪组织相比显示为显著低回声（图3.52）。

9.钙化

实性结节内钙化是一种可疑的超声"软"征象，通常提示导管原位癌成分的存在。在美国放射学会BI-RADS词典中，根据其位置，钙化分为肿块内、肿块外或导管内。钙化常发生于导管原位癌扩张导管腔内的坏死组织中。由于微小分叶和导管延伸往往提示肿瘤扩张导管的导管原位癌成分，因此恶性钙化也常出现在提示导管原位癌的其他"软"征象中，即微小分叶及扩张的导管内亦可见许多恶性钙化（图3.53）。

超声上显示的钙化若小于声束宽度，则易受容

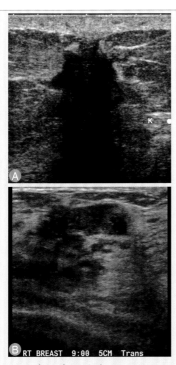

声影为"硬"征象，表明存在促纤维组织增生的浸润性肿瘤，只要存在声影，无论是完全的（图A）或部分的（图B），均应认为是可疑征象；若肿瘤向去分化、多克隆进展，或含低、中、高级别混合成分，往往会形成部分声影。

图3.49 癌导致声影

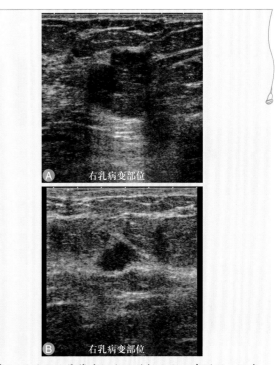

A.高级别浸润性导管癌倾向于引起后方回声增强；B.中级别浸润性导管癌倾向于表现为后方回声正常或混合后方回声。

图3.50 不同癌的后方回声的不同表现

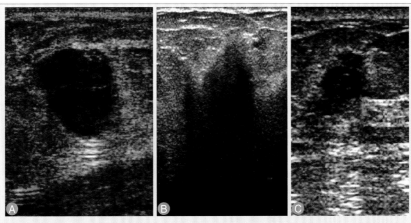

恶性病灶回声常明显低于脂肪。A.病灶因细胞数量多和细胞外基质中透明质酸含量高而呈低回声；B.浸润性癌的强声影引起低回声；C.单纯性导管原位癌病灶中导管腔内肿瘤细胞坏死可导致病灶呈明显的低回声。

图3.51 低回声乳腺癌

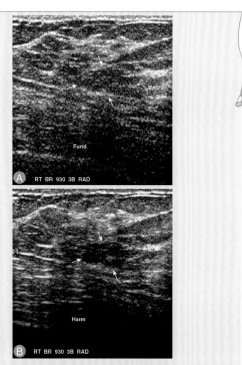

A.病灶与周围组织呈等回声时难以通过基础成像（箭头）识别；B.应用谐波成像观察可使病灶呈明显的低回声（箭头）。Fund：基础成像；Harm：谐波成像。

图3.52 谐波成像可提高病灶可见性

积效应的影响，这些钙化大小通常为200～500 um。钙化小于声束宽度时不会产生声影，其在声像图中表现出的大小一般比实际大，回声比实际强度弱。大多数良性钙化发生于与其具有相当高回声的背景组织中，因此两者的容积效应使得钙化在超声上难以识别。而恶性钙化发生于相对均匀的低回声肿块中，即使钙化易受到肿瘤低回声背景容积效应的影响，恶性钙化仍可见。因此，超声检查可显示恶性微钙化的比例一般高于良性钙化。

10.相关特征

与恶性肿瘤相关的其他征象包括结构扭曲、皮肤改变、乳房水肿及弹性特征，这些征象的特异性均低于前面所述的可疑特征。这些术语见于美国放射学会BI-RADS词典中的"相关特征"类别。

恶性肿瘤导致的结构扭曲是由肿块对周围组织的影响所引起的，可表现为肿块周围组织受压、周围组织层次消失、Cooper韧带增厚或僵直及导管扭曲。某些良性病变亦可出现结构扭曲的表现，如放射状瘢痕或复杂硬化性病变。术后改变是结构扭曲的重要医源性原因。

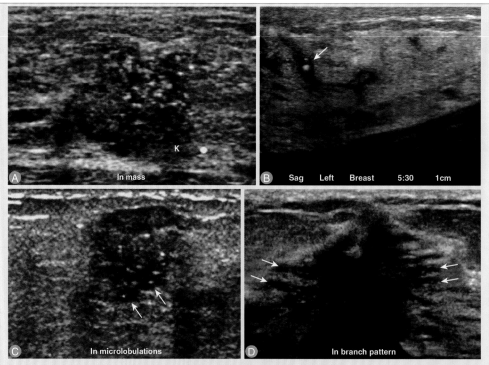

微钙化呈明亮回声，因太小而无法产生声影，其是一种可疑的超声"软"征象，通常提示导管原位癌成分的存在。A.肿块内微钙化可表现为无定形；B.多数乳腺恶性钙化发生在导管原位癌扩张导管腔内的坏死组织中；C.钙化可出现于微小分叶内（箭头）；D.钙化亦可出现于病灶分支内（箭头）。In mass：肿块内；In microlobulations：微小分叶内；In branch pattern：分支内。

图3.53 微钙化

皮肤改变包括皮肤增厚和皮肤回缩。美国放射学会BI-RADS将皮肤厚度＞2 mm定义为皮肤增厚，皮肤增厚可呈局灶性或弥漫性。乳晕周围区域和乳房下皱襞的正常皮肤厚度可达4 mm。皮肤回缩是指皮肤表面下凹或边界不清，出现牵拉。虽然皮肤改变可出现在一些良性情况中，如感染或炎症病变、既往手术或活体组织检查、放疗，但其也是恶性肿瘤的相关征象。炎性乳腺癌是一种侵袭性乳腺癌，通过真皮淋巴管侵袭皮肤，从而导致皮肤增厚。导管癌也可累及皮肤，如部分导管癌起源于乳腺外周区，并可延伸至皮肤。

水肿表现为乳腺周围组织回声增强和呈网格状的低回声线，后者代表间质积液或扩张的淋巴管。水肿不仅发生于炎性乳腺癌，也可见于良性疾病，如乳腺炎和充血性心力衰竭。

弹性评估用来评估肿块的硬度，恶性肿块一般较硬，而良性肿块相对较软、更具可压缩性。通常质地的描述包括质软、质中、质硬。由于良恶性肿块在弹性表现上有明显的重叠，因此形态学的描述比弹性评估更为重要。

（五）提示良性的特征

病灶无可疑征象时才应寻找良性表现。良性表现包括：①均匀高回声，为小叶间质纤维组织或脂肪组织；②平行方位的椭圆形肿块，具有薄而完整的包膜回声；③伴大分叶（≤3个大分叶）的椭圆形肿块，具有薄的包膜回声。若结节表现为上述3种类型之一时，可被归为BI-RADS 3类，即"可能为良性"。

1.高回声

单纯高回声组织通常由正常的小叶间质纤维组织或脂肪组织组成，往往在触诊和乳腺X射线摄影中表现为异常（图3.54）。高回声组织中应包含正常大小的导管或终末导管小叶单位，而无任何大于正常导管或小叶单位的等回声或低回声结构，此时才能判定为良性。单纯性高回声乳腺癌是非常罕见的，但偶有恶性病灶表现为微小的低回声中心及周围较厚的声晕。当操作错误时，如发生容积效应或厚声晕的切线成像，病灶会被误判为单纯性高回声（图3.55A）。

将超声检查发现的高回声肿块与乳腺X射线摄影表现相对应是很重要的。超声检查显示呈高回声

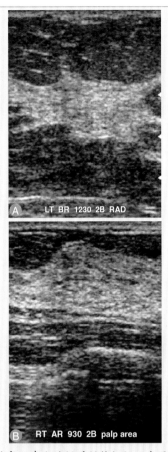

正常孤立的高回声小叶间质纤维组织可出现乳腺X射线摄影上的结节和肿块（图A），或可触及的隆起的乳腺组织（图B）。

图3.54　高回声纤维组织

的肿块在乳腺X射线摄影中为良性的含脂肿块，如脂肪瘤、皮脂腺囊肿或脂肪坏死。在创伤情况下，在乳腺X射线摄影中表现为水样密度的高回声肿块可能是脂肪坏死或血肿，需进行随访以明确诊断。当高回声肿块出现任何可疑的X线或超声征象时，都应进行活体组织检查。同样，虽然良性高回声肿块（如血管脂肪瘤或假血管瘤样间质增生）存在血供，但高回声肿块出现增多的血流信号时应进行活体组织检查以排除恶性肿瘤可能，如浸润性导管癌、淋巴瘤或血管肉瘤（图3.55B）。

2.平行方位（横径大于前后径）

典型的纤维腺瘤表现为平行生长的椭圆形（图3.56A），其次为平行生长的伴≤3个大分叶的椭圆形（图3.56B）。部分肿块常表现为在一个切面上呈椭圆形，在另一切面上呈大分叶状。在包含33%恶性病灶的肿块中，椭圆形表现的阴性预测值为97%，而大分叶表现的阴性预测值为99%；即使上

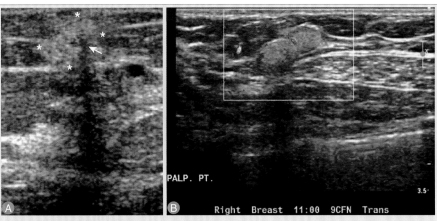

单纯高回声组织的阴性预测值为100%，但高回声组织内不包含任何比正常导管或终末导管小叶单位大的低回声或等回声结构。A.部分小的浸润性癌可表现为微小的低回声中心（箭头）及周围较厚的声晕（*），近场容积效应或厚声晕的切线成像会导致病灶被误判为单纯性高回声；B.高回声肿块内的血流信号可提示恶性可能，需进行活体组织检查。9CFN：距离乳头9 cm。

图3.55　高回声乳腺癌

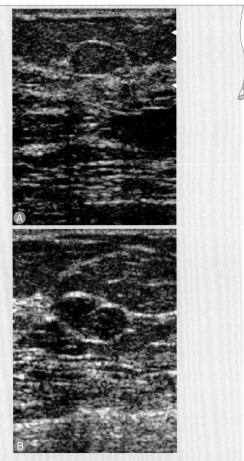

A.典型的良性纤维腺瘤呈椭圆形，平行性生长，被覆完整的薄包膜；B.良性纤维腺瘤第二常见的形状是大分叶状，即平行性生长的、具有≤3个的大分叶，被覆完整的薄包膜。

图3.56　纤维腺瘤

述肿块大多可能为良性，但应随访或行活体组织检查以确保无恶性成分。

3.薄包膜回声

将病灶边缘是否光整或存在大分叶与表面是否被覆完整的薄包膜相结合是重要的，这可以最大限度地降低边缘光整的浸润性乳腺癌和单纯性导管原位癌的假阴性率。虽然有些乳腺癌具有假包膜或导管原位癌具有周围导管壁，但这些病灶很少表现为椭圆形或大分叶状。此外，边缘光整的乳腺癌周围可出现薄的假包膜，但假包膜在结节的部分表面会出现缺失。乳腺癌和导管原位癌也常伴有其他可疑征象，如边缘成角、非平行生长、微分叶和导管扩张。当把完整的薄包膜与椭圆形或大分叶状表现结合时，阴性预测值可超过99%。

七、超声诊断适应证

诊断性乳腺超声检查针对性强，多用于评估一些特定症状或乳腺X射线摄影异常的病例。

（一）乳腺症状

1.乳房疼痛

乳房疼痛的评估可分为局灶性和非局灶性。尽管单纯的局灶性疼痛提示恶性可能性低，但超声检查常可使患者安心或明确可治疗的良性病因。然而，不推荐将超声检查用于周期性或非周期性的单侧或双侧乳房弥漫性疼痛。

2.触诊异常

对可触及的肿块进行针对性超声检查评估的具体目的为：①发现乳腺X射线摄影上被周围致密组

织掩盖的恶性病变；②明确不需要行活体组织检查或短期随访的肿块的正常或良性病因。

乳腺X射线摄影上可触及的肿块区域有致密组织时，采用超声检查最为合适。不含钙化的病灶在乳腺X射线摄影中可被周围致密组织所掩盖。若乳腺X射线摄影上可触及的肿块区域背景以脂肪组织为主或仅有脂肪组织，超声检查将不能提供更加有用的诊断信息。乳腺X射线摄影一般不会漏诊任何重要的病变，当发生漏诊时，可触及的肿块很可能为脂肪小叶或良性脂肪瘤。该普遍规律的罕见例外发生于豌豆大小或更小的可触及肿块，乳腺X射线摄影上皮肤层被过度穿透，导致这些病灶未能被识别。这些患者可能皮下存在微小的浅表病灶，其在乳腺X射线摄影中无法充分显示出来。上述情况在目前使用组织均衡技术的数字乳腺X射线摄影中并不常见。在脂肪型乳腺中，若可触及的肿块显示为不对称的脂肪和水密度的混合时，应积极进行超声检查评估，因其可能提示恶性。当超声检查发现可触及的区域存在可疑病灶时，超声检查评估可协助该区域后续的活体组织检查。

当可触及的肿块被证实为良性时，可采用超声检查进行随访而避免不必要的活体组织检查或其他的影像学检查。如乳腺X射线摄影中提示临床关注区域存在异常，超声检查可用于证明该区域是否为良性（如简单或复杂性囊肿）。若临床发现异常而乳腺X射线摄影未发现明显异常表现时，应对该部位进行定向超声检查。若检查结果仅显示正常的乳腺组织，该区域为恶性的可能性较小。目前多项研究显示，乳腺X射线摄影显示正常，同时超声检查结果提示正常或呈良性表现的阴性预测值极高（≥99%）。若临床上出现可疑的新病灶或可疑病

灶增大时，临床医师可对该区域直接进行活体组织检查来明确其性质。因此，临床随访记录是管理建议的一个重要环节。

若超声检查能有效地评估可触及的肿块，在检查过程中同时触诊病灶是非常重要的。该图像应用"可触的"一词来注释，即在触诊过程中获得图像，其中手指记录在图像中（图3.57）。仅仅在图像上显示同一象限的正常组织或良性囊肿是不足以证明其为可触及肿块。对于可压缩腺体内的较大病变，操作者通常可在扫查时将食指放在探头下方滑过肿块进行触诊。对于部分较小的病变或致密的乳腺，则不能通过在探头下方滑动食指进行触诊；当食指放在探头下方时，探头的末端无法与乳腺组织接触。在该情况下，可将病灶固定于食指和中指之间，随后进行探头扫查可能是有用的（图3.58）。对于非常小且表浅的病灶，扫查时可用一个拉直的回形针在病灶和探头之间滑过触诊而无须抬起探头。

3.乳头分泌物

乳头溢液的评估首先应结合其症状。双侧乳头非自发性的乳白色溢液多与激素变化有关，可为生理性改变，也可受产生泌乳素的肿瘤影响，这种情况下无须对乳房进行影像学评估。

乳腺恶性肿瘤多表现为单侧、自发性的乳头溢液。虽仅凭颜色不应使人忽视该症状，但恶性肿瘤的乳头溢液可呈血性、浆液性或透明颜色液体。单侧乳头溢液多见于乳头状瘤，但须排除癌的可能。其他病因包括导管扩张、良性纤维囊性增生伴交通性囊肿或特发性病因。既往单侧乳头溢液的影像学检查主要为乳腺导管造影，但目前多应用超声检查或其他辅助检查。超声检查可作为首诊检查工具，也可用于MRI或乳腺导管造影的二次复查评估。作

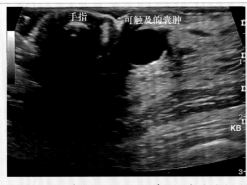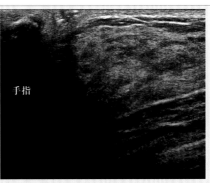

扫查成像时食指触及较小的单纯性囊肿（左图）；扫查时可触及纤维嵴突起（右图）。

图3.57　在超声定向诊断中标记可触及的病灶至关重要

为一线的评估方式，乳晕区超声检查可明确是否存在引起乳头溢液的导管内病灶。由于引起乳头溢液的导管内乳头状病变往往位于乳晕下方或附近的大导管内，因此须对该区域进行超声检查评估。温暖的房间、耦合剂和特殊的手法（如双手压迫技术和旋转乳头技术）均有助于减少乳头及乳晕区的伪像。

乳头状瘤表现为扩张导管内的等回声结节，回声低于导管壁（图3.59），其征象与导管扩张的程度及分布、病灶的直径及长度、分支导管及终末导管小叶单位的累及情况有关。此外，累及终末导管小叶单位的乳头状病变称为周围型乳头状瘤，无论病灶距离乳头多远。周围型乳头状瘤的恶性风险比中大导管内乳头状瘤高（图3.60）。然而，由于乳头状瘤的良恶性超声特征不明确，因此大部分导管内的病变及可疑的乳头状瘤均需要行活体组织检查。

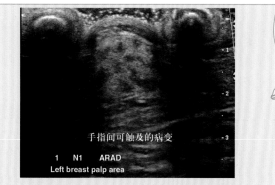

固定食指和中指之间的异常病灶有助于记录"肿块"的原因。

图3.58　用手指固定并记录乳腺病灶

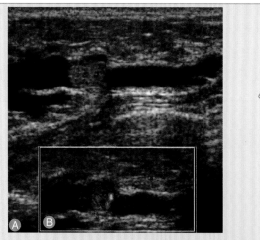

A.在超过98%的病例中，小的、卵圆形的、不引起导管扩张的导管内乳头状病变为良性的大导管内乳头状瘤；B.小的导管内乳头状瘤，通常也存在一个较易发现的血管柄。

图3.59　导管内乳头状病变

除大导管内乳头状瘤外，超声检查还可显示其他引起乳头溢液的病因，如癌、导管扩张症、交通性囊肿及高泌乳素血症（图3.61）。

（二）乳腺X射线摄影结果异常

超声检查是评估乳腺X射线摄影结果不含可疑钙化这一类病灶的最佳诊断工具。上述乳腺X射线摄影异常的范围从离散性肿块到结构不对称。在超声检查评估之前，完成乳腺X射线摄影检查并明确病灶的可疑程度非常重要。其可用来预测恶性肿瘤的可能性，并有助于医师提出建议。但仅有一小部分患者超声检查可显示出比乳腺X射线摄影更可疑的征象。对于无明显超声相关性，临床治疗须完全依赖于乳腺X射线摄影评估时，完成乳腺X射线摄影检查则至关重要。

在完成超声评估时，重要的是需明确超声表现可解释乳腺X射线摄影的异常征象，且不存在乳腺X射线摄影结果和单独、偶然的超声检查结果完全不同。为保证超声检查和乳腺X射线摄影结果一致，临床医师必须严格确保两种检查所提示的大小、形状、位置和周围组织密度相同。由于乳腺X射线摄影在头尾位旋转较少，且无倾斜，因此最好在乳腺X射线摄影的头尾位和超声检查的横切面上进行两种检查间的病灶大小、形状、位置和周围组织密度的相关性比较。若乳腺病变只能在内外侧斜位片上显示时，最好获取真正的内外侧位片，需注意在压迫乳房时不要对其进行旋转，以获得真正的超声纵切面声像图，并与乳腺X射线摄影检查的内外侧位片进行对比。

1.大小的相关性

乳腺X射线摄影与超声检查的大小相关性应考虑乳腺X射线摄影中所有表现为"水密度"的病变或结构。因此，乳腺X射线摄影上一大小为3 cm、边界清晰、椭圆形的肿块可与超声声像图上多种不同类型的3 cm肿块相关联，如：①囊肿；②具有薄包膜的实性结节；③含附壁结节的囊肿；④3 cm的脂肪腺体组织；⑤更小的囊肿；⑥被纤维腺体组织包围的实性结节（图3.62）。在上述6种超声结构中，乳腺X射线摄影与超声检查的大小匹配完好。超声测量应由外到外，以包含囊性病灶的囊壁或实性结节的包膜；由于包膜与水的密度相似，在乳腺X射线摄影中，其会包括在病灶的测量范围内。理想情况下，两种方法对病变的测量是相同的，

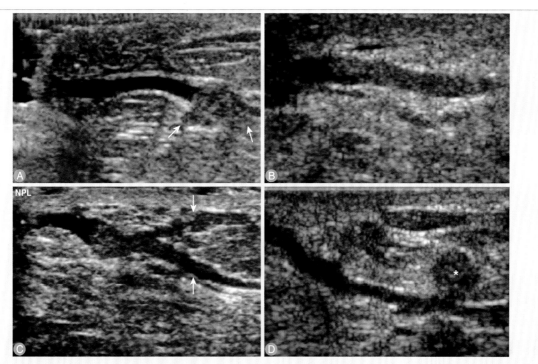

导管内乳头状病变的恶性风险>2%，应归为BI-RADS 4类并进行活体组织检查，包括以下几种情况。A.病灶引起导管扩张或突破管壁（箭头）；B.病变>1.5 cm；C.病变累及多个周围分支导管（箭头）；D.病变累及终末导管小叶单位（＊）——周围型乳头状瘤。

图3.60 可疑的导管内乳头状病变

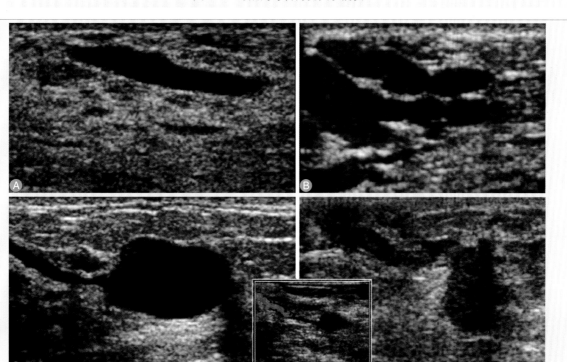

导管扩张症通常仅累及一个小叶导管系统。A.病变早期可能仅累及一支导管；B.随时间推移，病变可能会累及其他小叶导管，导致多支导管扩张，当所有导管均严重受累时，应考虑是否存在高催乳素血症这一潜在因素；C.交通性囊肿；D.可通过探头加压显示相邻导管内的"彩色闪烁"以确定囊肿与导管系统相连通；E.单纯性导管原位癌和含有导管原位癌成分的浸润性导管癌也会引起乳头溢液。

图3.61 除乳头状瘤外可导致乳头溢液的病变

以最大限度地提高超声检查与乳腺X射线摄影的相关性。

由于乳腺X射线摄影上很多病变可被部分压缩，因此一般以最大直径，而非平均直径，来比较超声检查与乳腺X射线摄影的相关性。乳腺X射线摄影上呈球形的病变，超声一般显示为椭圆形（图3.63），而部分可压缩病变的平均直径在乳腺X射线摄影上显示的较超声声像图中更大。

2.形状的相关性

超声检查与乳腺X射线摄影的形状相关性必须考虑两种现象：部分可压缩性和压缩过程中施加的旋转力，其表现为当在乳腺X射线摄影上球形肿块部分可压缩时，在超声声像图上其表现为椭圆形（图3.63）；当在乳腺X射线摄影上，病变表现为球形且不可压缩时，在超声声像图上其亦呈球形。

乳腺X射线摄影和超声对非球形病变施加的旋转力是不同的。乳腺X射线摄影压力不仅使病变远离胸壁，且容易导致病变旋转，使其长轴垂直于胸壁。超声压迫可使病变向胸壁靠拢，并倾向于使病变长轴平行于胸壁旋转。在乳腺X射线摄影图像和超声声像图上，病变的长轴方向有明显的90°差异（图3.64）。若不考虑这种差异，超声医师可能会错误地认为病变的形状在乳腺X射线摄影图像和超声声像图上不同。

3.位置、方位的相关性

由于乳腺X射线摄影检查时的挤压会使病灶远离胸壁，而超声探头的按压使病灶距离胸壁更近，病灶在超声检查中距离胸壁比在乳腺X射线摄影上更近。在乳腺X射线摄影上距离胸壁数厘米的病灶在超声检查中可能距离胸壁很近甚至嵌入胸壁肌层。如果不能理解病灶深度在乳腺X射线摄影检查和超声检查中的差异性，临床医师可能误认为超声检查显示的病灶太深，与乳腺X射线摄影所显示的病灶位置不相符。

4.周围组织密度的相关性

比较乳腺X射线摄影检查和超声检查相关性的最后一步是评估周围组织密度。从腺体突向皮下脂肪的病灶，在乳腺X射线摄影上，其表面为脂肪密度，而深部为水密度组织，在超声检查中其位于皮下脂肪与乳腺腺体的交界区，浅部周边被脂肪组织包绕，而深部为高回声纤维组织或等回声腺体组织（图3.65）。

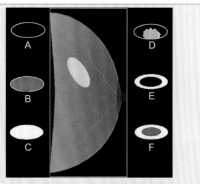

任何水密度的结构都包含在乳腺X射线摄影测量范围内。乳腺X射线摄影图像上一个3 cm、卵圆形、边缘局限的肿块可能代表囊肿（图A）、有包膜的实性结节（图B）、3 cm的纤维腺体组织（图C）、3 cm含附壁结节的囊肿（图D）、纤维腺体组织包绕的小囊肿（图E）或纤维腺体组织包绕的实性结节（图F）。

图3.62　乳腺X射线摄影与超声检查相关性的重要意义

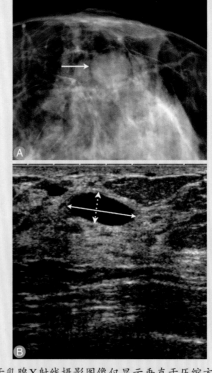

A.由于乳腺X射线摄影图像仅显示垂直于压缩方向轴线的切面而非压缩方向轴线上的切面，故囊肿在不同视角均显示为局限性的圆形（球形）等密度结节，而超声检查上显示的是平行压缩方向轴线的切面，乳腺X射线摄影图像上测算平均直径所根据的3个最大直径均垂直于压缩方向轴线；B.超声检查中，平均直径是通过两个垂直于压缩方向轴线的最大径（实线箭头）和一个较小的平行于压缩方向轴线的最大径（虚线箭头）进行测算，对于可压缩病灶，从超声检查中获得的平均直径与乳腺X射线摄影中获得的平均直径相比通常较小，而根据二者获得的最大直径相似。

图3.63　在乳腺X射线摄影图像上显示为球形的病灶常在超声检查中显示为椭圆形

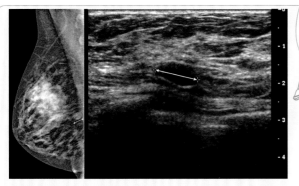

乳腺X射线摄影的压迫（左图）倾向于旋转病灶使其长轴垂直于胸壁，而超声检查的压迫（右图）倾向于旋转病灶使其长轴平行于胸壁；乳腺X射线摄影和超声检查中的病灶长轴通常相差近90°，图中双向箭头显示了病灶的长轴。

图3.64　乳腺X射线摄影与超声检查对病变的压迫及定位

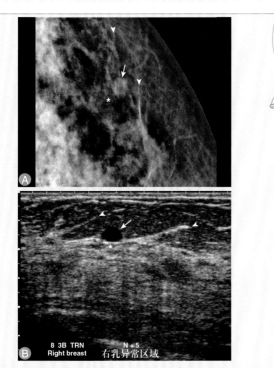

A.乳腺X射线摄影图像显示两条Cooper韧带（三角箭头）之间的结节从腺体区（*）向皮下脂肪（箭头）隆起；B.超声图像图显示该结节为小囊肿，其位于两条Cooper韧带（三角箭头）之间，并从腺体区的纤维组织（*）突出，进而进入皮下脂肪（箭头）。TRN：横切面。

图3.65　乳腺X射线摄影与超声检查评估周围组织密度的相关性

5.乳腺X射线摄影与超声检查结果的相关性确认

在大多数病例中，乳腺X射线摄影和超声检查图像特征具有一定相关性，如大小、形状、位置和周围组织密度等，但在某些情况下会有出入。如果不能完全确认乳腺X射线摄影和超声检查显示的为同一病灶，可进行介入性超声检查以确定二者的关系；如果超声检查显示乳腺X射线摄影发现的可疑病变为囊性，可进行超声引导下囊液抽吸，然后再次进行乳腺X射线摄影检查以观察病变是否消失；如果超声检查显示的可疑病变为实性，可在超声引导下放置小号穿刺针（如25G穿刺针）或导丝，再次进行乳腺X射线摄影检查以明确二者显示的是同一病灶，或在超声引导下行病灶活体组织检查并在取样区域中放置不透X线的标记物，后续的术后乳腺X射线摄影检查可确定接受活体组织检查的病灶与最初观察到的病灶是否相同。

八、乳腺超声的其他应用

（一）感染

超声检查在乳腺炎患者中的主要应用是确定是否有脓肿形成、判断其成熟度及是否为多房性，并对合适的病例进行超声引导下穿刺抽吸或置管引流，乳腺脓肿的表现因是否为产褥期及脓肿发生在中央区还是周边区而有所不同。产褥期乳腺炎的周围脓肿常见于预先存在的乳腺囊肿内（图3.66）且可能存在积乳，而非产褥期乳腺炎的周围脓肿常出现在伴有感染的囊肿内。中央区脓肿，无论是产褥期或非产褥期脓肿（图3.67），通常由炎症或感染性导管破裂导致，并易于沿感染导管走行方向蔓延。最初，单房脓肿可进行连续的超声引导下穿刺治疗。若感染性脓肿迁延不愈、脓液不断产生，则需经皮放置引流管或手术引流。然而，对非感染性炎症（如肉芽肿性乳腺炎等）进行反复穿刺抽吸的效果并不佳，并易导致瘘管形成，因此穿刺活检主要用于明确诊断。在该情况下，常需进行抗生素、

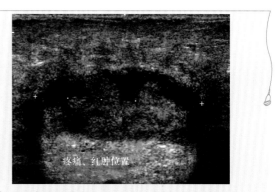

通常发生在积乳囊肿的基础上，脓肿（标尺）壁不规则，脓腔内为脓液和沉积物的混合回声。

图3.66　产褥期乳腺脓肿

类固醇治疗或外科手术切除。在一些病例中，超声检查可用于确定是否存在潜在的炎性乳癌。

（二）假体

一般认为MRI是评估乳房假体的首选方式。然而，大多数有假体破裂风险的患者常在乳腺X射线摄影的筛查队列内。相对于MRI评估，植入假体患者的乳腺可触及肿块和乳腺X射线摄影所示的异常密度成分更需进行超声检查评估。超声医师必须了解正常假体的多种表现，同时能够鉴别包膜内破裂、包膜外破裂、硅胶肉芽肿、疝和纤维包膜感染。

超声检查可鉴别假体的类型、植入部位和许多相关并发症。假体周围包膜由纤维组织构成，是机体对假体的正常宿主反应。纤维包膜可能出现以下异常：①明显增厚并引起包膜挛缩；②包膜产生撕裂，假体可通过撕裂口突出；③炎症或感染；④出现与之相关的良性或恶性肿块。假体是由生理盐水或硅胶制成，并具有硅胶弹性外壳。硅胶弹性外壳是假体的一部分，而纤维包膜是机体对假体的宿主反应，必须将二者区分开来。

正常假体在某些特定情况下可能出现可触及的异常。当患者处于某种特定体位时可能出现可触及的径向折叠。因径向折叠是动态的，常在特定体位下（如直立位）出现，所以应在患者感觉到肿块的体位下进行检查。仅位于假体前表面的径向折叠是可触及的（图3.68A），而位于后表面的径向折叠则无法触及。在使用生理盐水假体的患者中，填充阀门可能会引起可触及的异常。通常情况下，填充阀门位于乳头后方，然而在某些情况下，填充阀门可能不在该位置，或假体可能在植入后发生旋转。在该情况下，若覆盖假体表面的乳腺组织较少，就可

能触及填充阀门。在其他情况下，如假体植入多年后，填充阀门可由于外翻而被触及（图3.68B）。外翻最可能发生在因包膜挛缩而长期受压的假体中。

假体发生包膜内破裂，硅胶通过外壳撕裂口渗入外壳和纤维包膜之间的区域，纤维包膜仍然是完整的。包膜内破裂的经典征象为"阶梯征"（在MRI文献中称"意面征"）和纤维包膜与硅胶外壳间出现的硅胶所导致的高回声（图3.69）。当几乎所有的硅胶均从外壳溢出或外壳完全塌陷时才会出现这些征象，故包膜内破裂的诊断敏感度较低。较小程度的塌陷仅出现硅胶外壳与纤维包膜间的片状分离。一般来说，从单个径向折叠到完全塌陷是一个持续发展的过程。径向折叠是动态的，其在患者取某个体位时出现而在另一体位消失；折叠的顶端易发生疲劳性破损。因假体径向折叠周边常有渗出的无回声积液，其与假体硅胶回声相同，所以除非折叠内的外渗硅胶呈现为高回声，否则无法区分折叠内液体是正常外渗还是折叠顶端疲劳性破损渗出

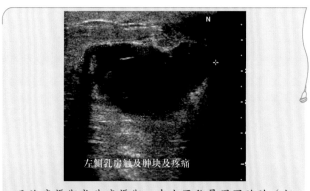

无论产褥期或非产褥期，中央区乳晕周围脓肿（标尺）通常是由炎症或感染的导管破裂、内容物溢出到导管周围组织所致。N：乳头。

图3.67　中央区乳晕周围脓肿

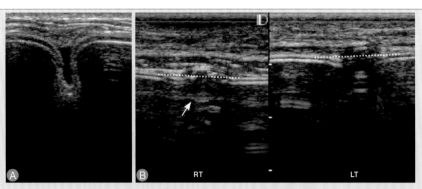

A.前后径向折叠可引起触诊异常，触诊有"皱褶"感；B.单腔盐水假体有填充阀门，通常与假体外壳外表面平齐（RT，虚线），在某些情况下，特别是在纤维包膜挛缩时，假体内的压力可能增加而使其外翻而被触及（LT）。（译者注：图B中白箭头示阀门，红箭头外翻的阀门。）

图3.68　可触及的假体部分

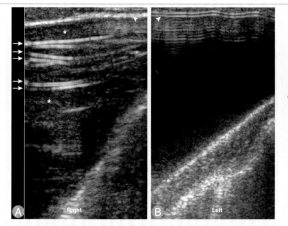

A.单腔硅胶假体包膜内破裂的经典表现为"阶梯征"（箭头），假体外壳折叠呈数个水平方向的线状回声，其中几条双线状回声表示每个壳体折叠的内、外表面（箭头），星号（*）表示硅胶渗出假体外壳但仍在纤维包膜内；B.正常左侧乳房假体，未破裂的左侧乳房假体表面呈双线状回声（三角箭头），表示硅胶外壳的前表面。

图3.69 乳房假体破裂

硅胶所致。径向折叠内若无高回声内容物（"暴风雪征"），则应认为是正常现象。

包膜外破裂既有外壳破裂又有纤维包膜破裂。硅胶经纤维包膜破裂口渗入周围乳腺组织。理论上，包膜内破裂发生于所有包膜外破裂之前，但在许多病例中，超声检查很难在包膜内破裂阶段检测出异常。包膜外破裂的典型表现为硅胶肉芽肿的"暴风雪征"，结节内呈显著高回声，前方边界清晰，后方伴"不干净"声影。硅胶肉芽肿发生在假体的前方（图3.70A），大多数情况下发生在假体边缘，此处外壳最薄且更易发生疲劳性断裂（图3.70B）。在部分情况下，外渗硅胶覆盖假体的外表面，呈薄片状而非孤立性肿块（图3.70C）。在其他情况下，外渗硅胶可从假体边缘游走至腋窝、胸壁、背部或腹壁等部位（图3.70D）。外渗硅胶也可经淋巴管到达腋窝淋巴结，从淋巴结髓质开始逐渐向外扩展至皮质层。尽管早期淋巴结中聚集的硅胶会出现细微的后方声影，但仍不易被发现。当越来越多的硅胶堆积时，整个淋巴结呈现"不干净"声影，诊断则更加明确（图3.70E）。

硅胶肉芽肿可有一系列的表现，并非均表现为典型的"暴风雪征"。大量、急性的包膜外硅胶聚集可表现为囊性无回声或混合性回声（图3.71A），随时间推移会演变为实性等回声（图3.71B），典型的"暴风雪征"出现在实性等回声阶段之后。在

硅胶肉芽肿的后期阶段，异物性质的硅胶肉芽肿可能显示为低回声病变，出现结构扭曲和更明显的声影，类似不规则乳腺恶性病变（图3.71C）。超声医师可识别包膜外破裂不同阶段的超声表现，其有助于提高超声诊断的敏感度。

假体的存在不应妨碍必要的超声引导手术，可在超声引导下采取几乎与假体表面平行的穿刺角度，并在病变和假体之间注射足量的局部麻醉药，形成"水隔离带"，使病变远离假体并创造一个安全的操作空间。

应注意，植入假体的患者与未植入假体的患者均经历相同的疾病过程。大多数患者对假体感到满意，未出现与假体相关的问题。超声医师的主要问题是因关注假体而分散了注意力，可能导致乳腺恶性肿瘤被漏诊。因此，非常重要一点是，在评估假体前应仔细检查假体前方的乳腺组织。

（三）乳腺癌分期

当诊断为乳腺癌时，需要进行其他的影像学检查，以确定病变的累及范围、对侧乳腺的受累情况及同侧腋窝淋巴结的状态。目前，最敏感的影像学检查是乳腺MRI，可识别出常规乳腺X射线摄影未发现的额外恶性病灶，其中同侧乳腺约为16%，对侧乳腺为3%~4%。超声检查不但能够评估乳腺癌的疾病进展，也可用于识别乳腺癌患者额外检出的病灶，但其敏感度不及乳腺MRI。尽管如此，一些机构更倾向用超声检查对乳腺癌进行分期，因超声检查不仅能够对额外发现的异常进行诊断评估，还可引导穿刺活检。

超声检查通常用于评估淋巴结的状态。如果患者已被确诊为浸润性乳腺癌，在行手术切除时将进行同侧腋窝前哨淋巴结的活体组织检查，以确定淋巴结的受累情况。如果发现阳性淋巴结，将进行腋窝淋巴结清扫术。为简化这两个步骤，通常在术前进行腋窝超声检查，以识别可能受累的淋巴结。如果发现异常淋巴结，可在术前进行组织学取样。如果淋巴结呈阳性，则直接进行腋窝淋巴结清扫术，避免术中进行前哨淋巴结活体组织检查。如果淋巴结为阴性，由于腋窝淋巴结取样的假阴性率约为42%，患者仍会进行术中前哨淋巴结的活体组织检查。

最近，美国外科医师学会肿瘤学组进行的Z0011临床试验改变了这一常规。这是一项随机前瞻性研究，收集临床分期为T1或T2，N0，M0且有

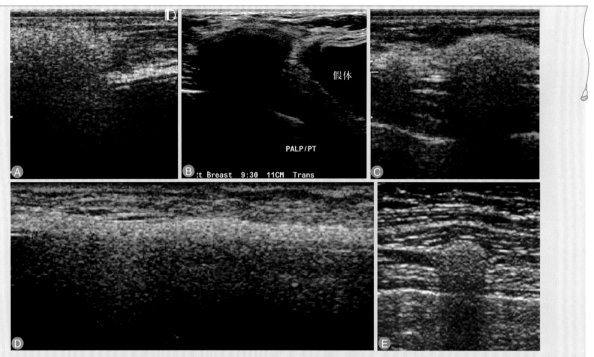

硅胶肉芽肿呈高回声，前方边界清晰，后方伴"不干净"声影。A.硅胶肉芽肿可发生在假体前方；B.硅胶肉芽肿大部分发生在假体边缘外壳较薄处；C.硅胶肉芽肿可覆盖假体表面呈薄片状而非散在团块状回声；D.硅胶肉芽肿可从假体边缘游走至胸部、腹壁或腋窝；E.渗漏的硅胶可通过淋巴管到达区域淋巴结，高回声硅胶从淋巴髓质逐渐向外扩展至皮质层，形成"暴风雪征"，正如位于胸大肌和胸小肌之间的Rotter淋巴结。

图3.70　硅胶肉芽肿：典型包膜外破裂的"暴风雪征"

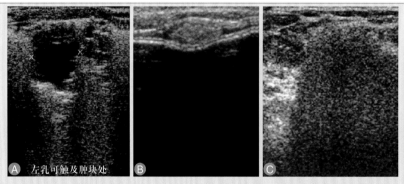

A.大量急性外渗硅胶呈复杂囊肿样表现（标尺）；B.数周至数月的硅胶肉芽肿可表现为等回声实性结节，并通常会在几个月内发展成"暴风雪征"；C.存在多年的硅胶肉芽肿可引起更明显的异物反应，形成类似恶性肿瘤的具有明显声影的肿块，大多数硅胶肉芽肿是由包膜外破裂引起的，在部分患者中可在纤维包膜和外壳之间形成肉芽肿，如图B所示。

图3.71　硅胶肉芽肿：不典型的包膜外破裂的表现

1~2个阳性前哨淋巴结的乳腺癌患者，比较前哨淋巴结活体组织检查与腋窝淋巴结清扫术后的生存率和局部复发率，研究结果显示两组间无显著差异。基于此研究结果，术前超声检查评估腋窝淋巴结的作用正在发生变化。符合Z0011试验标准的患者可能不再需要术前识别腋窝淋巴结状态，因这些患者不再需要进行腋窝淋巴结清扫术。因此，除非具有明确的临床相关性，一些机构不再进行术前腋窝超声检查。其他机构仍然在术前进行腋窝超声检查，并对检查结果会影响手术方式的患者进行腋窝淋巴结穿刺活检。一些研究表明，术前腋窝淋巴结穿刺活检证实肿瘤浸润与肿瘤负荷和受累淋巴结的数量密切相关。因此，即使患者符合Z0011试验入组标准，一些机构仍进行术前腋窝淋巴结的穿刺活检，对结果为阳性的患者直接进行腋窝淋巴结清扫术。

值得注意的是，Z0011试验的结果不适用于临床分期为T3期，超过两个阳性前哨淋巴结，临床腋窝淋巴结阳性，以及已接受乳房切除术、新辅助化疗或局部乳腺放疗的患者。超声检查在评估这些患者的腋窝淋巴结状态方面仍然发挥着关键作用。

超声检查可便捷地评估乳腺癌转移淋巴结的引流区域，包括腋窝、内乳和锁骨上。正常淋巴结的超声表现呈肾形结构，长轴呈椭圆形，短轴呈C形，前后扁平（图3.72A）。淋巴结皮质由边缘窦、淋巴滤泡和副皮质组成，在超声声像图中呈低回声。淋巴结髓质由多条血管、脂肪组织和中央窦组成，声像图呈高回声。随患者年龄增长，淋巴结的脂肪浸润可能使低回声皮质变薄或几乎看不见（图3.72B）。淋巴引流通过周围的输入淋巴管进入淋巴结内部，并依次通过被膜下淋巴窦、皮质淋巴窦、髓质淋巴窦，最后经过淋巴门处的输出淋巴管流出。

多个二维灰阶超声指标可用于评估淋巴结，这些指标包括大小、形状和内部回声。当淋巴结的短径>1 cm时，通常被认为是异常淋巴结。然而，经常可看到短径<1 cm的形态异常的转移性淋巴结和短径>1 cm的正常萎缩性淋巴结。因此，淋巴结大小不是评估淋巴结转移的可靠标准。转移性淋巴结通常表现为圆形，然而，此征象在临床上往往出现得较晚。一些转移性淋巴结（并非所有）的皮质回声会变得异常低，由于谐波技术通常会使皮层呈现出更低的回声，因此使用谐波技术时可能无法检测到这一征象。

评估淋巴结的形态学变化比大小、形状和内部回声更加有效。淋巴结呈现偏心性的皮质增厚被视为可疑的转移征象。因淋巴管从外周进入淋巴结，转移最初会侵入被膜下或皮质淋巴窦内，导致局灶性皮质增厚。增厚的模式取决于转移灶首先侵及皮质的具体位置。植入靠近皮质淋巴窦中心的转移灶，往往会使皮质局部向内和向外加宽（图3.73A）；植入被膜下窦的转移灶，会导致皮质增厚，向外凸出，形成"鼠耳征"（图3.73B）；植入到皮质淋巴窦内部的转移灶，往往会凸入淋巴门，产生形似"鼠咬"的缺损（图3.73C）。当转移灶侵及整个淋巴结的皮质淋巴窦时，皮质均匀增厚，良性反应性淋巴结也可出现该表现（图3.73D）。转移导致皮质明显增厚，淋巴门结构消失，这种征象比炎症更为常见

（图3.73E）。除非另有证据，否则含有微钙化的淋巴结通常是转移性的，尤其在乳腺癌的原发病灶含有微钙化时（图3.73F）。淋巴结的组织学检查应针对局部增厚的皮质区。

与皮质明显偏心性增厚的淋巴结相比，皮质轻至中度增厚约3 mm的淋巴结，其转移的阳性预测值较低，因其可能是反应性的，也可能是转移性的。判断均匀性皮质增厚淋巴结的性质时，最佳方法是与相邻的淋巴结进行比较。除非存在明显的同侧乳房或上肢炎症，否则反应性淋巴结通常是全身性刺激的反应，所有的淋巴结均会有反应（图3.74A）。然而，若相邻淋巴结的超声检查正常，则伴有均匀性皮质增厚的淋巴结更可能是转移性的（图3.74B）。当皮质明显增厚使得淋巴门结构消失，则不需要评估相邻淋巴结，因为其在转移性淋巴结中更为常见（图3.74C）。虽然多普勒超声对于确定均匀性皮质增厚淋巴结的性质有一定帮助，但是基于二维灰阶超声与相邻淋巴结比较，足以明确淋巴结的性质，因此应用多普勒超声不是必要的。

尽管观察淋巴结形态上的差别有助于判定其性质，但目前尚无明确的标准。有人使用2.5~4 mm的皮质厚度来鉴别淋巴结，也有人利用淋巴结皮质与淋巴门的比率，认为当淋巴结皮质厚度大于淋巴门厚度时，转移性的概率增加。

异常腋窝淋巴结最常见于腋窝1区，即胸小肌外侧缘的外侧和下方，是乳腺癌转移的第一站；极少数情况下前哨淋巴结位于胸小肌深处，即腋窝2区；位于胸小肌内侧缘上方和内侧的淋巴结，为3区淋巴结，即锁骨下淋巴结（图3.75）。Rotter淋巴结位于胸大肌和胸小肌之间，与2区淋巴结在同一水平，并位于其前方（图3.76），如果未被及时发现和治疗，其可能会导致肿瘤侵入胸壁。如果3区淋巴结呈阳性，应进一步评估锁骨上和颈静脉周围的淋巴结。在所有情况下均应评估内乳淋巴结，尤其是当原发灶位于乳腺内侧和深层时，或当腋窝淋巴结肿大可能导致肿瘤阻塞和内乳淋巴回流增多时（图3.77）。内乳淋巴结是否转移对于肿瘤放疗尤其重要。当腋窝淋巴结呈阳性时，是否需要预防性照射内乳淋巴结，在临床上存在一定争议。如果确定内乳淋巴结转移，肿瘤放疗科将在治疗计划中增加内乳区域。内乳淋巴结转移最常见于胸骨外侧的前3个肋间隙。

（四）超声检查–MRI的相关性

近年来，增强MRI在乳腺癌筛查和诊断评估中越来越重要，同时，超声检查在MRI检查后的作用也在逐渐扩大。由于乳腺增强MRI的假阳性率较高，治疗决策通常需要病理结果支持，因此有必要对异常增强区域进行影像引导下的穿刺活检。然而MRI引导下的穿刺活检成本高、耗时长、不易取材、患者舒适度差。因此，通常对靶区域进行"第二眼"超声检查，确定是否可在超声引导下穿刺活检。如果MRI发现同侧或对侧乳腺也存在恶性病灶，通过"第二眼"超声检查可再次确认MRI发现的病灶，并有针对性地进行超声引导下的活体组织检查（图3.78）。同样，如果在MRI中发现的可能良性病变能通过超声显示，则可用超声检查进复查。

"第二眼"超声检查的挑战在于确认MRI上发现的病灶与超声检查观察到的是否一致。50%～70%的MRI病灶可在"第二眼"超声检查中被发现。在MRI强化的病灶里，肿块比非肿块病变更易被超声识别。虽然直觉上认为较大的肿块比较小者更易被观察到，但是已有研究结果显示并非如此，"第二

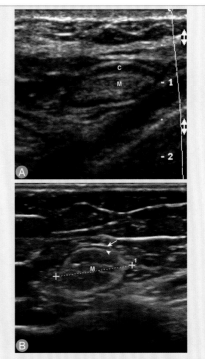

A.年轻患者的淋巴结中央区（M）由于被髓索和髓窦充满，往往呈均匀的高回声；B.老年患者由于淋巴结脂肪浸润，低回声的皮质变得菲薄，几乎无法看到（箭头之间）。C：淋巴结皮质。

图3.72　正常淋巴结的超声声像图

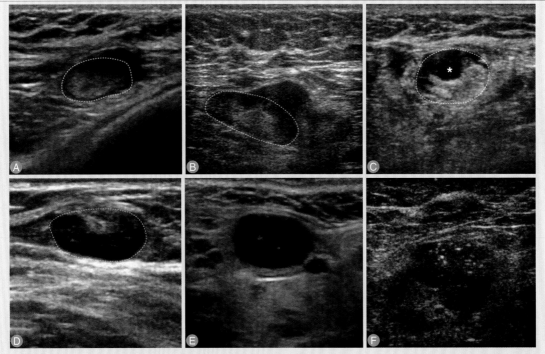

在图A～图D中，正常淋巴结的轮廓用虚线显示。A.植入靠近皮质淋巴窦中心的转移灶往往会使皮质局部向内和向外加宽；B.植入被膜下窦的转移灶往往会导致局部皮质增厚、向外凸出（"鼠耳征"）；C.植入皮质淋巴窦内部的转移灶可导致局灶性皮质增厚，向内凸入淋巴结门（"鼠咬"缺损，*）；D.广泛植入整个皮质淋巴窦的转移灶可导致均匀性的皮质增厚，与炎症引起的皮质增厚无法区分；E.导致淋巴门消失的皮质增厚通常是由转移引起，而非良性和反应性的淋巴结；F.除非另有证据，否则含有微钙化的淋巴结通常是转移性的，尤其当乳腺癌的原发病灶也存在微钙化时。

图3.73　转移性淋巴结特征图像：皮质增厚

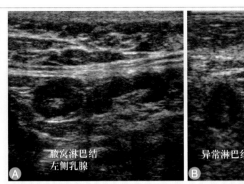
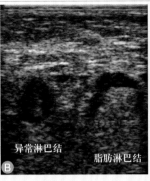
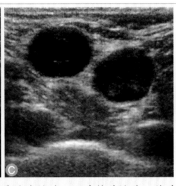

腋窝淋巴结
左侧乳腺　　　　　　　异常淋巴结　　脂肪淋巴结

A.当腋窝内相邻淋巴结表现出相似程度的均匀性皮质增厚，淋巴结更可能是反应性的，而非转移性的，若对侧腋窝淋巴结显示出相似程度的皮质增厚，则淋巴结为转移性的风险会进一步降低；B.如果相邻淋巴结的皮质厚度正常，则均匀性皮质增厚的淋巴结转移风险增加；C.当皮质增厚至淋巴结门消失时，即使邻近淋巴结受累程度相似，也应假定其为转移性的。

图3.74　与相邻淋巴结进行比较，评估均匀性皮质增厚的重要性

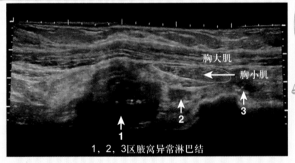

1，2，3区腋窝异常淋巴结

宽景成像、斜切扫查可显示3个区域的转移性腋窝淋巴结。1区位于胸小肌（以点样的椭圆形勾勒）外侧和下方，可见明显肿大的淋巴结及微钙化；2区位于胸小肌后方，可见轻度肿大的淋巴结；3区位于胸小肌上方和内侧，可见中度肿大的淋巴结，伴有微钙化。

图3.75　腋窝转移性淋巴结的3个分区

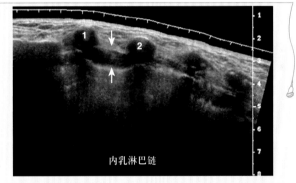

内乳淋巴链

长轴宽景成像显示位于第1（标记1）和第2（标记2）肋软骨之间的内乳淋巴结发生转移（箭头之间）。

图3.77　内乳淋巴结转移声像图

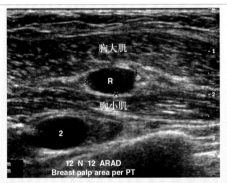

胸大肌
胸小肌

R
2

12 N 12 ARAD
Breast palp area per PT

Rotter淋巴结（R）位于胸小肌和胸大肌之间，与2区淋巴结（标记2）处于同一水平，如果未被及时发现，其可能成为胸壁受侵犯的途径；该患者有广泛地淋巴结转移时，2区和Rotter淋巴结门消失。

图3.76　腋窝2区和Rotter淋巴结转移声像图

眼"超声检查很可能无法发现与MRI一致的病灶，也可能错误地将超声检查中偶然发现的病灶与MRI中的病灶相关联。如果继续在超声引导下行活体组织

检查，则可能导致MRI发现的病灶被漏掉。因此，针对MRI上观察到的较小的、细微的、非肿块型增强区域进行"第二眼"超声检查，应慎重建议。尤其是高度怀疑恶性，且需要行活体组织检查时，对这类患者行MRI引导下的乳腺穿刺活检是首选方法。

如果对MRI发现的可疑病灶进行"第二眼"超声检查，且确定了其一致性，则该病灶很可能是恶性的，需要进一步行活体组织检查。不同类型的超声检查对癌症的预测率存在差别，因此出现了不同类型的超声检查先验概率的问题。乳腺超声涉及3种不同的患者群体，包括筛查组、诊断组和MRI关联组，不同群体乳腺癌的患病率（先验概率）不同。在不同的群体中需要使用不同的标准来解读研究。乳腺癌的风险在筛查组中约为每1000例患者出现3～6人，即0.3%～0.6%，在诊断组为3%～8%，在MRI关联组为30%～60%。在筛查组中，一定要弱化那些"软"的、细微的征象；在诊断组中，需要

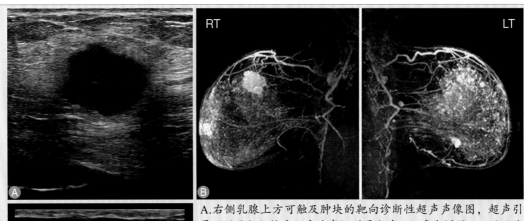

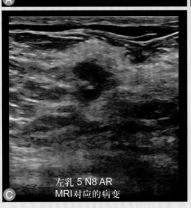

A.右侧乳腺上方可触及肿块的靶向诊断性超声声像图，超声引导下活体组织检查证实为高级别浸润癌；B.多期增强MRI显示右侧乳腺癌和左乳下方的增强肿块；C."第二眼"超声检查显示的左侧乳腺不规则肿块与MRI显示的病变相对应，超声引导下活体组织检查证实为高级别浸润性导管癌。

图3.78　MRI检测到双乳浸润性癌，并通过"第二眼"超声检查验证

几乎同等重视"软"征象和"硬"征象；在MRI关联组中，则需要更加重视"软"征象（图3.79）。

九、超声引导下介入操作

　　超声引导下介入操作应用范围非常广泛，对于超声检查可见的病灶，几乎任何类型的介入操作均可在超声引导下进行。超声检查可用于引导囊肿抽吸（图3.80）、外科手术术前在超声引导下置入定位针（图3.81）、前哨淋巴结注射、前哨淋巴结定位、脓肿引流、经皮导管造影、异物取出（定位导丝断裂）、经皮肿物切除，以及使用细针、弹簧针（图3.82）和真空辅助（图3.83）进行活体组织检查。超声检查可定位和定向乳腺肿瘤切除的具体位置，以增加外部辐射剂量，指导近距离治疗针的放置，以及放置部分乳腺照射球囊，还可用于引导激光、射频和冷冻疗法来消融病灶。超声引导通常比乳腺X射线摄影、立体定位技术或MRI引导更快、更精确，成本更低，立体定位和MRI引导并非实时进行，超声引导才是真正的实时引导。

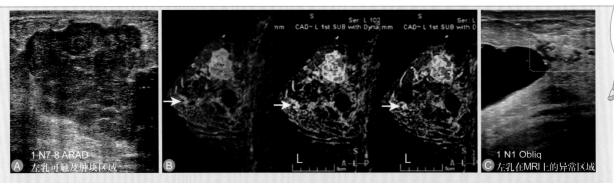

A.靶向诊断性超声下可触及肿块表现为形状不规则，超声引导下活体组织检查证实为高级别浸润性导管癌；B.MRI显示同侧较远处下方非肿块样区域呈团块状强化，位于一较大囊肿的下方（箭头）；C."第二眼"超声检查未显示肿块，仅发现紧邻大囊肿旁边的"软"征象（虚线框内），内部可见分支导管和微钙化，与MRI上的团块增强相对应，超声引导下真空活体组织检查证实为中级别原位癌。

图3.79　高级别浸润性导管癌：第二原位病变，仅表现出"软"征象

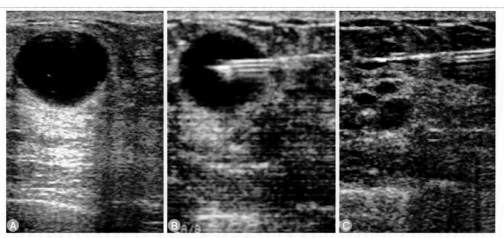

超声声像图显示有触痛的单纯张力性囊肿，可见抽吸前（图A）、抽吸期间（图B）和抽吸后（图C）表现；超声引导下乳腺介入术，穿刺针要定向沿着探头长轴并保持一定角度，可适当倾斜探头，使针几乎平行于探头表面，垂直于超声声束，由于无穿刺针发射过程，不会损伤胸壁结构，可使用较陡的角度进行抽吸。

图3.80　穿刺针抽吸活检技术

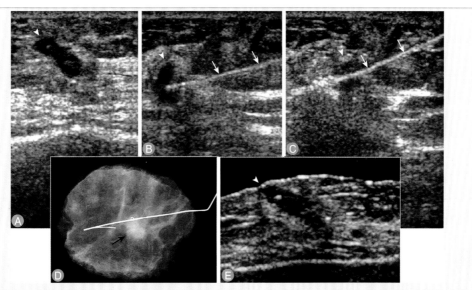

A.操作前的结节（三角箭头）；B.带有定位针（箭头）的结节（三角箭头）；C.定位针移除后的导丝（箭头）和结节（三角箭头）；D.X线片显示标本中心的结节（黑箭头）；E.超声检查显示结节延伸至标本表面的边缘（三角箭头）。

图3.81　超声引导下导丝定位用于切除活检

当针对肿块进行组织学取样时，活体组织检查是最佳的方法。一般而言，14G活体组织检查装置是足够的。不同类型的活体组织检查装置有不同的机械原理。一些活体组织检查装置在乳腺内激发并对乳腺组织取样（图3.82，动图3.5），这些活体组织检查装置激发时能够产生大约2 cm的射程。另一些活体组织检查装置在乳腺外激发，产生大约2 cm的射程，但仅在乳腺组织才进行取样，其有利于对乳腺深层区域的组织进行取样，避免发射时损伤胸壁。该活体组织检查方法对腋窝淋巴结活体组织检查同样也是有益的，因为使用乳腺内部发射的方法，可能会损伤周边血管而形成血肿。部分活体组织检查装置使用真空辅助，不涉及发射，其将活体组织检查装置放在目标组织下方，利用真空将组织吸入孔中并将其移出（图3.83），不需要在每次取样后从乳腺中抽出，因此丢失目标的风险较小。该装置对于导管内肿块或复杂的囊性肿块最为有益，因为囊性成分在第一次取样后可能会消失，导致靶目标不可见。此外，对于含有钙化的肿块取样，真空辅助也非常有帮助。

超声引导下活体组织检查后应放置一个标记用于定位，如果活体组织检查病理学结果显示为恶性

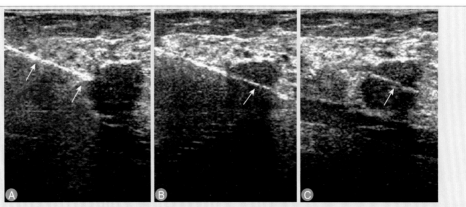

A.穿刺针（箭头）已被推至结节边缘，待发射；B.发射后，穿刺针（箭头）已穿过结节，达到预射位置内部；C.穿刺针已被撤回，但在针道内仍可看到微气泡（箭头）痕迹，表明穿刺针已穿过目标结节。

图3.82　使用14G穿刺针进行超声引导下穿刺活检

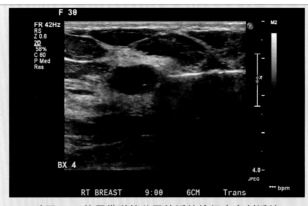

动图3.5　使用带弹簧装置的活检枪经皮穿刺活检

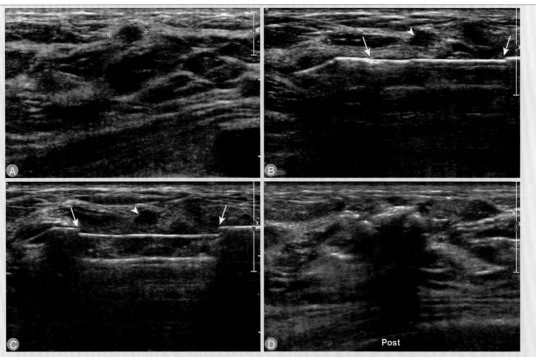

A.高级别浸润性导管癌，直径5 mm（标尺）；B.旋切刀已放置在病灶深处，收集槽（箭头）处于关闭状态，恰好位于结节（三角箭头）深部；C.收集槽已打开（箭头）并位于肿块下方（三角箭头），旋切刀的孔径深处存在振铃伪像；D.病变已被移除并放置了标记，可见大量气体，其中包含金属夹。Post：切除后。

图3.83　使用10G穿刺针进行超声引导下的真空辅助活体组织检查

或非典型性病变，通常需要进行针定位切除活检。当最终决定对该区域进行手术切除时，可通过针定位来确定病变位置。此外，如果病变为恶性，患者可能会在手术前接受化疗，病变的所有影像学证据可能在化疗后消失，但标记将继续指示先前病变的区域。最后，放置在良性病变中的标记物可极大帮助后续乳腺X射线摄影的解读，提示之后的影像医师该病变已经过活体组织检查并确认是良性的。

腋窝淋巴结活体组织检查通常使用22～25G较小规格的细针抽吸或使用空心针进行活体组织检查，具体选择要根据影像医师和病理医师的偏好。当对囊肿进行治疗性和诊断性抽吸时，往往使用16～18G较大规格的粗针。如果液体较浓稠，可使用更大规格的针，包括活体组织检查时用的同轴针。如果抽吸物为黑色、绿色、黄色和透明的，考虑为良性，可直接丢弃液体。如果抽吸物为血性，则应进行细胞学分析，并在乳腺中放置标记。如果证实抽吸物为不典型或恶性，放置的标记可用于指导进一步手术。

对于大多数乳腺介入操作，尤其是使用带有发射装置的活体组织检查设备，建议沿着探头长轴进针，整个过程中活检针实时可视，其重要性在于可确保活检针不穿刺到胸壁肌层。其主要的困难是要保持活检针和探头的长轴完全平行，未能对准的原因常是活检针尚未足够进入乳腺内部以达到超声的声束下，操作者已提前注视超声显示器。因此，操作者应先注视自己的手，直到针头在乳腺内足够深度并进入超声声束内，再注视超声显示器。一旦活检针在声束内，保持其与声束精确平行就相对容易。在进行囊肿抽吸和淋巴结细针活体组织检查时，可将活检针放置在一个更陡的角度，因为其不涉及发射，针头不会超过目标，损伤深层胸壁组织的风险较小。但是，太陡的角度会增大活检针的可视化难度。

（罗葆明，张晓东，陈卉品，陈小霜，郝少云，洪龙城，江琼超，荆慧，谭旻，吴嘉仪，肖晓云译）

● 参考文献 ●

扫码观看

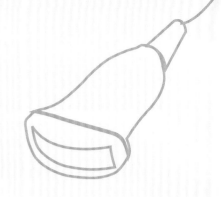

第四章 肌肉骨骼超声技术与临床应用概述

Colm McMahon and Corrie Yablon

关键点总结

- 超声检查可对各种炎性、退行性、创伤性和肿瘤性病变进行准确成像，且经济有效。
- 熟悉最佳成像技术、识别和避免常见伪像对肌肉骨骼超声至关重要。
- 与标准临床MRI相比，超声检查对神经和肌腱具有更高的分辨率。
- 超声检查可进行动态成像，有助于肌腱和韧带损伤的诊断。

一、概论

对于存在肌肉骨骼系统不适的患者，超声检查正在成为诊断过程的核心部分。许多情况下，超声检查作为MRI的替代或补充。2008年Nazarian在发表的前瞻性文章中指出超声检查比MRI具有多个优势。患者对超声检查的耐受性好，可用于存在MRI检查禁忌证的患者，如存在心脏植入装置或其他MRI不相容的植入物、体型较大或患有幽闭恐惧症者。超声检查通常比MRI检查耗时少。与常规的肌肉骨骼MRI相比，超声检查对肌腱和韧带的成像分辨率更高。超声检查可进行动态成像，对于诊断神经或肌腱撞击和半脱位非常重要。对于占位性病变，超声检查在确定组织的基本特性（囊性与实性）方面非常优秀。而对于MRI而言，鉴别T2高信号的实性肿物与单纯囊肿，则可能需要通过静脉注射造影剂。多数情况下，患者在超声检查结束后即可得到检查结果。

一般来说，在时间允许的情况下，采用确定的流程对关节进行系统性的肌肉骨骼超声检查优于局部检查。对有症状的关注区域进行重点扫查可获得比常规检查更多的诊断信息。当评估异物或可触及的软组织肿块时，可进行局部评估，并注意与周围解剖结构的关系，其对治疗计划至关重要。与MRI检查相同，影像科医师在进行超声检查或读片前要对肌肉骨骼解剖结构有清晰了解，特别是在无法获得既往检查结果进行比较的情况下。

肌肉骨骼超声成像推荐使用高频线阵探头（12~15 MHz），更高频探头（15~17 MHz）有助于评估更浅表的解剖结构，如手指的韧带和肌腱。曲棍球棒式高频探头对于精细结构的评估非常有帮助，该探头提供聚焦局部的小范围视野，在进行周围肢体结构扫查时能较好地与皮肤贴合。对于深部结构评估，或者判断深在位置病变与其下方骨和肌肉的关系时，可使用穿透力更强的低频（3~9 MHz）线阵探头。尽管低频探头提供了更深的软组织穿透，但相应的分辨率则较低。某些情况下，如评估大腿和臀部区域，或评估大腿、臀部的深部肿块时，可能需要低频凸阵探头（2~5 MHz）。对于同一病例，使用多个不同频率探头进行评估可获得更多互补的信息。在超声成像过程中关注图像优化非常重要，如将聚焦点置于适当的深度。皮肤和探头的充分接触及耦合剂的使用有助于足够的超声波传导。导声垫对于非常浅表结构成像有所帮助。

（一）多普勒成像

多普勒成像在肌肉骨骼超声中的应用包括显示肿瘤性、炎性和退行性疾病的特征。多普勒超声可显示实性病变内的血管，从而与无血管的囊性病变进行鉴别。其也有助于炎性病变的特征识别，包括滑膜炎、腱鞘炎、肌炎和软组织感染。此外，偶尔肌腱内可见新生血管形成，这是退行性肌腱病的征象。与身体其他部位检查一样，设置适当的多普勒增益非常重要，采用较小的多普勒取样框可减少运动伪像。因肌肉骨骼成像的感兴趣区结构都比较表浅，多普勒检查时应避免过度加压，否则会限制局部区域血流信号的检出（图4.1）。

（二）超声弹性成像

近年来组织超声弹性成像和量化评估的发展令人鼓舞。对于某一给定组织，组织弹性通过组织的变形性进行定义，可用杨氏模量进行定量测量（单位：kPa）。肌肉骨骼系统组织的杨氏模量范围为1~10 kPa。依据超声设备硬件的不同，超声弹性成像可采用应变式弹性成像和剪切波弹性成像。在肌肉骨骼系统中，早期超声弹性成像的应用显示了该技术在肌腱病评估中的确切价值。发生肌腱病时，肌腱胶原组织结构被破坏，发生黏液样和脂样变性导致肌腱变软，其可通过超声弹性成像显示和量化。其他已报道的应用包括肌肉病变的诊断，如肌炎及软组织肿物的定性诊断。

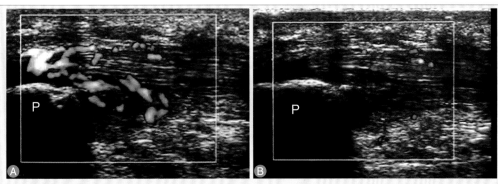

A.在不施加压力的情况下，肌腱长轴切面声像图显示血流增多；B.当对探头施加常规压力时，长轴切面声像图显示肌腱内丰富的血流信号几乎完全消失。P：髌骨。

图4.1　检查技术对能量多普勒超声检查结果的影响

（三）扩展视野成像

尽管高分辨率线阵探头是浅表肌肉骨骼结构成像的最佳选择，可显示精细的解剖细节，但超声成像中的视野有限。实时扫查时，图像深度标尺、解剖位置和方向都是非常直观的，但采集留存的图像在后期查看时会出现理解困难，因很多信息在静态图上难以传达。其可以通过留存动态视频及使用扩展视野成像（全景成像）来解决。应用该技术，探头沿长轴方向移动时可获得全景图像，此图像是探头移动过程中所扫描解剖结构的复合图像。配备此种技术的超声设备通过探头移动过程中帧频移位的程度来识别探头的移动程度。通过移动向量识别，将探头扫查过程中获得的系列图像合成一幅图像。该技术特别有助于将病变置于整体的解剖背景中，帮助测量比探头视野范围更大的病变，其还能提供诊断方面的优势——比较肩袖肌肉的回声和体积。

二、肌肉

正常肌肉由多个肌束组成，肌束周围包被肌束膜，为一薄层结缔组织和脂肪组织。肌肉在超声检查下呈典型的"羽毛状"，肌纤维方向通常沿着肌肉的长轴。在短轴切面上，肌纤维呈斑点样表现（图4.2）。肌纤维汇聚于肌肉肌腱连接处，此处肌肉逐渐变细（动图4.1，动图4.2）。肌肉表面包绕一薄层筋膜，将其与相邻的肌肉和皮下脂肪分开。肌肉整体通常呈低回声，内部可见由肌束膜形成的多发线样高回声。

超声检查可识别不同程度的肌肉损伤。Ⅰ级损伤

为轻微拉伤，超声检查仅表现为肌纤维的轻度拉长和回声减低，未探及肌纤维连续性中断。超声检查对轻微损伤的敏感度不如MRI，轻微拉伤通常采用保守治疗。Ⅱ级损伤为部分撕裂，肌纤维连续性部分中断，断端可见无回声或低回声，通常被高回声的血肿充填，探头轻微加压可见肌纤维在积液和血肿里自由漂浮，称为"舌铃征"。最严重的肌肉损伤为Ⅲ级损伤，即肌肉完全撕裂（图4.3），此时，肌肉连续性完全中断，断端回缩出现间距，应测量断端之

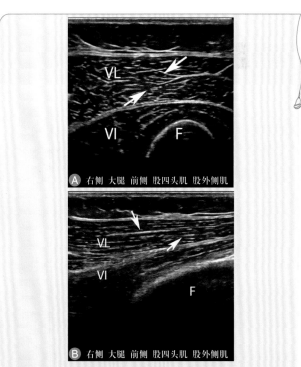

A.短轴切面声像图显示正常的股外侧肌（VL），呈斑点样或"星空状"表现（箭头）；B.正常肌肉长轴切面声像图呈"羽毛状"表现（箭头）。F：股骨；VI：股中间肌。

图4.2　正常肌肉

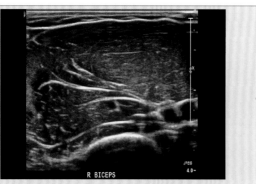

动图4.1　正常肱二头肌和远端肌腱

（译者注：短轴切面声像图，动态图显示从低回声的肌肉到肌腱的正常延续过程。动态图的开始，肌肉呈低回声，内部呈斑点样表现；随着动态图的进展，探头逐渐向远端移动至肌肉肌腱移行处，此处肌肉中央可见肌腱；在动态图最后，肱二头肌远端肌腱在声像图的浅方显示。）

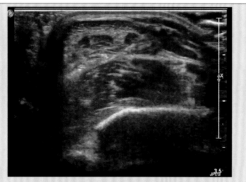

动图4.2　正常跟腱

（译者注：短轴切面声像图显示正常跟腱，从远端开始向近端移动，正常跟腱向近端逐渐过渡，在比目鱼肌肌肉肌腱移行处呈"T"形；在动态图后段，腓肠肌与比目鱼肌的浅表部分相融合。）

间的距离。完全撕裂通常伴有较大血肿形成。

　　值得一提的是一种特殊的肌肉损伤，即肌肉从腱膜上撕脱，这种损伤在小腿特别常见，临床上称

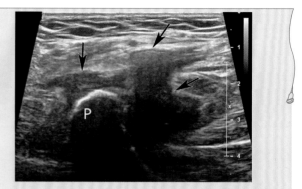

腹股沟内侧区域长轴切面声像图显示内收肌耻骨联合（P）附着处存在低回声积液（箭头），符合Ⅲ级肌肉撕裂。

图4.3　肌肉撕裂

为"网球腿"（图4.4）。损伤时，腓肠肌内侧头从比目鱼肌浅方的腱膜上撕裂，积液和血肿可能沿着腱膜平面蔓延填充，腓肠肌内侧头肌纤维可有一定程度的回缩。这种撕裂通常发生在运动过程中用力跖屈时，如网球运动中的箭步冲刺。这种损伤可伴有跖肌肌腱的撕裂。

　　有症状的肌筋膜缺损非常适合应用超声检查进行评估。在这种损伤中，肌肉筋膜缺损导致肌纤维疝出，局部形成可触及肿块，常伴有疼痛（图4.5）。在某些情况下，可能因压迫邻近神经而引起患者相应的神经病变。肿块在患者进行某些引起肌肉收缩运动和活动时更加明显，这种变化可在实时超声扫查时重现，有助于明确诊断。超声成像时，对关注的区域进行重点评估，可显示局部肌纤维穿过原本平滑的筋膜向外膨出。如果不确定或患者仅在某些体位（如站立）时出现症状，应尽可能在相应诱发体位情况下对该区域进行扫查。

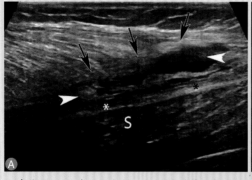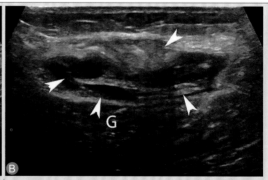

A.长轴切面声像图显示腓肠肌内侧头肌纤维（箭头）变钝，从腱膜（*）处回缩，伴有血肿形成（三角箭头）；B.短轴切面声像图显示正常腓肠肌（G）结构消失，在腱膜撕裂处出现混合回声的血肿（三角箭头）。S：比目鱼肌。

图4.4　腓肠肌内侧头腱膜处撕裂

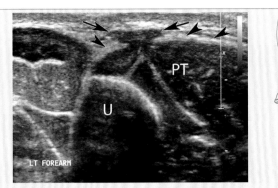

在可触及异常的部位，部分旋前圆肌（PT，箭头）从肌肉筋膜（三角箭头）处向外疝出，该患者在举重时发现前臂局部隆起。U：尺骨；LT FOREARM：左侧前臂。

图4.5　前臂肌肉疝

肌肉萎缩可发生在去神经支配或慢性损伤时，如慢性完全性肩袖撕裂。肌肉萎缩在超声检查中表现为肌肉体积减小、回声增强，反映了肌纤维被脂肪组织所替代（图4.6）。肌肉萎缩声像图改变轻微的病例，可与相邻肌肉或对侧肌肉进行比较。由于肌肉回声增强，肌肉肌腱连接处的中央腱显示不

清，并失去正常"羽毛状"结构。

三、肌腱

肌肉骨骼系统超声成像是建立在早期成功评估肌腱的基础之上，最开始应用于跟腱的评估。许多肌腱非常适合应用超声检查进行评估，因其位置表浅，所需要的高分辨率图像恰好超声检查可以提供。正常肌腱由纵向走行的胶原纤维束组成，在超声长轴声像图上表现为排列有序的纤维线状或条纹样高回声（图4.7）。短轴声像图上，正常肌腱通常边缘光滑，呈卵圆形，内部呈均匀的点状表现，代表肌腱的断端平面。一些肌腱，如手部和腕部的屈肌腱和伸肌腱，周围包绕着腱鞘。而其他肌腱，如跟腱，周围包绕着一层疏松脂肪组织，称为腱围。

对肌腱进行超声检查评估时，理解各向异性伪像的概念至关重要（图4.8）。胶原纤维束，因其在肌腱内呈光滑平行排列，类似镜面反射体，以致

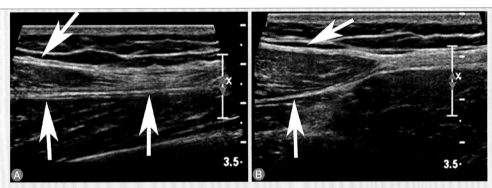

患者有股四头肌损伤病史，近期发现右侧大腿前侧局部凹陷。A.异常右侧大腿声像图显示股直肌（箭头）体积明显缩小，残余肌肉脂肪浸润回声增强；B.正常左侧大腿声像图显示正常体积和回声的肌肉（箭头）。

图4.6　肌肉萎缩

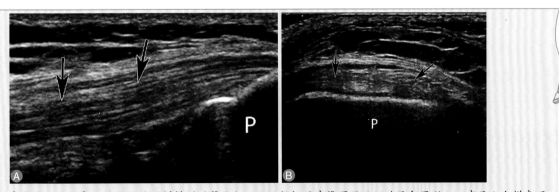

A.长轴切面声像图显示正常肌腱呈纤维层样排列（箭头）；B.短轴切面声像图显示肌腱呈卵圆形，回声呈斑点样表现（箭头）。P：髌骨。

图4.7　正常股四头肌肌腱

声波在单一方向被反射。当这些镜面反射体被超声成像时，如果声束入射角度未垂直于肌腱纤维，声波将被反射至远离探头的方向，导致肌腱内出现低回声伪像。肌腱内出现低回声区域时，可通过调整声波入射角度至90°来解决。通过图像优化的第二个切面仍为异常低回声，且进一步观察仍持续存在时，才是真正的病理性低回声。

肌腱损伤通常源于过度使用，涵盖肌腱病到完全撕裂。肌腱病这一名称是指肌腱内的退行性变，无撕裂。组织学上，肌腱病表现为肌腱肿胀增粗，胶原纤维束分界不清，内部黏液样物质增加，伴有非炎性纤维母细胞和肌母细胞增生。超声声像图上，肌腱病表现为局部区域回声减低，但

肌腱连续性完整，常伴有不同程度的肌腱肿胀增厚（图4.9），受累肌腱内可见营养不良性钙化，甚至骨化。另一特征是新生血管的形成，正常肌腱内不能探及血流信号，而肌腱病可观察到血流信号。

肌腱病常见于跟腱，最常累及跟腱中部，此处也被称为"分水岭"区域，此处跟腱的血供由近端及远端交叉重叠供应。肌腱退行性变也可发生在骨-肌腱移行处或止点，如跟腱跟骨附着处腱病。骨-肌腱移行处的肌腱病是最常见的退行性变，常见于肘关节肱骨内、外上髁处的屈肌和伸肌总腱，即临床诊断的肱骨上髁炎。与其他部位的肌腱病类似，附着处肌腱病或末端病的特点是

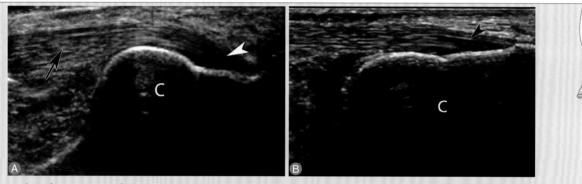

A.跟腱跟骨附着处长轴切面声像图，跟腱的近端部分显示为正常的纤维层样高回声（箭头），而远端肌腱附着处呈低回声（三角箭头）；B.调整探头角度，与远端附着处肌腱成90°时，肌腱变成纤维层样高回声的正常表现（三角箭头）。C：跟骨。

图4.8　各向异性伪像

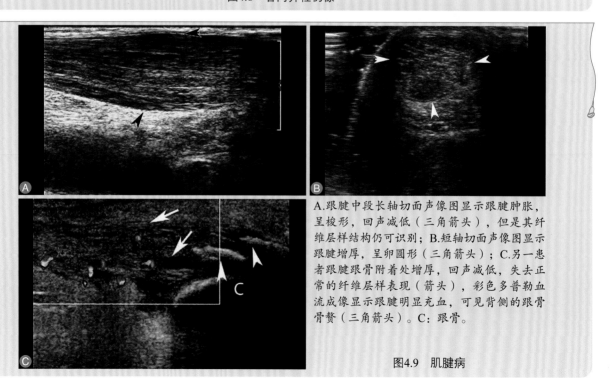

A.跟腱中段长轴切面声像图显示跟腱肿胀，呈梭形，回声减低（三角箭头），但是其纤维层样结构仍可识别；B.短轴切面声像图显示跟腱增厚，呈卵圆形（三角箭头）；C.另一患者跟腱跟骨附着处增厚，回声减低，失去正常的纤维层样表现（箭头），彩色多普勒血流成像显示跟腱明显充血，可见背侧的跟骨骨赘（三角箭头）。C：跟骨。

图4.9　肌腱病

肌腱增粗和回声减低。附着端炎或末端炎症病变可发生在类风湿关节炎、银屑病性关节炎或脊柱关节病患者。附着端炎的影像学特征可与肌腱病重叠，均表现为肌腱的增粗和回声的减低，但新生血管可能是一个更明显的特征，也可能同时存在骨侵蚀。

肌腱病患者更容易发生肌腱撕裂。肌腱撕裂可分为部分撕裂和完全撕裂。部分撕裂可能是横向的（平行于肌腱短轴）或纵向的（平行于肌腱长轴，或称为"纵向裂隙撕裂"）。部分撕裂表现为局部肌腱纤维不连续，撕裂处可见无回声或低回声断端（图4.10）。完全撕裂时，肌腱纤维连续性完全中断，断端肌腱因肌肉失去拮抗阻力收缩而产生一定程度的挛缩（图4.11）。挛缩程度对手术计划的制订非常重要，因此需要测量。急性撕裂时，撕裂部位及周围可能有复杂回声的积液和血肿。在评估手、腕部的屈肌和伸肌肌腱时，被动和主动运动可

帮助准确识别所关注的肌腱，并提供肌腱完整性的相关机械运动信息（动图4.3）。

> **肌腱撕裂的超声征象**
>
> 肌腱纤维不连续（部分或完全），断端间隙为低回声或无回声
> 肌腱局部变薄
> 血肿（通常较小）
> 骨碎片（出现撕脱情况时）
> 回缩的肌腱不可见（完全撕裂）

有腱鞘的肌腱，肌腱腱鞘炎症（腱鞘炎）的发生可能是由过度使用或炎性疾病所导致，如类风湿关节炎。腱鞘炎在超声声像图上表现为腱鞘内肌腱周围液体的增多（图4.12）。腱鞘可增厚，在多普勒超声评估时血流丰富。对于有腱鞘炎影像学表现并有穿透损伤或异物史的患者，应考虑感染性腱鞘炎。

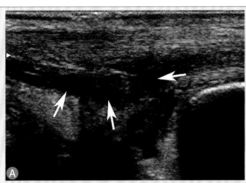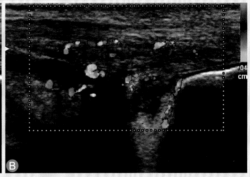

A.跟腱远端附着处前部的纤维可见无回声裂隙（箭头），肌腱后部纤维完整；B.同一患者的彩色多普勒血流成像显示损伤的肌腱明显充血。

图4.10　跟腱远端的部分撕裂

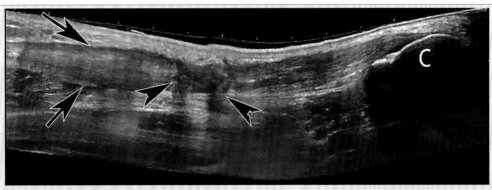

跟腱的全景声像图显示跟腱中段断裂，近端部分增厚，回声减低（箭头），断裂的肌腱边缘和出血之间的界面引起折射伪像（三角箭头）。C：跟骨。

图4.11　跟腱断裂

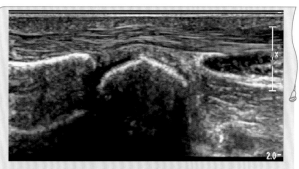

动图4.3　正常指屈肌腱动态成像

（译者注：在主动屈伸时，可以看到指屈肌腱平滑不间断的运动；在近端撕裂的情况下，肌腱运动仅在被动运动时可见。）

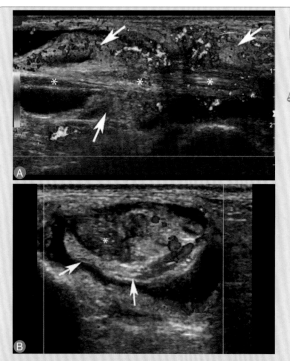

类风湿关节炎患者，踝关节疼痛，长轴切面（图A）和短轴切面（图B）声像图显示腓骨短肌腱（*）增厚，回声不均匀，腱鞘内可见大量有回声的增生滑膜（箭头）、低回声积液，彩色多普勒血流成像显示明显充血。

图4.12　腱鞘炎

四、韧带

超声检查是评估韧带损伤的极佳技术，较MRI存在一些优势。对于任何给定的患者，超声检查可对非常小的韧带结构进行个性化高分辨率多平面成像，克服了MRI预设扫描平面可能会遇到的一些固有困难。除静态成像外，动态评估还可提供额外的诊断信息。正常韧带由胶原束交织而成，分布在骨之间，通常限制关节活动以防止病理性运动。韧带

损伤会导致疼痛和关节不稳定。正常韧带表现为条带状结构，呈纤维层状强回声（图4.13）。轻度损伤指轻度扭伤，通常通过保守治疗预后良好。轻度扭伤在超声声像图上表现为韧带肿胀、回声减低、纤维层状结构一定程度的消失（图4.14）。韧带撕裂可以是部分或完全的。在完全撕裂情况下，撕裂韧带的两个断端可能回缩，该征象通过应力试验动态显像有助于发现（图4.15，图4.16）。但是，应用应力试验仍然存在一些争议，因为有些部分撕裂可能由于附加应力而加重，甚至转化为完全撕裂。

超声检查已被有效地应用于手部和腕部韧带损伤的诊断，尤其是拇指掌指关节的尺侧副韧带及舟月韧带。其他韧带，如拇指的前斜韧带，也可通过超声检查识别，但超声检查在诊断中的作用尚未确定。超声检查也可用于评估肘部侧副韧带、踝关节韧带及膝关节侧副韧带。

评估韧带损伤时，对附近结构（如肌腱）进行评估非常重要，因这些结构也可能发生损伤（如肘

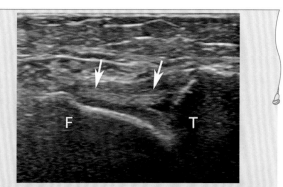

韧带（箭头）呈纤维层样表现，且纤维比正常肌腱更密集。F：腓骨；T：距骨。

图4.13　正常距腓前韧带

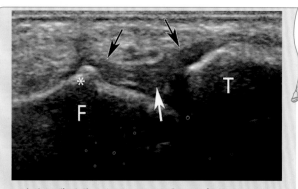

距腓前韧带（箭头）弥漫性增厚，回声减低，纤维尚完整，符合扭伤表现，腓骨外侧（*）骨皮质不规则，符合之前的撕脱伤表现。F：腓骨；T：距骨。

图4.14　韧带扭伤

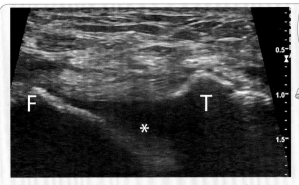

患者伴有多次踝关节扭伤病史，距腓前韧带未见显示，动态应力试验过程中关节间隙增宽，关节外侧隐窝出现低回声液体（*）。F：腓骨；T：距骨。

图4.15　慢性韧带撕裂

部尺侧副韧带损伤时合并屈肌总腱附着点损伤），或可能与韧带损伤相关，如Stener病变。当拇指掌指关节尺侧副韧带撕裂时，韧带断端移至拇收肌腱膜表面造成腱膜嵌顿，就会形成Stener病变（图4.17）。Stener病变需进行外科手术治疗，所以

识别此类损伤非常重要。其超声表现为回缩的低回声韧带结构移位至线样腱膜结构表面，形成"绳上的溜溜球"样外观。

五、神经

高分辨力超声可很好的显示正常周围神经。在短轴切面上进行超声扫查，神经具有典型的"蜂窝样"表现（图4.18）。神经在长轴切面上表现为内部有条纹的管状结构，类似于肌腱，但条纹更粗一些，被称为"束状模式"。该模式由交替的线样低回声和强回声组成。低回声成分代表神经束或束组，而强回声部分对应延伸至神经束之间的神经外膜。神经外膜由围绕神经束的结缔组织组成，含有胶原和脂肪成分及小的血管和淋巴管。在短轴切面上看，周围神经表现为椭圆形或圆形，内部有代表神经束的点状低回声，位于强回声的神经外膜内。

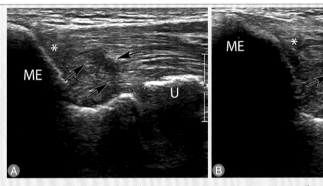

A.患者尺侧副韧带撕裂，内侧关节间隙静息时宽度为2 mm（标尺），尺侧副韧带近端肱骨附着处明显增厚，韧带内可见低回声裂缝（箭头），符合撕裂表现；B.在外翻应力作用下，内侧关节间隙扩大至4 mm，证实存在尺侧副韧带撕裂，浅方的屈肌总腱（*）完整（译者注：原文为伸肌总腱，应为笔误，译者更正）。ME：肱骨内上髁；U：尺骨。

图4.16　动态外翻应力下肘关节间隙增宽

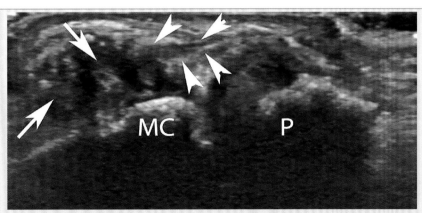

拇指掌指关节处尺侧副韧带（箭头）撕裂，断端回缩至掌指关节和拇收肌腱膜（三角箭头）近端，回缩韧带增厚，回声减低。MC：掌骨；P：近节指骨。

图4.17　Stener病变

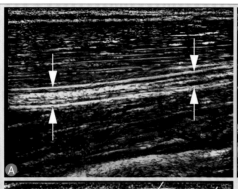

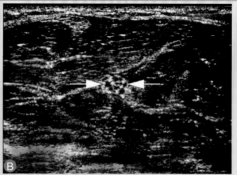

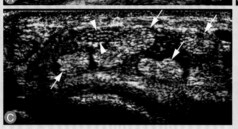

A.前臂长轴切面显示神经呈束状表现（箭头），但条纹比肌腱粗，低回声神经束与间杂的强回声神经外膜容易区分；B.前臂短轴切面显示正中神经呈"蜂窝状"表现（箭头）；C.腕管水平短轴切面显示强回声的肌腱（箭头）与正中神经（三角箭头）相邻。

图4.18　正常正中神经

动态扫查（包括屈伸运动时）显示周围神经不会出现实质性的运动，这一点与肌腱不同，可资鉴别。

应用超声检查评估周围神经主要在短轴切面上进行。在已知的解剖位置进行神经评估，并根据需要向近端和远端追踪扫查。与肌腱相比，周围神经的各向异性伪像问题较少。长轴扫查有助于全面评估及直观显示在短轴扫查中检测到的周围神经径线的相对变化。主要根据周围神经的长轴切面声像图进行解读时应慎重，因为扫查平面有可能与神经长轴不平行而导致神经径线和回声的潜在误差。

神经功能障碍可由神经来源的或临近的肿物压迫、骨纤维管的卡压（如腕管内正中神经受压）或神经从骨纤维管中半脱位引起。肿物包括神经源性肿物，如神经纤维瘤和神经鞘瘤，后文会详细介绍。软组织腱鞘囊肿的声像图通常表现为无回声，也可能导致神经受压。任何原因导致的神经卡压，

超声检查能够显示的改变均为神经的回声与径线的变化。局部压迫导致静脉充血，从而引起神经内水肿。慢性压迫最终会导致神经内纤维化。这些神经内成分的改变导致神经束间的神经外膜组织失去正常强回声表现，导致神经整体回声减低，正常的束状模式模糊或消失。

腕管综合征是临床最常见的一种神经卡压类型。腕管综合征表现为腕管内的正中神经受压变扁，腕管位于腕部掌面，神经通常在腕管近侧出现肿胀增粗。超声诊断腕管综合征通过测量旋前方肌水平的正中神经横截面积，并将其与豌豆骨水平的腕管内正中神经横截面积进行比较，两者之间的差值超过2 mm²高度提示腕管综合征（图4.19）。基于腕管处正中神经单一横截面积测量诊断腕管综合征的阈值，文献报道各不相同，范围为9～11 mm²。出现腕管综合征时也可见到浅方覆盖的屈肌支持带隆

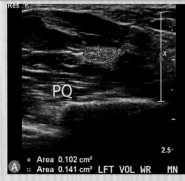

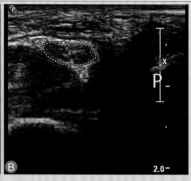

A.在前臂远端旋前方肌（PQ）水平获得的正中神经短轴切面横截面积；B.在豌豆骨（P）水平的腕管处获得的正中神经横截面积，2幅图像之间神经面积差为4 mm²，符合腕管综合征表现。

图4.19　正中神经腕管处卡压

起和增厚。

动态过程中，神经从骨纤维管处的半脱位也可引起临床症状。半脱位情况的临床实例之一发生在位于肘部内后方的肘管，正常情况下尺神经通过该肱骨后部的骨纤维管，表面覆盖支持带维持其稳定，支持带一般位于尺骨鹰嘴和肱骨内上髁之间。该支持带的发育性缺陷或创伤后缺损可使尺神经在屈肘动态运动时半脱位出肘管，这种滑脱可被动态影像捕捉显示（动图4.4）。扫描技术对于此诊断非常重要。探头应针对肘部内后方横切面扫描。在肘

部伸展位时，神经应正常显示于肘管内。当患者缓慢屈曲肘部时，始终保持肱骨内上髁骨性标志位于扫查视野中。避免探头额外施加压力，因为可能会阻碍神经的动态运动。正常情况下，神经应始终保持在内上髁的外侧。半脱位指神经沿肱骨髁向其内前方移动，脱位则指神经弹跳至肱骨内上髁的内前方（图4.20），两种情况均可能在屈肘时发生。尺神经半脱位或脱位的患者可能会感觉到疼痛或一过性麻木，但这种动态不稳定也可见于健康对照组中的无症状人群，其与神经病变的相关性尚存在争议。

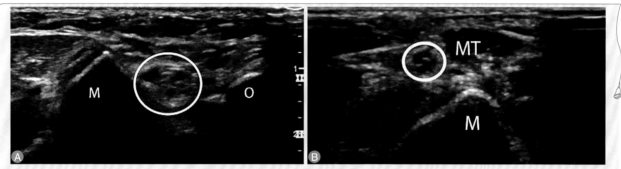

A.静息状态，肘部伸展，探头放置于肱骨内上髁（M）和尺骨鹰嘴（O）之间，尺神经（圆圈）位于内上髁后方，此处尺神经增粗；B.肘关节屈曲时，尺神经（圆圈）与肱三头肌内侧头（MT）一同向内上髁前方移位，称为"肱三头肌弹响综合征"，大多数尺神经脱位患者不伴肱三头肌内侧头脱位（另参见动图4.4）。

图4.20　肘部尺神经脱位

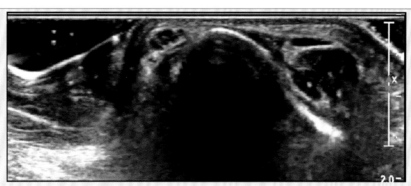

动图4.4　尺神经动态脱位（译者注：原文为半脱位subluxation，查看动态图应为脱位，译者更正）

［译者注：肘管处尺神经短轴扫查，在屈曲过程中，可见神经向肱骨内上髁前内侧滑动，从肘管中滑出；在伸展过程中，在动态图最后，尺神经（译者注：原文为肌腱，译者更正）回到其正常解剖位置。］

六、关节评估

超声检查有助于炎性与非炎性关节病的诊断和随访，同时还可对这些患者进行超声引导下的诊断性或治疗性介入操作。炎性关节病（如类风湿关节炎）患者常表现为关节疼痛、肿胀、僵硬。除临床病史、体格检查、X线片和急性期反应物的血清学检查（如C反应蛋白、红细胞沉降率、类风湿因子和抗核抗体）之外，超声检查可起到补充作用。

对于可疑炎性关节病的患者，该补充作用在进行系统性超声检查后，能够大幅度提高诊断确定性。此外，超声检查在这些患者的随访中也是极好的工具，能够在临床缓解患者中识别出可能存在的亚临床复发，并预测复发及关节恶化的状况。

炎性关节病患者常出现关节腔积液，但该征象并不特异，也可出现在骨性关节炎、关节感染，以及关节创伤或关节内部结构紊乱等情况下（图4.21）。关节积液的诊断依赖于发现关节内增多的液体。典

型的关节积液通常无回声，但有时也会出现一些可移动的低回声，关节积液可流动且易于压缩。正常情况下关节内仅存在少量液体，一旦液体量增多即形成关节渗出。

关节腔内出现不可移动的低回声或高回声时，即考虑滑膜炎的诊断，通常彩色多普勒血流成像显示滑膜内血流信号增多（图4.22）。进行彩色多普

勒血流成像评估时，速度滤波器应设置为检测低速血流，彩色增益调高至即恰好出现噪声之前的水平。彩色多普勒血流成像或能量多普勒超声评估滑膜炎的血流更敏感，取决于不同的超声设备，所以熟悉自己所使用的超声设备十分重要。滑膜充血的程度可根据Szkudlarek等提出的方法进行分级：Ⅰ级（低）充血时，在增厚滑膜内可观察到若干单一点状血流信号；Ⅱ级（中等）充血时可见相互汇聚的血流信号，但占据所观察滑膜区域面积的一半以下；而Ⅲ级（高）充血时相互汇聚的血流信号占据所观察滑膜区域面积的一半以上。与动态增强MRI相比，彩色多普勒血流成像对于类风湿关节炎患者掌指关节滑膜炎诊断的灵敏性和特异度均非常高。超声诊断滑膜炎的观察者内一致性和观察者间一致性也非常高。

炎性关节炎（如类风湿关节炎）的骨侵蚀改变能够被超声显示，表现为两垂直平面上的骨皮质缺损（图4.23）。根据范围大小可将骨侵蚀分为小（<2 mm），中等（2~4 mm）或大（>4 mm）3

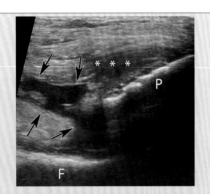

膝关节髌上隐窝内出现无回声液体（箭头），同时可见股四头肌腱腱病（*）表现。F：股骨远端；P：髌骨。

图4.21　膝关节单纯性渗出积液

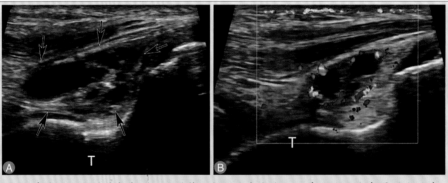

A.胫距关节长轴切面声像图显示关节复杂性积液（箭头），内部包含无回声液体和代表滑膜炎的有回声增厚滑膜；B.胫距关节彩色多普勒血流成像显示有回声滑膜内明显充血。T：距骨。

图4.22　类风湿关节炎患者踝关节复杂积液

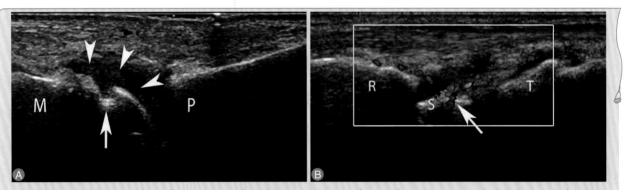

A.第五跖趾关节长轴切面灰阶声像图显示跖骨头骨侵蚀（箭头），表现为骨皮质不规则和滑膜增生（三角箭头）；B.腕关节背侧长轴切面彩色多普勒血流成像显示滑膜充血及舟骨（S）骨侵蚀（箭头）。M：跖骨；P：近端趾骨；R：桡骨远端；T：大多角骨。

图4.23　2例不同类风湿关节炎患者的骨侵蚀

个级别。与X线片相比，超声检查可更敏感地发现骨侵蚀，因此有助于诊断早期病变。除骨皮质不连续，有时还可观察到炎性骨侵蚀深方的骨髓回声增强。炎性关节病患者也可同时伴有腱鞘炎、附着点炎，此外对于类风湿关节炎患者，还可出现关节旁炎性结节，即类风湿结节（图4.24）。

痛风是一种常见的炎性关节炎，易累及第一

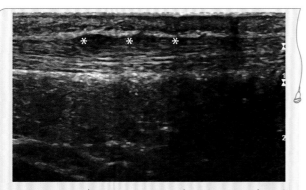

跟腱长轴切面声像图显示跟腱后表面出现低回声结节状增厚（*），即类风湿结节；彩色多普勒血流成像未见显示血流信号（图像未给出）。

图4.24　跟腱伴发类风湿结节

跖趾关节，是由尿酸盐晶体沉积在关节腔内所致。痛风患者可出现关节积液，滑膜增生并充血，周围软组织肿胀，以及临近关节的骨侵蚀，侵蚀范围可非常大。关节腔内晶体沉积的证据可表现为正常低回声的关节软骨表面出现特征性的不规则强回声线，即"双轨征"（图4.25）。这一表现与软骨钙质沉着症不同，后者的软骨钙化表现为软骨内的线状强回声。痛风石是晶体的局灶性聚集，发生在一部分痛风患者的关节旁，表现为团块状高回声物质，周边可能出现低回声环，被称为"湿糖块征"。这些痛风石旁可能会出现骨侵蚀改变。

骨性关节炎（非侵蚀性）表现为除骨赘及轻度滑膜炎外，还可见到软骨变薄及软骨形态不规则（图4.26）。骨赘表现为关节边缘的骨皮质突起，后方伴声影。滑膜炎可呈结节状或弥漫性。骨性关节炎患者也可伴有关节积液，虽然关节积液可在无滑膜炎的情况出现，但通常来说积液的出现与积液量、滑膜炎的出现和滑膜增厚程度相关。关节积液

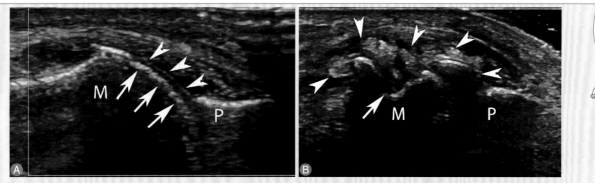

A.第一跖趾关节长轴切面灰阶声像图显示"糖衣征"，即高回声尿酸晶体沉积在关节滑膜表面（三角箭头），"双轨征"是由高回声的尿酸盐晶体（糖衣）沉积在无回声的透明软骨上，并与深方强回声的骨皮质共同形成（箭头）；B.第五跖趾关节长轴切面灰阶声像图显示大的骨侵蚀（箭头），伴有大团不定形痛风石（三角箭头），部分痛风石延伸至骨侵蚀内。M：第一跖骨；P：第一趾骨近端。

图4.25　2例不同痛风患者

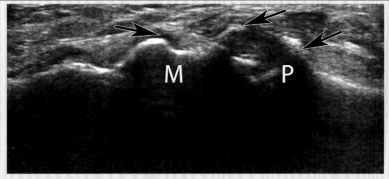

第五跖趾关节长轴切面灰阶声像图显示关节面两侧骨端均有骨赘形成（箭头）。M：跖骨；P：近端趾骨。

图4.26　骨性关节炎

和滑膜炎同时也和临床症状及X线片上显示的严重程度相关。

七、软组织肿物

体表可触及的软组织肿物十分常见，给临床医师的诊断带来困难。尽管大部分肿物都是良性的，但仅通过临床表现鉴别肿物良恶性几乎不可能。在评估软组织肿物的过程中，超声检查是MRI的重要补充方法。尽管总体来说MRI的特异度更高，但部分软组织肿物通过超声检查后即可判断为良性。对于不确定的病例，可再进行增强MRI检查。如实施得当，这种"两步走"策略能够节省医疗系统的总体花费。

腱鞘囊肿内充满黏液，常发生于腕部。腱鞘囊肿通常靠近关节或肌腱腱鞘。大约10%的腱鞘囊肿继发于创伤。最常见的发生部位为舟月关节附近（图4.27）。应寻找从囊肿向深方关节或腱鞘延伸的颈部，但通常难以确定。腱鞘囊肿的典型超声表现为边界清晰的圆形或分叶状囊状无回声，伴有后方回声增强。囊肿内部可出现低回声及分隔。腱鞘囊肿不可压缩（这与滑囊相反，滑囊可被压缩）。彩色多普勒血流成像时，腱鞘囊肿内通常不出现血流信号。

Baker囊肿位于腘窝内侧，极其常见，故在此特别讲述。半膜肌-腓肠肌滑囊积液扩张形成Baker囊肿，位于半膜肌腱远端与腓肠肌内侧头之间，通过一狭长颈部与深方的膝关节相通（图4.28，动图4.5）。

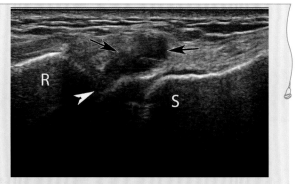

桡舟骨位置的桡腕关节长轴切面声像图显示一分叶状低回声腱鞘囊肿（箭头），起源于舟月韧带区域，需注意自关节延伸向外的颈部（三角箭头）。R：桡骨；S：舟骨。

图4.27　腱鞘囊肿

Baker囊肿通常发生于引起膝关节积液的病变，包括骨性关节炎，但也见于内侧半月板后角撕裂、炎性关节病及膝关节内部结构紊乱的患者。尽管Baker囊肿十分常见，但临床诊断并非总是可靠。无并发症的典型Baker囊肿为无回声，但囊肿内液体构成复杂或出血时，声像图表现多样，可见内部分隔和碎屑回声，囊肿内壁滑膜增厚、回声增强伴充血改变。狭长的颈部类似于活瓣，造成液体在囊肿内不断聚集，可导致囊肿破裂，引起患者膝关节后方和小腿近端出现急性疼痛、肿胀、红斑。发生上述情况时，囊肿远端边缘变得不规则，伴有小腿内侧皮下肿胀，液体沿腓肠肌内侧头向远端蔓延（图4.29）。腘窝囊肿破裂的临床表现类似于深静脉血栓形成或进展期蜂窝组织炎。

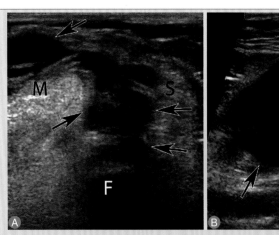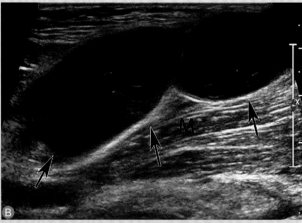

A.膝关节后方内侧短轴切面声像图显示分叶状伴分隔的低回声Baker囊肿（箭头），通过腓肠肌内侧头（M）和半膜肌腱（S）之间与关节相通；B.另一患者膝关节后方内侧长轴切面声像图显示卵圆形伴有分隔的复杂Baker囊肿（箭头），囊内可见沉积物和有回声的增厚滑膜。F：股骨内侧髁后方；M：腓肠肌内侧头。

图4.28　Baker囊肿

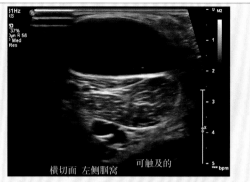

动图4.5 Baker囊肿短轴切面声像图

（译者注：本动态图从近心端扫查至远心端，显示一典型Baker囊肿；该含液性病变大部分为无回声，内可见少许低回声；囊肿在腓肠肌内侧头的浅方延伸。）

脂肪瘤是最常见的可触及软组织肿物（表4.1），可发生在皮下、肌肉或深部组织。单纯的脂肪瘤常表现为均匀等回声，或相较于正常脂肪的偏高回声，边界清晰，内部可有交织状分隔，类似于皮下脂肪（图4.30）。探头加压时，脂肪瘤应无压痛、可移动并且可压缩。单纯脂肪瘤的内部回声不应杂乱，且不应该富血供；但有时可观察到血管穿过脂肪瘤。对于出现以下不典型征象的可疑脂肪瘤应进行增强MRI检查以除外脂肪肉瘤。这些不典型征象包括：瘤体后方声影、内部复杂回声、血供丰富、瘤体径线超过5 cm、位置深在或位于肌间、疼痛及体积增大病史。

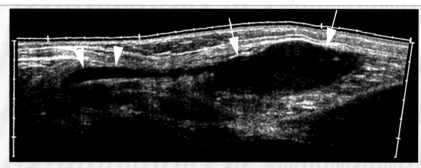

小腿长轴切面宽景成像声像图显示一复杂肿物（箭头），与胭窝的少量积液（三角箭头）相连，提示肿物为破裂的Baker囊肿。

图4.29 Baker囊肿破裂

表4.1 包含脂肪的软组织病变

诊断	超声表现	处理
单纯脂肪瘤	回声与皮下脂肪类似 可移动 质软，可压缩 无压痛 几乎无或仅有细小血流信号	若声像图表现典型，临床随访即可
良恶性不易确定的脂肪瘤样病变	复杂回声 后方伴声影，血供丰富 径线超过5 cm 位置深在或位于肌间 疼痛 体积增大病史	行增强MRI检查，如需要，进行活体组织检查
含脂肪的疝	声像图表现随时间或Valsalva动作而变化	

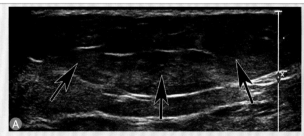
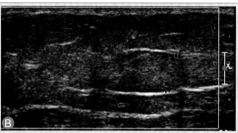

A.单纯脂肪瘤（箭头）和周边脂肪相比呈等回声，内部可见平行于皮肤表面的高回声分隔；B.彩色多普勒血流成像显示脂肪瘤内穿行的两个小血管，瘤体内血流不丰富。

图4.30 脂肪瘤

诊断脂肪瘤的一个陷阱是含脂肪的疝。二者在超声上可能有类似的表现，包括与皮下脂肪层回声接近、内部有编织状的分隔。解剖位置、外观形态的动态变化、随Valsalva动作发生运动，这些信息有助于疝的诊断。当超声表现为典型的良性脂肪瘤时，仅需要定期临床随访，不需要其他影像学检查或活体组织检查。

神经鞘瘤常见，多为良性，少数情况下为恶性。神经鞘瘤通常为边界光整的低回声实性肿物，呈卵圆形或纺锤形，后方回声轻度增强。有时可观察到与病变相连的神经，神经常位于神经纤维瘤中央，而位于神经鞘瘤的一侧，但这些表现并非绝对（图4.31）。有时还可见到高回声包膜，在退变的神经鞘瘤内偶尔可出现囊变区。尽管并非完全特异，"脂肪分离征"常见于良性神经鞘瘤。该征象表现为病变两端出现脂肪聚集形成的边缘，代表病变来源神经所在的神经血管束内正常的脂肪组织。良恶性周围神经鞘瘤的影像学表现有所重叠，但当

病变边界不清（反映肿瘤浸润性生长本质）、体积持续增大、由于坏死和（或）出血而内部回声不均匀时，应考虑恶性病变可能。如果病变在影像学上为典型的良性神经鞘瘤，未进行活体组织检查或手术切除，则影像学和临床随访是必要的。

仅凭超声检查无法确切鉴别各种良恶性软组织肿瘤。当超声诊断不确定时，可进一步行增强MRI检查。怀疑病变恶性可能时，需要行影像引导下穿刺活检（通常使用超声作为引导手段）。原发性软组织肉瘤通常为实性，边缘不规则，内部存在不同程度的坏死和出血（图4.32）。部分病变内可出现钙化（尤其是滑膜肉瘤）。这些病变内部通常可探及血流信号，并可能显示对周围组织的局部侵犯。对已知患有恶性肿瘤的患者，发现实性富血供软组织病变时应考虑继发性病变（转移瘤）。肉瘤诊断的最重要陷阱是临床表现为肿块合并出血，可能被误诊为单纯血肿从而延误诊断。如果患者存在外伤病史，会让诊断进一步复杂。当患者未进行抗凝治

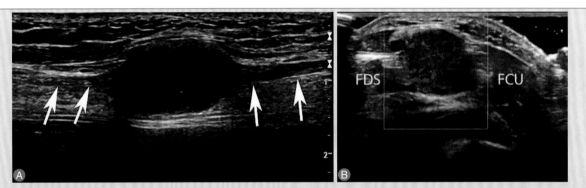

A.触及肿物处长轴切面声像图显示一类圆形低回声肿物，边缘光滑，来自于尺神经，尺神经进入并穿出该肿物（箭头）；B.前臂短轴切面声像图显示该肿物位于尺神经走行区，彩色多普勒血流成像显示肿物内血流信号丰富。FCU：尺侧腕屈肌；FDS：指浅屈肌和指深屈肌。

图4.31　周围神经鞘瘤

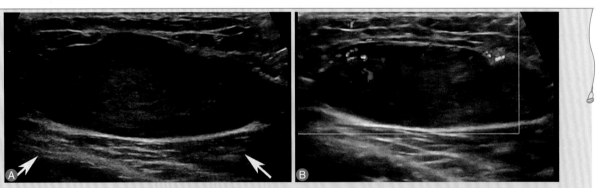

A.黏液肉瘤内由于存在黏液成分，病变后方回声轻度增强（箭头），肿物仍为实性，内部有回声，浅方边缘呈小分叶；B.彩色多普勒血流成像显示在肿物内血流信号增加。

图4.32　肉瘤

疗而出现自发性血肿，或血肿的大小和患者所受外伤程度不相符，均应存疑。此时，需要仔细评估、寻找病变内存在血流供应的区域，同时将这些部位作为活体组织检查的靶点。如果无阳性发现，则应在6周后进行影像学复查并记录血肿的吸收情况。对肉瘤切除术后的随访，超声诊断的准确性尚可，但仍可能漏诊一些复发的小病灶。对于术后需要随访的患者，超声检查可作为MRI的重要补充。

八、异物

软组织异物残留在儿童和成年人中都较常见。有些物质（如金属和玻璃）不透射线，可在X线片上显示，另外一些物质（如木材）则不能被X线片检测。在这些情况下，超声检查是有效的诊断方法。异物的典型表现呈高回声，可伴后方声影（图4.33）。异物周围可能环绕低回声晕环，代表周围的炎症反应，或在彩色多普勒成像上表现为充血。异物伴有大量积液时应考虑继发脓肿形成。

从临床实践角度，患者通常能准确为超声医师指出最需要关注的区域，同时观察皮肤创伤的入口和（或）出口也有助于评估重点区域。了解异物进入的轨迹对纤细物体（如碎木皮）的评估尤其有帮助，因为这些异物通常位于非解剖斜面内。细致的扫查必不可少，因为手足处的小异物可能被毗邻的韧带、肌腱、神经和血管遮挡，粗略扫查易造成漏

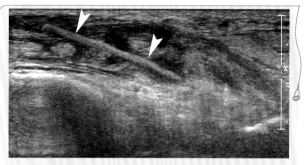

残留在手背软组织中的木质碎片，表现为线状高回声结构（三角箭头）。

图4.33　木质异物

诊。明确异物与这些解剖结构的关系及是否损伤这些结构同样非常重要。除显示不被X线成像的异物外，无论异物是否能够被X线成像，超声检查都可提供准确的三维定位，帮助制订手术计划，还可在术前进行皮肤标记定位以辅助手术。超声检查也可用于直接实时影像引导异物取出。

九、软组织感染

皮肤和皮下软组织感染，即蜂窝织炎，是常见的临床问题，可通过抗生素有效治疗。病程早期，蜂窝织炎在超声声像图上表现为皮肤和皮下组织增厚，回声增强。随病程进展，强回声内出现交错网状分布的低回声带，代表间质炎性渗出，也称为"鹅卵石样"改变（图4.34）。

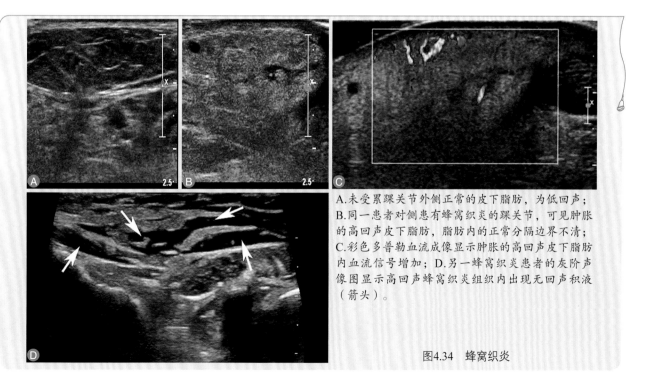

A.未受累踝关节外侧正常的皮下脂肪，为低回声；B.同一患者对侧患有蜂窝织炎的踝关节，可见肿胀的高回声皮下脂肪，脂肪内的正常分隔边界不清；C.彩色多普勒血流成像显示肿胀的高回声皮下脂肪内血流信号增加；D.另一蜂窝织炎患者的灰阶声像图显示高回声蜂窝织炎组织内出现无回声积液（箭头）。

图4.34　蜂窝织炎

蜂窝织炎可能进展为脓肿。对于诊断而言，发现伴发的脓肿非常重要，因为抗生素对脓肿的治疗通常无效，代之以引流治疗，引流可通过手术或在影像引导下进行。脓肿在超声声像图上表现多样。脓肿的边界可清晰，也可不清晰并向周围浸润（图4.35），周边可有充血、增厚的软组织。脓肿

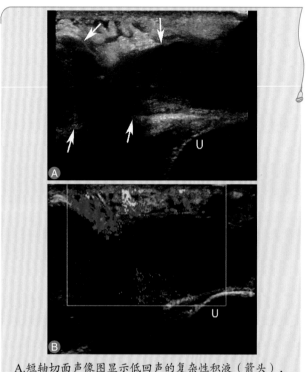

A.短轴切面声像图显示低回声的复杂性积液（箭头），周围软组织增厚，后方回声增强，符合脓肿表现；B.彩色多普勒血流成像显示周围软组织充血。U：尺骨。

图4.35 前臂脓肿

内部液性物质可表现为无回声、低回声或混合回声，内部可有分隔或低回声。脓肿内可有局灶性气体强回声，后方伴不典型声影。动态加压后，可见脓肿内的碎屑回声呈漩涡状活动。

合并积液时，可能需要考虑到其他诊断，并与脓肿鉴别。血清肿与脓肿的区别在于血清肿表现为单纯的无–低回声积液，不伴周边充血，可有后方回声增强。血肿可表现为混合回声积液，但内部无彩色多普勒血流信号，很少出现周边组织充血。软组织肉瘤表现为实性，内部组织血供丰富，伴后方回声衰减。如果超声检查对积液的性质诊断不明确，可通过抽吸（如果需要可在超声引导下进行）及抽吸物的微生物学和组织学检查来确定。

十、结论

超声检查是一种经济有效的方法，可对很多肌肉骨骼系统病变提供准确的诊断，包括肌腱和韧带损伤、关节炎，明确感染和一些软组织肿物。除技术本身的不断发展之外，未来肌肉骨骼系统超声应用的关键是超声技师及医师的培训，以及将新技术适当、持续的应用到患者健康管理中。

（崔立刚，陈香梅，付帅，薛恒，赵博译）

参考文献

扫码观看

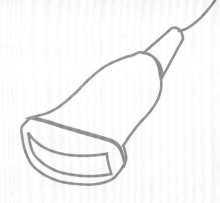

第五章　肩关节

Colm McMahon and Corrie Yablon

章节大纲

关键点总结

- 尽管肩袖部分撕裂的超声诊断准确性可能低于MRI，但超声诊断肩袖全层撕裂的准确性与MRI相当。
- 应用系统性评估整个肩关节的方案是检查肩关节的关键，需要细致的扫查技术。
- 掌握检查时患者最佳体位、探头方位和肩关节解剖结构对于进行有效的肩关节超声诊断至关重要。
- 超声检查可动态评估肩峰下和喙突下撞击、肱二头肌长头腱半脱位和肩袖完整性。

一、临床视角

人类的肩关节是错综复杂的平衡解剖系统代表，能够在多方向、多位置施力，因肩关节存在许多维持静态和动态稳定的结构，功能良好时可同时满足活动性和稳定性的需求。从最基本的日常生活到包括投掷运动在内的许多体育活动，肩部的正常功能对这些活动都是至关重要的。然而，肩关节容易受损，与肩峰下撞击等解剖因素有关。肩关节疼痛和运动受限是生活质量受损、占用医疗资源和工作效率降低的常见原因。大约50%的成年人每年至少有一次肩部疼痛发作，临床表现多样，从急性损伤到慢性功能障碍，其中后者随年龄增长更为常见。

肩关节疼痛和功能障碍是常见的临床主诉，潜在病因多样，包括肩袖病变（退变、撕裂、钙化性肌腱炎）、肱二头肌长头腱病变、肩峰下-三角肌下滑囊病变、盂肱关节或肩锁关节病变（可能为炎症或退行性变造成）及骨骼病变。肩峰下-三角肌下滑囊炎和肩袖病变是最常见的引起肩关节症状的疾病。正确的诊断对于治疗决策至关重要，通过手术或非手术治疗进行适当的干预，可减少肩关节问题造成的个人和社会影响。临床病史采集和体格检查是患者评估的固有部分，但对肩关节痛的病因诊断，临床检查的准确性有限且变化较大。

在当前的临床和社会经济环境下，超声检查作为诊断方法优势明显，包括准确性高、成本效益佳、患者耐受性良好。诊断肩袖全层撕裂时，超声检查与MRI的准确性相当，尽管诊断肩袖部分撕裂时超声检查准确性略低于MRI。超声检查还可诊断肌肉萎缩，其是预测肩袖修复手术结果能否成功的重要参数。对于幽闭恐惧症、体型过大或植入金属和电子设备等不适合行MRI检查的患者，超声检查是良好的替代方法。由于超声检查时患者舒适度相对提高，且所需时间较短，肩关节疼痛患者对超声检查的耐受性优于MRI。

超声检查拥有MRI不具备的几个优势。超声检查可对肩袖进行动态评估，在患者做诱发疼痛或引起弹响的动作同时进行成像。超声检查可动态、实时地评估肩峰下撞击、喙突下撞击和肱二头肌长头腱半脱位，并可获取视频。如果存在关于检查部位是病理改变还是正常变异的疑问，医师一般容易与对侧进行检查比较。肩袖撕裂时动态加压有助于评估肩袖完整性。超声检查对肌腱内钙质沉积的敏感度优于MRI。此外，患者在检查结束后即刻能够得到检查结果，这极大地增加了患者对超声检查的满意度。

然而超声检查并非无局限。临床考虑关节不稳定、韧带损伤或疑似盂唇损伤时，应首选MRI或MRI关节造影。超声检查评估骨骼病变的价值有限，对于肩痛患者应考虑进行X线片检查作为补充，辅助进一步诊断骨折、骨骼病变、肩峰下骨刺、肩锁关节骨赘、肩峰肱骨间隙狭窄、盂肱及肩锁关节排列和关节间隙异常、软组织钙化等。

鉴于这些因素，对于疑似肩袖撕裂的急性或慢性肩关节痛患者，应将超声检查作为首选方法。肩关节超声在具体常见场景下的成像详述已由超声影像医师协会达成共识并发表，该共识是非常有用的参考资料。

二、肩关节解剖学

肩关节由上肢带骨及相关肌肉和韧带结构组成。理解肩关节解剖结构和扫查技术的核心是肩胛骨的解剖结构（图5.1）。肩胛骨是三角形扁平骨，除前后两面外，尚有侧面的盂窝。盂窝由纤维软骨的盂唇加深，表面被覆透明软骨，与肱骨形成滑膜关节，即盂肱关节。肩胛颈逐渐变细并延续为扁平的三角形肩胛体部。肩胛骨体部的前面是肩胛下窝，其是一个具有斜脊的凹陷，为肩胛下肌的起点。肩胛骨的后面向后凸起，被肩胛冈分为上部和下部。肩胛冈上方是冈上窝，此处是冈上肌的起点。肩胛冈下方是冈下窝，冈下肌起于此处内侧2/3，小圆肌起于肩胛骨内侧缘。肩胛冈向上外侧延伸为肩峰，呈扁平的钩状结构，自后部向前部弯曲，其前部与锁骨形成肩锁关节。肩峰和肩胛冈是三角肌的起点。肩峰的功能非常重要，也是超声检查的重要标识，由于冈上肌和冈下肌在中立位时受肩峰遮挡，除非采用特定体位进行超声检查，否则不能获得准确超声声像图。此外，肩峰下表面的骨刺（肩峰下骨刺）可能是肩峰下撞击的原因之一，骨刺通常形成于喙肩韧带附着处。此外，肩锁关节处的骨关节炎可能导致骨赘形成，当存在关节下方骨赘时，可能引起肩袖肌腱撞击。喙突是指状弯曲的突起，自肩胛颈向前延伸，除喙肱韧带附着外，还有肱二头肌短头、喙肱肌和胸小肌附着，有助于稳定肩锁关节的喙锁韧带也附着其上。

肩袖由4块肌肉组成：肩胛下肌、冈上肌、冈下肌和小圆肌（图5.2）。这些肌肉起自肩胛骨，附着于肱骨近端。正常的肩袖肌腱厚度为4~6 mm，沿肱骨大结节附着方向从内侧到外侧平滑地逐渐变成尖细状。肩胛下肌是多羽状肌，起自肩胛骨前

面，肌纤维向外侧走行汇聚成扁平肌腱附着于肱骨小结节。肩胛下肌下1/3部分的肌肉直接附着于小结节。冈上肌起源于并占据整个冈上窝，其肌腱向外侧延伸附着于肱骨大结节前侧。冈上肌腱的前部形态多类似于绳索，肌腱向中后部逐渐变平坦，短轴切面更接近为四边形。冈下肌起源于冈下窝，向外侧走行，附着于肱骨大结节后上部。冈上肌腱和冈下肌腱纤维在其各自附着处的后缘和前缘彼此交织，形成联合附着。小圆肌起源于肩胛骨外侧缘，附着于大结节后侧，位于冈下肌下方。

肱二头肌长头腱起自关节盂上方的骨性突起盂上结节和上盂唇，其在肩胛下肌腱和冈上肌腱之间向下外侧走行，前述两个肌腱分别是肩袖间隙的下侧界和上侧界（图5.3）。在肩袖间隙内，喙肱韧带和盂肱上韧带形成韧带吊索以稳定肌腱。肱二头肌长头腱向下外侧走行，出肩袖间隙后移行为关节外部分，并向下进入肱骨大结节、小结节之间的肱二头肌腱沟或结节间沟。肱二头肌长头腱由肱横韧带稳定在结节间沟中，此韧带由肩胛下肌止点处的肌腱纤维形成。

肩峰下-三角肌下滑囊是一个内衬滑膜的扁薄结构，位于肩袖肌腱与被覆的三角肌和肩峰之间，其作用是减少肩袖与被覆结构之间的摩擦，保持运动顺畅。

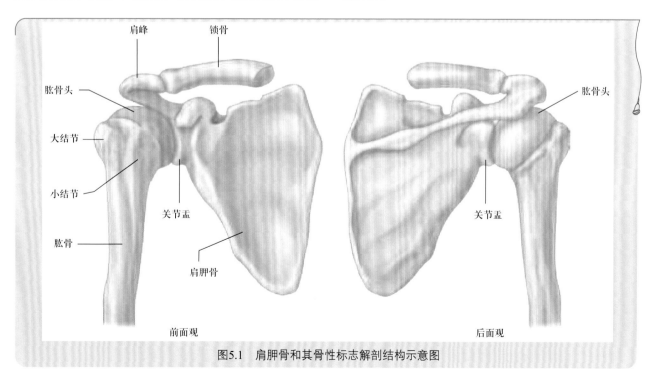

图5.1 肩胛骨和其骨性标志解剖结构示意图

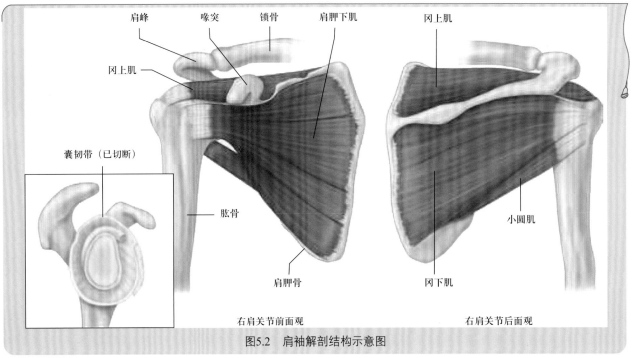

图5.2　肩袖解剖结构示意图

（图5.2标注）肩峰　喙突　锁骨　肩胛下肌　冈上肌　冈上肌　囊韧带（已切断）　肱骨　肩胛骨　冈下肌　小圆肌　右肩关节前面观　右肩关节后面观

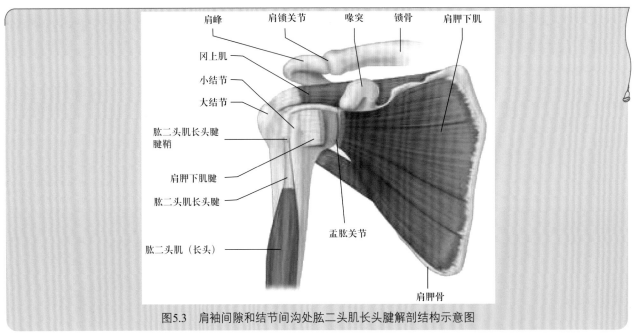

图5.3　肩袖间隙和结节间沟处肱二头肌长头腱解剖结构示意图

（图5.3标注）肩峰　肩锁关节　喙突　锁骨　肩胛下肌　冈上肌　小结节　大结节　肱二头肌长头腱腱鞘　肩胛下肌腱　肱二头肌长头腱　盂肱关节　肱二头肌（长头）　肩胛骨

三、扫查技术

为了肩部超声检查的一致性和准确性，建议采用标准方案，并对每一例患者行综合评估，而非单一的针对性扫查（表5.1）。可能的情况下，患者应保持直立坐在旋转椅上或检查床边。不应使用带靠背的椅子，因其会影响患者体位摆放。超声医师也应坐在旋转椅上，座椅高度略高于患者，使超声医师的手臂可保持在自然的、符合人体工学的位置。对于坐轮椅的患者，如可行，则暂时拆除靠背

以利于检查。如果患者不能保持直立坐位，也可取仰卧位，将患侧肩置于床边进行有限的扫查。使用12~15 MHz高频线阵探头实现高分辨率扫查。对于体型较大的患者，可能需要使用较低频率的探头（9 MHz）来穿透组织以达到所需的深度，但其会导致分辨率降低。

扫查任何肌腱时，应注意保持探头和目标肌腱接近90°，避免由各向异性导致的低回声伪像，本章后文将行更详细的讨论。

表5.1 肩关节超声检查常规方案

肱二头肌长头腱	长轴和短轴静态图像
肩胛下肌腱	长轴和短轴静态图像 动态评估喙突下撞击
冈上肌腱	长轴和短轴静态图像 动态评估肩峰下撞击
冈下肌腱	长轴和短轴静态图像
小圆肌腱	长轴和短轴静态图像
冈上肌和冈下肌肌腹	矢状面图像——如可能，用全景图像
肩关节后方	轴平面图像
肩锁关节	冠状面图像

（一）肱二头肌长头腱评估

肱二头肌长头腱评估的最佳体位是上肢处于中立位，前臂放在患者同侧大腿上，肘部屈曲，掌心朝上（图5.4）。在该体位，自肩前方扫查肱二头肌长头腱。探头置于上臂，横切面扫查获得结节间沟处的长头腱短轴图像，沿肌腱走行向下，直至肱二头肌长头腱穿过胸大肌腱肱骨附着处。短轴切面上，肱二头肌长头腱表现为回声均匀一致的圆形或卵圆形结构，可能伴有微量腱鞘内液体。正常肱二头肌长头腱厚为2～4 mm。探头向上、向内侧沿肌腱走行可扫查至肩袖间隙，调整探头角度使之更倾斜，保持与肌腱短轴相互垂直，最后探头旋转90°，显示肌腱长轴呈平滑的纤维层状结构。

（二）肩胛下肌腱评估

扫查肩胛下肌腱时，患者手臂置于体侧，肘部外旋，掌心朝上（图5.5）。探头沿肩胛下肌腱走行方向进行肌腱的长轴切面评估，探头垂直于肩胛下肌腱时，行短轴切面评估。喙突位于肩胛下肌内侧，许多患者均可触及，是定位肩胛下肌腱的有效解剖标志。声像图中可见肌腱从宽阔的多羽状肌腹发出，正常的

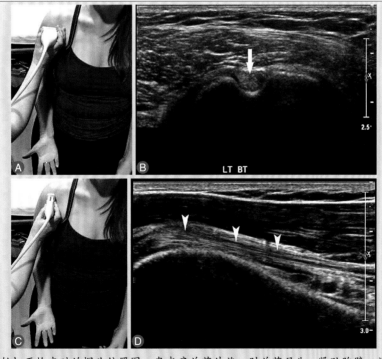

A.肱二头肌长头腱短轴切面检查时的探头位置图，患者肩关节外旋，肘关节屈曲、紧贴胸壁，前臂掌侧朝上，置于大腿，该体位使肱二头肌长头腱转向前方；B.肱二头肌长头腱（箭头）短轴切面声像图；C.肱二头肌长头腱长轴切面检查时的探头位置图，在初始短轴切面检查位置旋转探头90°，患者体位保持与短轴切面检查时一致；D.肱二头肌长头腱长轴切面声像图（三角箭头）。

图5.4 肱二头肌长头腱

低回声肌肉不应被误认为积液。在该体位，患者的手臂从外旋位回复到中立位，同时观察喙突深方的肌腱纤维，可评估喙突下撞击（动图5.1）。此动态操作亦有助于评估肱二头肌长头腱从结节间沟处的脱位。

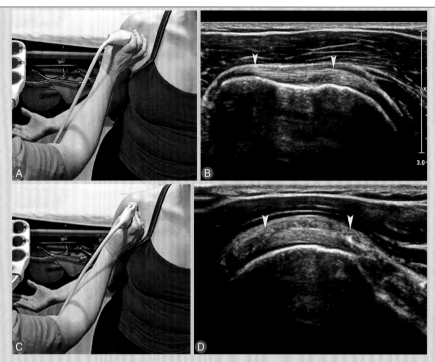

A.肩胛下肌腱长轴切面探头位置，从扫查肱二头肌长头腱的初始位置起，患者肘部外旋，保持肘部紧贴身体，掌心朝上，该体位牵拉肩胛下肌腱，并将肌腱从喙突下旋转出，以利于观察，探头相对喙突放置，此时探头位置与肱二头肌长头腱短轴切面相似，但患者体位不同；B.肩胛下肌腱的长轴切面声像图（三角箭头）；C.肩胛下肌腱短轴切面探头位置，从肌腱长轴的初始位置起，仅需将探头转动90°，即显示肩胛下肌腱短轴切面声像图，患者保持相同的体位，探头位置与肱二头肌长头腱长轴切面位置相似，但患者体位不同；D.肩胛下肌腱短轴切面声像图（三角箭头，另参见动图5.1）。

图5.5　肩胛下肌腱

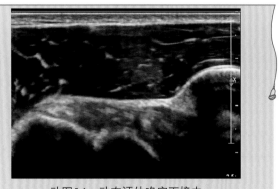

动图5.1　动态评估喙突下撞击

（三）冈上肌腱评估

在中立位置，冈上肌腱在很大程度上被上覆的肩峰遮挡而不能显示。为将肌腱从肩峰下拉出，需进行特定操作。最早由Crass（图5.6）描述的体位，要求患者将手放于背后，用手背伸向对侧后裤袋。该体位使肩关节后伸（译者注：原文flexion应该有误，这个动作应该是extension）、内旋和内收。在这个体位，大结节位于前方，因此冈上肌腱朝向附着处向前外侧走行，并从肩峰下拉出，而得以显示。肩部疼痛的患者常无法实现和保持该体位，由此采用另一种改良Crass体位（图5.7），即患者将手掌放在同侧髋部或臀部，肘部屈曲指向后方。在该体位，大结节位置与原来的Crass体位相似，但通常

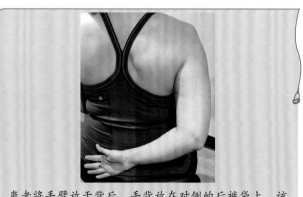

患者将手臂放于背后，手背放在对侧的后裤袋上，该体位可使冈上肌腱从肩峰下方旋出。

图5.6　Crass体位

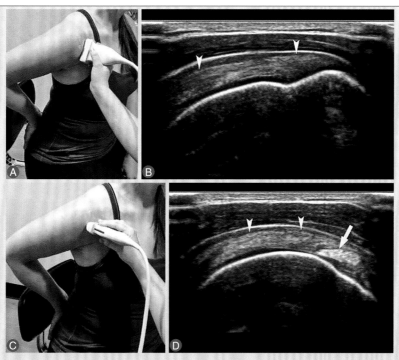

探头获取冈上肌腱长轴切面，患者处于改良Crass体位，患者将手臂置于背后，手掌放在同侧后裤袋上，肘关节向后，尽可能紧贴身体，该姿势使冈上肌腱从肩峰下方旋出，肩袖撕裂患者通常更易耐受这个体位。A.探头稍倾斜放置，倾斜平面指向患者耳朵；B.冈上肌腱长轴切面声像图（三角箭头）；C.冈上肌腱短轴切面探头位置，患者保持改良Crass体位，探头从长轴起始位置旋转90°；D.冈上肌腱短轴切面声像图（三角箭头），冈上肌腱前方为肱二头肌长头腱（箭头）。

图5.7 冈上肌腱及改良Crass体位

患者可较好地耐受此种操作。冈上肌腱同样沿大结节方向向前外侧走行。

为在长轴上更好地显示冈上肌腱，探头应平行于肌腱长轴方向，从而使探头处于患者的斜矢状位，探头切面指向患者耳朵（图5.7A）。患者处于改良Crass体位时，肱二头肌长头腱长轴切面是定位冈上肌腱最前部的有用标志（图5.8）。将探头置于肱二头肌长头腱长轴，并向后方平移，即可评估整个冈上肌腱。成像正确时，正常冈上肌腱表现为光滑、有回声、纤维层状结构，在其附着处或"足印区"逐渐变细，具有所谓"鸟喙状外观"。正常肩袖肌腱在其骨面附着处为纤维软骨界面，表现为平行于附着处骨皮层的薄低回声带，与透明软骨回声相似，不应将此误诊为撕裂。

将探头旋转90°，可显示冈上肌腱短轴切面声像图。在此切面，可看到冈上肌腱前部的"绳索状"纤维与中后部扁平的四边形纤维融合在一起。在短轴上观察冈上肌腱时，重要的是将探头向前移动以显示肱二头肌长头腱短轴切面声像图，以确保冈上肌腱最前缘得到完整评估。短轴扫查时，冈上

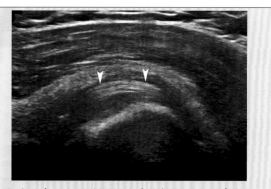

此处是观察冈上肌腱长轴的最佳起点，一旦清晰显示肱二头肌长头腱长轴切面（三角箭头），只需简单向后移动探头即可显示冈上肌腱。

图5.8 肱二头肌长头腱长轴切面声像图，肩部处于改良Crass体位

肌腱前方的肩袖间隙清晰可见，穿行间隙的肱二头肌长头腱亦为短轴切面，由喙肱韧带和盂肱上韧带维持其稳定。

与所有肌腱相同，长轴扫查时应从前部到后部，短轴扫查时则由内侧到外侧对冈上肌腱进行全面扫查。当扫查到冈上肌腱后部纤维时，应常规显示更靠后方的冈下肌腱纤维，这是确保整个冈上肌

腱已被扫查的有用标志。值得注意的是，当探头向后移动时，大结节的形状发生变化，从隆起变得平坦。该移行区域恰在冈下肌腱前部纤维与冈上肌腱后部纤维重叠处，此处可显示不连续的纤维彼此重叠（图5.9，动图5.2）。从重叠区继续向后方扫查，可完整评估冈下肌腱，长轴切面表现为纤维层状结构，短轴切面可见类似表现。

肩袖索是一条与喙肱韧带相延续的薄层纤维带，从冈上肌腱和冈下肌腱深面通过。这条纤维带垂直于肩袖长轴，由前方向后方走行，并被认为在应力分布方面具有生物力学作用，类似吊桥的缆绳。肩袖索始终能够被超声显示，行冈上肌腱和冈下肌腱长轴扫查时，肩袖索为短轴切面，呈椭圆形（图5.10）。肩袖索位于肩袖大结节附着处内侧约1 cm（平均为9 mm，范围为4~15 mm）。

冈上肌腱静态扫查结束后即可进行肩峰下撞击动态评估。患者手臂位于体侧，处于中立位，探头采取冠状切面，肩峰位于图像内侧，大结节位于外侧。然后患者缓慢地外展手臂，观察肩峰下冈上肌腱的运动。正常冈上肌腱运动应平滑连续，移动至肩峰下时肌腱及滑囊无变形，滑囊无液体聚集（动图5.3）。

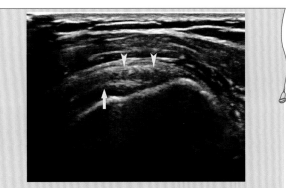

图5.9　长轴切面声像图可见冈上肌腱后部纤维（箭头）与冈下肌腱前部纤维（三角箭头）重叠

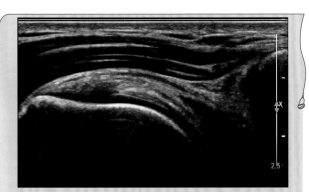

动图5.2　长轴扫查，自冈上肌腱向后移行至冈下肌腱

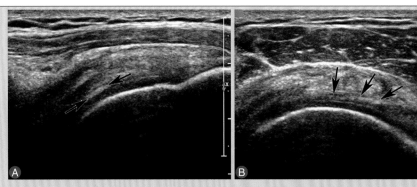

A.冈上肌腱长轴扫查时，肩袖索（箭头）显示为短轴切面，位于冈上肌腱关节面；B.冈上肌腱短轴扫查时，肩袖索（箭头）显示为长轴，呈沿冈上肌腱关节面走行的线样结构。

图5.10　肩袖索

（Courtesy of Dr. Yoav Morag，Ann Arbor，MI.）

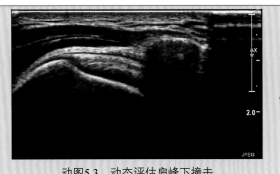

动图5.3　动态评估肩峰下撞击

Turrin和Cappello描述了一种评估冈上肌腱的有效替代方法：患者仰卧，患侧肩置于床边并允许同侧上臂垂于床下，肘关节保持伸展，前臂处于旋前位。该方法对于不能处于坐位的患者特别有用，如脑血管意外后伴偏瘫患者的肩部疼痛并不少见，病因各异（与脱位、痉挛、粘连性关节囊炎或肩袖撕裂有关），此时标准的坐位扫查法就可能非常困难。

（四）冈下肌腱、小圆肌腱和肩关节后方评估

目前已有数种描述冈下肌腱的评估方法。患者可保持在改良Crass体位或将手臂悬垂在一侧，仅需从冈上肌腱向后分别沿长轴和短轴连续扫查。

另一冈下肌腱的扫查体位，要求患者将手臂跨过胸前，手掌置于对侧肩部。该体位能够进行冈下肌腱和肌腹成像。探头以斜横切面方向放置于肩后部，平行于冈下肌腱长轴，以肩胛冈下缘作为体表标志（图5.11）。长轴切面显示冈下肌腱附着处逐渐变细的范围更长，但缺乏类似冈上肌腱"足印区"的"鸟喙状外观"，而冈下肌腱与冈上肌腱的形态依旧相似。将探头旋转90°获取冈下肌腱短轴切面，同时评估肌腱和肌腹。正常肌肉呈低回声，位于肩胛冈下方的冈下窝内。

小圆肌腱也在上述同样位置进行评估，可显示小圆肌腱附着处位于肱骨大结节后方、冈下肌腱附着处下方，也可显示小圆肌纤维起自肩胛骨后外侧、冈下肌下方。

在同一位置，观察肩关节后部，可显示盂肱关节积液、部分后盂唇及冈盂切迹。肩关节后部扫查结合肩外旋动作，有助于观察盂肱关节积液。

（五）肩袖肌肉评估

以肩胛冈作为体表标志，将探头垂直于肩胛冈放置，即可显示冈上窝处的冈上肌（图5.12）。此切面显示肌肉短轴，正常肌肉应呈低回声且外形饱满，并应充满冈上窝，肌肉内可见中央肌腱结构。

保持探头垂直于肩胛冈方向，移动探头到肩胛冈远端，可显示冈下肌和小圆肌。使用全景成像技术，易于对肌肉体积和回声强度进行相互比较和评估。

四、肩袖退变及撕裂

（一）背景

由撕裂或肌腱退变导致的肩袖功能障碍是肩部疾病寻求评估的最常见原因。肩袖疾病也是寻求肩部超声检查的最常见原因。肩袖中最常损伤的肌腱是冈上肌腱。肩袖撕裂的发生率随患者年龄增长而增加，在65岁及以上患者中，肩袖撕裂发生率高达22%。在65岁及以上患者进行影像学检查时，70%存在无症状肩袖缺损。在40岁以下患者中，肩袖撕裂不常见，但可见于急性创伤或运动相关损伤情况时。40岁以上患者的肩袖撕裂通常继发于肌腱退变。

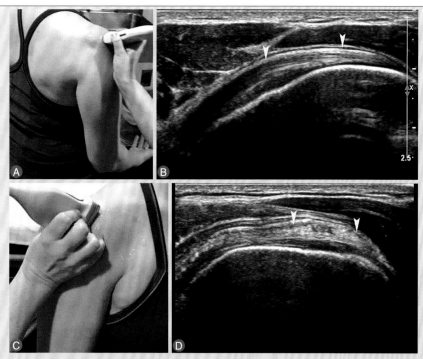

A.长轴切面探头位置，患者只需将手臂放置在身体侧方，前臂掌心朝上放于大腿上，探头置于肩胛冈下方，向外侧移动，以显示远端肌腱大结节附着处；B.冈下肌腱长轴切面声像图（三角箭头）；C.短轴切面探头位置，探头自冈下肌腱长轴切面位置旋转90°；D.冈下肌腱短轴切面声像图（三角箭头）。

图5.11　冈下肌腱

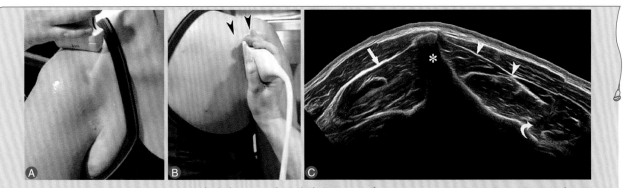

A.冈上肌的探头扫查位置，探头置于肩关节上方，肩锁关节内侧，锁骨后方；B.冈下肌和小圆肌的探头扫查位置，探头与肩胛冈垂直90°放置，恰位于肩胛冈下方（三角箭头）；C.全景成像显示冈上肌（箭头）、冈下肌（三角箭头）、小圆肌（弯箭头），肩胛冈（＊）将冈上肌和冈下肌分隔开。

图5.12　肩袖肌肉组织

（二）肌腱病

肌腱病是一种退行性过程，可能与肩部疼痛相伴。组织学上，肌腱病无炎性成分（因此术语"肌腱炎"不适用于该情况），而是存在黏液样变性及常见的软骨样化生。在超声检查中，肌腱病表现为回声不均匀或回声减低，并伴有肌腱增厚和失去正常纤维层状结构（图5.13）。尽管肌腱病的诊断不包括肌腱缺损或撕裂，但可与之并存。

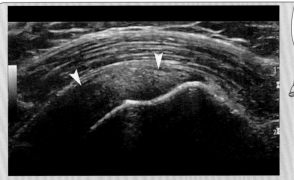

冈上肌腱（三角箭头）长轴切面声像图显示肌腱回声减低，正常纤维层状结构广泛性消失。

图5.13　冈上肌腱病

（三）肩袖全层撕裂

超声检查是诊断肩袖撕裂的可靠方法，对全层撕裂的敏感度和特异度均超过90%，且观察者间的变异性低。全层撕裂表现为肩袖内低回声或无回声裂隙（图5.14），也可表现为肌腱滑囊面边缘凹陷。此外，引起肌腱大幅度回缩的撕裂导致肩袖肌腱不可见（图5.15），这是因为肌腱回缩至肩峰下方，多出现在回缩超过3 cm情况下。当出现全层撕裂时，肌腱回缩端与大结节或远端肌腱残端之间的裂隙可填充低回声液体或碎屑回声（图5.16）

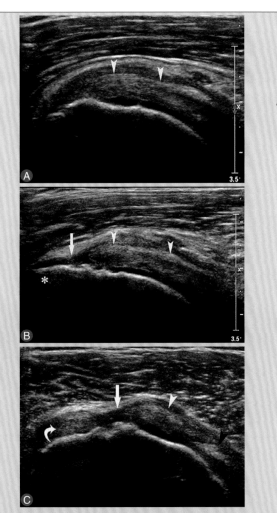

A.冈上肌腱前部长轴切面声像图显示肌腱纤维完整（三角箭头）；B.冈上肌腱靠后部的长轴切面声像图显示纤维全层撕裂，撕裂肌腱末端（三角箭头）与大结节（＊）间隙内可见低回声液体（箭头）；C.冈上肌腱短轴切面声像图显示完整的前部纤维（白色三角箭头），在冈上肌腱后部撕裂处间隙内有液体填充（箭头），撕裂后方可见完整的冈下肌腱前部纤维（弯箭头），肱二头肌长头腱（黑色三角箭头）位于前方，可帮助定位。

图5.14　局灶性冈上肌腱全层撕裂

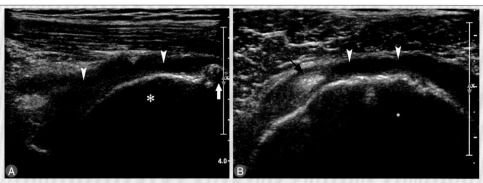

冈上肌腱预期位置处的长轴切面（图A）和短轴切面（图B）声像图，显示肱骨头（＊）和大结节（白色箭头）上方的肌腱缺失，正常肌腱位置可见液体和碎屑（三角箭头），完整的肱二头肌长头腱位于前方（黑色箭头）

图5.15 冈上肌腱全层撕裂伴肌腱回缩至肩峰下

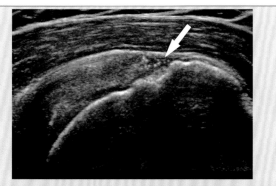

冈上肌腱长轴切面声像图显示局灶性全层撕裂，肌腱回缩端与大结节之间的裂隙可见有回声碎屑（箭头）和液体填充。

图5.16 局灶性冈上肌腱全层撕裂

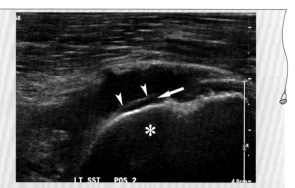

正常低回声软骨（箭头）表面可见线样高回声（三角箭头），沿肱骨头（＊）上表面分布

图5.17 冈上肌腱全层撕裂伴软骨界面征

和肉芽组织。另外，肩峰下－三角肌下滑囊（通常增厚）和三角肌深面可疝入并占据肩袖撕裂造成的缺损内。

撕裂间隙内的点状碎屑可表现为能移动或浮动的亮点。撕裂间隙内液体可增强超声波传播，使得深方肱骨头软骨表面回声增强，称之为"软骨界面征"（图5.17）。有时可能无法确定肩袖的异常回声是部分撕裂，还是伴有肉芽组织和碎屑的全层撕裂，可对异常回声区域动态加压扫查，使复杂回声液体及碎屑组织在肩袖撕裂处旋转流动，从而明确诊断。

确定撕裂是急性还是慢性对临床实践有所帮助，因急性撕裂更倾向于具有良好的术后效果。鉴于此，盂肱关节及滑囊积液更常见于急性撕裂。此外，位于骨－肌腱连接内侧的肌腱中部撕裂，更倾向于急性撕裂。另一方面，撕裂端严重回缩更多见于慢性撕裂。慢性全层撕裂时，肌腱内裂隙可能填充不可压缩的杂乱回声碎屑和肉芽组织，并与肩峰

下－三角肌下滑囊相邻，这可能会使初学者对肩袖外形做出错误评估。

（四）肩袖部分撕裂

与肩袖全层撕裂相同，部分撕裂在年轻和老年患者中均可发生。在年轻患者中部分撕裂比全层撕裂更常见，最常见于年轻运动员。冈上肌腱关节面部分撕裂是年轻运动员肩袖撕裂最常见的亚型。在老年患者中，部分撕裂亦最常见于冈上肌腱，但最常见的原因为肌腱退变，且随患者年龄增长，发病率增加。

部分撕裂的特征是肌腱内出现局灶性低回声或混合回声，累及肌腱一侧，但未延伸到整个厚度。肩袖部分撕裂有几种亚型（图5.18，图5.19）。滑囊面部分撕裂（图5.19A，图5.19B）发生在肌腱上表面，恰位于肩峰下－三角肌下滑囊深方；关节面撕裂（图5.19C，图5.19D）发生在肌腱下表面，与关节间隙相邻；肌腱内撕裂（图5.19E）可发生在肌腱末端的"足印区"内，也可发生在肌腱纤维长轴方

向上。这些肌腱内撕裂在关节镜检查中可能无法发现，因其不与滑囊或肌腱的关节面相通。

一种特定的部分撕裂类型是"边缘撕裂"（图5.19F），发生在冈上肌腱关节侧，延伸到大结节的肌腱"足印区"，这种撕裂类型最常见于从事过顶投掷运动的运动员。

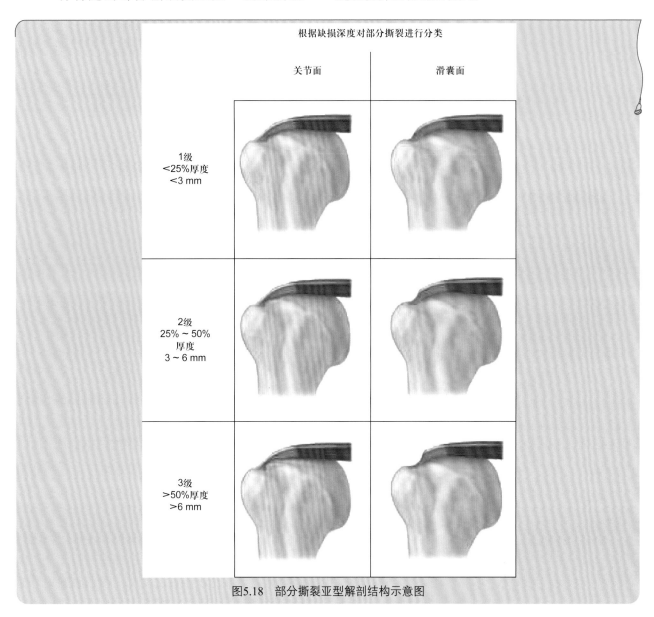

图5.18 部分撕裂亚型解剖结构示意图

部分撕裂从1~2 mm的小撕裂到超过肌腱厚度50%的撕裂不等。尽管≥50%的撕裂通常需进行手术修复，但撕裂仅累及肌腱25%的患者也可从关节镜清创术中获益。是否进行手术仍需根据患者个体情况而定，包括一般状态、活动受限程度、合并症及患者意愿。部分撕裂最常见于年轻患者的关节面。必须注意充分评估冈上肌腱的前缘纤维，撕裂经常发生在该处。滑囊面部分撕裂可表现为肌腱滑囊面外形不同程度的变平或凹陷，可能引起肌腱正常区域和变薄区域之间呈现"沙漏样"的径线改变。

部分撕裂和全层撕裂时经常观察到的伴发征象是大结节骨皮质不规则，这一征象对肩袖撕裂的阳性预测值为75%，其在全层撕裂中更为明显。骨皮质不规则、凹陷和侵蚀反映了骨重塑的过程。在关节面部分撕裂和全层撕裂中均可出现的第二个伴发征象是前文提到的"软骨界面征"。

分析部分撕裂和全层撕裂时，在长轴和短轴（撕裂长度和宽度）方向上量化撕裂的程度非常重要。例如，在冈上肌腱撕裂情况下，应在长轴上测量内侧到外侧的撕裂长度，在短轴上测量前侧到后侧的撕裂宽度。

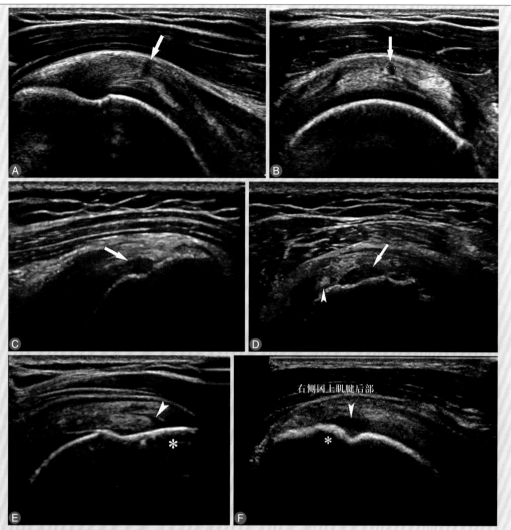

A.滑囊面撕裂长轴切面声像图，冈上肌腱滑囊面可见局灶性低回声区（箭头）；B.滑囊面撕裂短轴切面声像图，冈上肌腱滑囊面可见局灶性低回声区（箭头）；C.关节面撕裂长轴切面声像图，冈上肌腱关节面可见局灶性低回声（箭头）；D.关节面撕裂短轴切面声像图，冈上肌腱关节面可见局灶性低回声区（箭头），需注意前方的肱二头肌长头腱（三角箭头）；E.肌腱内撕裂，冈上肌腱长轴切面声像图显示肌腱内线样低回声裂隙（三角箭头），延伸至大结节（*），未向肌腱滑囊面和关节面延伸；F.边缘撕裂，冈上肌腱长轴切面声像图显示肌腱关节面的低回声撕裂（三角箭头），恰位于冈上肌腱大结节附着处的"足印区"。

图5.19　肩袖部分撕裂

（五）肩袖术后

　　肩袖修复手术后，肩袖和周围软组织外形异常，可预测超声检查时局部软组织正常层次结构消失及肩袖肌腱回声异常。由于失去了与上覆肩峰下滑囊之间的正常边界，动态评估可能有助于识别和显示冈上肌腱。锚定部位的骨皮质不规则为正常术后改变，肌腱内的高回声缝合材料参与导致术后肩袖肌腱回声不均匀（图5.20）。再次撕裂的最可靠征象是肌腱内裂隙和肌腱回缩不可见。术后肌腱变薄或具有细微轮廓异常时，认为肌腱仍完整。

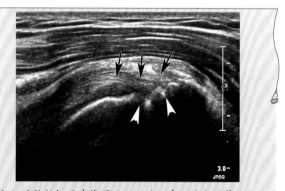

冈上肌腱长轴切面声像图显示肌腱回声不均匀（箭头），但连续性完整，大结节表面不规整（三角箭头）。

图5.20　术后冈上肌腱

（六）肌肉萎缩

超声检查也可用于评估肩袖肌肉萎缩，肌肉萎缩可发生于亚急性或慢性肩袖撕裂，其特征是肌肉体积减小和肌肉回声增强（与肌纤维间脂肪增加有关）（图5.21）。超声表现还包括肌肉轮廓不清晰，肌肉肌腱连接处的中央肌腱不可见。利用全景成像技术使肩袖肌肉在短轴上并排显示，有助于减少超声诊断肌肉萎缩时观察者间的差异，可能是因为其提供了肌肉间比较的内部质控。肌肉萎缩的诊断在临床管理中非常重要，因肌肉萎缩的存在被认为是手术成功修复的负面预后指标。应注意，失去神经支配也可能发生肌肉萎缩。

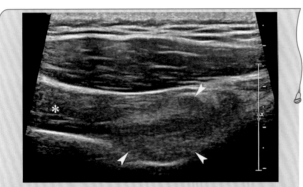

冈下肌腱短轴切面声像图显示冈下肌容积减少，与正常小圆肌（*）相比，其回声增强（三角箭头）。

图5.21 冈下肌的脂肪性萎缩

根据Goutallier及其同事为MRI判读设计的分级系统，肌肉萎缩可定性分为0～4级：0级=正常肌肉；1级=轻微的脂肪条纹；2级=肌肉多于脂肪；3级=肌肉和脂肪量相等；4级=脂肪多于肌肉。Strobel及其同事描述了一种用于肌肉萎缩超声评估的改进分级系统，通过评估肌肉形态和回声进行分级。在该系统中，萎缩的形态学变化分为0～2级：0级=正常，有清晰的肌肉轮廓、肌纤维和中央肌腱结构；1级=仅部分正常肌肉特征可见；2级=正常肌肉结构不可见。同时，将肌肉与三角肌对比，把肌肉的回声强度分为0～2级：0级=与三角肌呈等回声；1级=较三角肌回声轻度增强；2级=回声较三角肌明显增强。研究表明，肌肉脂肪性萎缩的超声分级与MRI评估有良好相关性。

（七）肩峰下-三角肌下滑囊

肩峰下-三角肌下滑囊位于肩袖浅方，三角肌及肩峰的深方，其下外侧边界超过肩袖的外侧边缘，覆盖于肱骨干表面，这种解剖特征有助于将其

与肩袖肌腱的浅层纤维相区别。声像图中，肩峰下-三角肌下滑囊呈薄层低回声带，厚度<2 mm，滑囊内含有滑膜液。低回声带的浅层及深层可见细线状高回声，代表滑囊壁及周围的脂肪组织（图5.22）。

肩峰下-三角肌下滑囊病变表现为滑囊内液体增多，滑囊扩张伴或不伴滑囊壁增厚（图5.23）。超声检查发现滑囊异常与肩关节疼痛的临床症状高度相关。肩峰下-三角肌下滑囊积液扩张最常见的潜在原因是肩袖撕裂，因肩袖撕裂可能引起滑囊与盂肱关节囊相通，而正常时两者是相分隔的。少数情况下，液体也可延邻近的肩锁关节延伸至关节浅方软组织内，形成腱鞘囊肿，即"喷泉征"（图5.24）。此时，患者可在肩锁关节上方触及包块，通常不会认为该包块与肩关节疼痛或活动受限有关。在该情况下，应对肩关节进行全面检查，以评估是否存在潜在的交通型全层肩袖撕裂。这一点非常重要，因为未经治疗的无症状肩袖撕裂通常因撕裂加重出现症状。

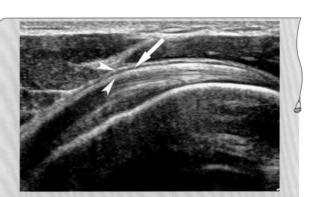

冈下肌腱长轴切面，肩峰下-三角肌下滑囊覆盖于肌腱表面，呈细线状低回声（箭头），滑囊的深层及浅层边界呈线状高回声（三角箭头）。

图5.22 正常肩峰下-三角肌下滑囊

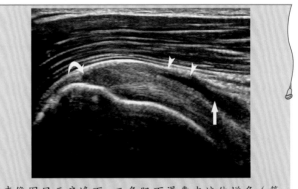

声像图显示肩峰下-三角肌下滑囊内液体增多（箭头），滑囊壁增厚（三角箭头），同时可见冈上肌腱附着处滑囊面的小撕裂（弯箭头）。

图5.23 肩峰下-三角肌下滑囊增厚

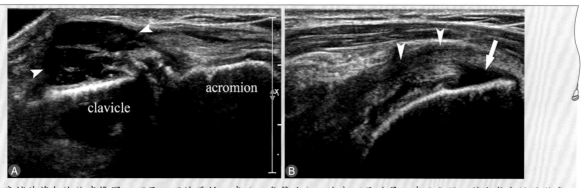

A.患者肩锁关节包块处声像图，可见一不均质低回声（三角箭头），内部可见碎屑回声及分隔，符合复杂性腱鞘囊肿；B.同一患者冈上肌腱长轴切面声像图显示冈上肌腱全层撕裂（箭头），同时肩峰下-三角肌下滑囊增厚（三角箭头）。Clavicle：锁骨；acromion：肩峰。

图5.24 冈上肌腱全层撕裂伴"喷泉征"

　　肩部的直接创伤也可导致肩峰下-三角肌下滑囊扩张及增厚，有时合并代表出血的有回声液体聚集。滑囊也会因肩峰撞击综合征摩擦形成慢性刺激炎症，进而加重肩峰撞击综合征的临床症状。导致肩峰下-三角肌下滑囊增厚的其他炎症原因还包括类风湿关节炎、风湿性多肌痛和羟基磷灰石沉积（钙化性滑囊炎）。感染性滑囊炎也可出现，感染灶通过直接播散或与伴随全层肩袖撕裂的化脓性肩关节炎交通蔓延而来。

（八）钙化性肌腱炎

　　肩袖肌腱内羟基磷灰石结晶沉积可引起严重的非创伤性肩关节疼痛。这些沉积物最常见于冈上肌腱，稍多于冈下肌腱，在小圆肌腱和肩胛下肌腱中少见。钙质沉积会启动机体再吸收过程，在此过程中患者最有可能出现疼痛症状。该过程中，钙化病灶超声表现为碎片状、结节状或囊样回声沉积物（图5.25），通常无声影，彩色多普勒血流显像可显示新生血管形成。肱骨大结节在此阶段可能出现吸收期相关性骨溶解，使临床症状加重，引起更持续的疼痛及功能受限。钙质沉积表现为较致密弧形强回声且伴明显后方声影时，临床上则多无症状或症状较为轻微。超声引导下直接针刺及冲洗抽吸法可使患者临床症状得到短期和长期改善。

五、肱二头肌长头腱病变

　　肱二头肌长头腱损伤可伴随肩袖撕裂、肩关节脱位或过顶运动发生。有学者指出，肱二头肌

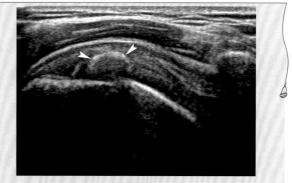

冈上肌腱长轴切面声像图显示肌腱内强回声钙化（三角箭头）。

图5.25 钙化性冈上肌腱炎

长头腱和冈上肌腱的病理损伤机制存在相关性，22%～79%单一结构损伤病例中均伴发另一结构的损伤。

　　肱二头肌长头腱一部分位于关节内、滑膜外，在肱骨结节间沟处肌腱腱鞘与盂肱关节囊相通。因此，其腱鞘内积液可能与关节内病变相关，尤其是在盂肱关节内积液情况下。只有当肌腱本身存在异常、彩色多普勒显像观察到局部充血、无盂肱关节病变或积液，且局部存在压痛时，才应考虑存在腱鞘本身的炎症，即腱鞘炎（图5.26）。

　　肱二头肌长头腱肌腱病的特征为肌腱增厚，正常纤维层状结构消失，出现异常回声减低。超声检查可准确诊断肱二头肌长头腱完全撕裂，而对于部分撕裂，则诊断准确性稍低。部分撕裂表现为肌腱内无回声裂隙，肌腱未完全中断。部分撕裂多平行于肌腱长轴分布，可将肌腱分为清晰的、彼此平行的两部分，即"纵向撕裂"（图5.27）。肱二

头肌长头腱的完全撕裂多发生在近起点处，并可导致肌腹轮廓迅速出现异常改变。肌腱通常会向远侧回缩，多回缩至肱二头肌长头腱前方的胸大肌肱骨止点的远端。肱骨结节间沟内肱二头肌长头腱结构的消失是肌腱完全撕裂伴回缩的诊断依据。肱二头肌长头腱向内侧脱位也可引起结节间沟内肌腱不显示。肱二头肌长头腱通常靠薄层的肱横韧带固定在结节间沟内，其内侧有肩胛下肌腱阻挡以防止移位。当肩胛下肌腱在止点处撕裂时，肱二头肌腱可向内侧滑脱至肩胛下肌腱深方。而当肱横韧带撕裂时，同样会发生向内侧的肱二头长头腱滑脱，但滑脱肌腱位于完整的肩胛下肌腱表面。

六、关节疾病

（一）退行性变

骨关节炎较常见，其特征性改变是在关节面边缘形成骨刺，即骨赘，多见于肩锁关节（图5.28），可观察到少量伴发的关节积液及有回声的关节内游离体，游离体也可能发生钙化。

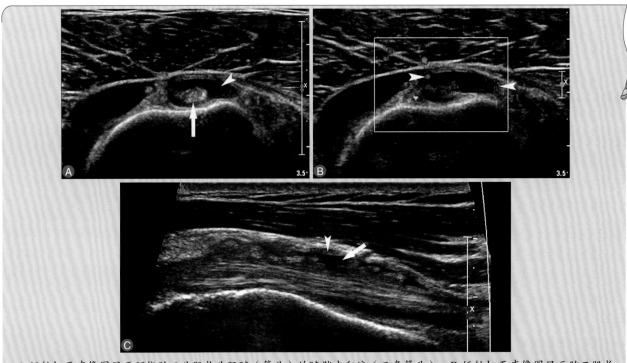

A.短轴切面声像图显示环绕肱二头肌长头肌腱（箭头）的腱鞘内积液（三角箭头）；B.短轴切面声像图显示肱二肌长头腱腱鞘内充血（三角箭头）；C.另一患者的长轴切面声像图显示肱二头肌长头肌腱腱鞘增厚（三角箭头）及腱鞘内积液（箭头）。

图5.26　肱二头肌长头腱腱鞘炎

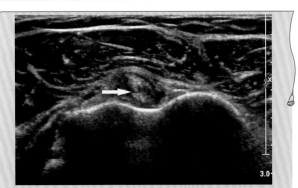

短轴切面声像图显示低回声裂隙（箭头），将肌腱分为两部分。

图5.27　肱二头肌长头肌腱纵向劈裂撕裂

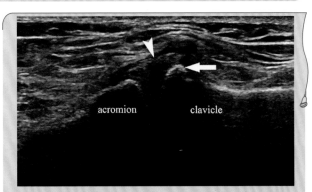

肩锁关节声像图显示锁骨远端骨赘（箭头）和关节囊增厚，滑囊增生（三角箭头）。acromion：肩峰；clavicle：锁骨。

图5.28　肩锁关节骨性关节炎

（二）炎性病变

肩关节可发生炎性关节病，包括类风湿性关节炎和强直性脊柱炎。类风湿关节炎的肩关节损害比周围关节发病晚。炎性关节病患者可发生盂肱关节积液，关节后方是超声检查的最佳位置，自肱骨头表面至关节囊的厚度≥3 mm提示存在盂肱关节积液，和（或）伴发滑膜增厚（图5.29）。患者取上臂外旋体位时，超声检查评估盂肱后隐窝积液的灵敏性特别高（动图5.4）。应用彩色多普勒显像，尤其是能量多普勒技术，有助于显示滑膜充血及帮助识别复杂性关节积液内的增生滑膜。超声检查还可显示骨侵蚀，特征表现为骨皮质表面圆形或阶梯状形变，多见于肱骨头边缘。超声检查可作为X线片评估侵蚀的补充影像技术，因其可发现X线片阴性的隐匿性骨侵蚀。但总体而言，MRI在诊断骨侵蚀中的灵敏性更高，可作为最终解决方案。在强直性脊柱炎患者中，肩锁关节滑膜炎常见。炎性关节病患者也会出现肩峰下–三角肌下滑囊炎、肩袖撕裂及肱二头肌腱撕裂。

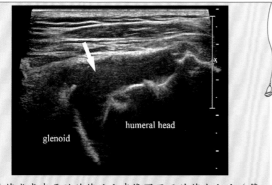
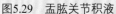

骨关节炎患者盂肱关节后方声像图显示关节内积液（箭头）。glenoid：关节盂；humeral head：肱骨头。

图5.29 盂肱关节积液

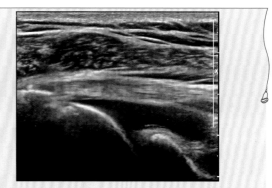

动图5.4 动态图像显示上臂外旋时肱盂关节积液增加

七、肩关节超声检查陷阱

各向异性是肩关节超声检查中常见的问题，但该问题较容易解决。其产生原因是探头发射声波与肌腱之间的角度不够理想，肌腱内部出现人为造成的低回声。肌腱是高度规则排列的线样纤维结构，当声波入射角度与肌腱呈90°时，声波反射能准确显示正常肌腱声像图。然而，偏离该角度可能导致反射声波远离探头，导致出现明显的低回声，其可能被误认为肌腱病或撕裂。该问题可通过注意调整探头入射声束角度及对任何异常发现进行多切面观察来纠正（图5.30，动图5.5）。

缺乏经验的超声医师还会遇到其他检查陷阱。如果扫查切面不够向前，冈上肌腱最前部的撕裂就很容易被漏诊。解决该问题的办法之一是将肱二头肌长头腱作为解剖标志，以其为起点在长轴及短轴方向上对冈上肌腱充分观察。

慢性肩袖全层撕裂时，局部出现有回声的肉芽组织，初学者可能会误诊为存在病变的连续肌腱。此时应采用动态加压检查，同时仔细甄别肩袖组

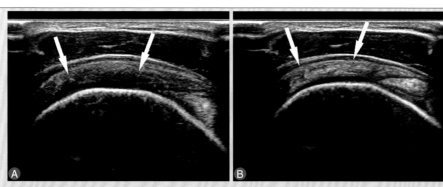

A.冈上肌腱内低回声伪像（箭头），可能类似肌腱病或撕裂；B.纠正声束角度，使其垂直于冈上肌腱后，获得正常完整的冈上肌腱声像图（箭头）。

图5.30 冈上肌腱短轴切面声像图

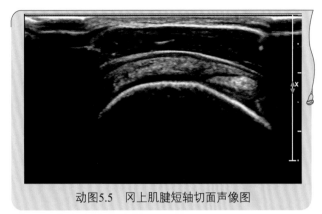

动图5.5　冈上肌腱短轴切面声像图

织与滑囊组织。此外，经验不足者会将冈上肌腱后部与冈下肌腱前部的纤维重叠处误认为病理改变。按照各自肌腱纤维的长轴方向仔细调整探头角度，并在此基础上旋转探头进行短轴成像有助于解决该问题。

当未在结节间沟内发现肱二头肌长头腱时，不能盲目地认为肌腱发生断裂。首先需要确认声束是否与肌腱垂直，排除各向异性伪像带来的假性回声减低。然后将探头向内侧移动显示喙突，观察肌腱是否存在内侧滑脱。最后，应向远端扫查至胸大肌水平，确认肌腱是否撕裂并向远端回缩。

骨骼异常导致的软组织变形可能引起超声诊断中的困惑，参照同时期放射学检查结果会有一定帮助。这在新近发生的创伤性病变中尤为常见，潜在的骨折会引起软组织明显变形，尤其是肱骨大结节受累时更为显著。

正如学习任何技能一样，诊断性肩关节超声检查也存在学习曲线。对该技术掌握不熟练时诊断准确率较低，但完成50～100例扫查后，学习曲线会进入到平台期。当首次进行肩关节超声检查，以及对超声医师进行培训和考核时，可参照此学习曲线。

八、结论

总之，对于肩关节软组织病变，超声检查是一项准确性好且经济实用的诊断技术，且患者具有较好的耐受性。在肩袖疾病诊断中，超声检查较MRI有很多优势。丰富的经验对于肩关节超声检查非常重要，必要时还应与其他影像学检查联合应用。

（陈涛，郭稳，王丹丹，秦晓婷，何靖楠译）

• 参考文献 •

扫码观看

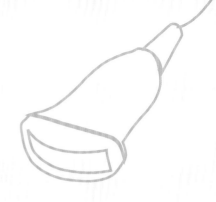

第六章　颅外脑血管

Edward I. Bluth, Stephen I. Johnson
and Laurie Troxclair

章节大纲

关键点总结

- 综合应用二维灰阶超声、彩色多普勒血流成像及频谱多普勒超声成像可更加精准的评价斑块性质及颈动脉狭窄程度分级。
- 准确诊断适宜手术及介入治疗患者的颈动脉狭窄情况。
- 临床医师可利用超声检查更准确的随访患者颈动脉非严重狭窄或斑块的变化。
- 将椎动脉评估列入颈动脉超声检查范畴，即使椎动脉狭窄程度评估准确度不高。
- 颈动脉粥样硬化斑块导致的狭窄通常累及距颈动脉分叉2 cm以内的颈内动脉。
- 均质回声斑块较稳定，表面光滑，无回声区＜50%。
- 不稳定的不均质斑块回声类型复杂，无回声区＞50%。
- 超声放射科医师协会专家共识和其他标准中均提出，超声检查可用于对颈动脉狭窄进行分级，且准确性高。

一、引言：颈动脉超声检查的适应证

继发于动脉粥样硬化的脑卒中现已成为美国的第三大死亡原因。许多既往患有脑卒中的患者，其神经损伤程度取决于侧支循环血流量。在美国，每年脑血管意外发病率超过795 000人，其中超过130 000人死于脑卒中。累及颅外颈动脉的动脉粥样硬化疾病所引起的严重、限流性狭窄造成的缺血与20%～30%的脑卒中相关，由于降压药和降脂药的应用，这些疾病所引起的局部缺血的发病率有所降低。大约80%脑血管意外的血栓来源于颈动脉斑块。与其他类型脑卒中相比，心源性脑卒中具有更高的死亡率、脑卒中复发率、再次入院率和严重致残率。

颈动脉粥样硬化斑块导致的狭窄通常易累及距离颈动脉分叉处2 cm左右的颈内动脉。该位置有利于超声检查和手术干预。正如北美症状性颈动脉内膜切除术试验和欧洲颈动脉手术试验最初所报道的，对颈动脉狭窄率＞70%的有症状患者而言，颈动脉内膜剥离术比药物治疗更有效。

随后北美症状性颈动脉内膜切除术试验结果显示，针对中度狭窄患者手术干预对颈动脉狭窄率在50%～69%的患者有益。接受手术治疗的患者5年同侧脑卒中发生率降低了15.7%，而接受药物治疗的患者脑卒中发生率降低了22.2%。这些结果不如早期北美症状性颈动脉内膜切除术试验中发现的重度狭窄结果令人信服。男性、近期脑卒中患者和有中枢神经系统症状的患者从手术中获益最大。此外，针对颈动脉中度狭窄患者，北美症状性颈动脉内膜切除术试验需要严格的外科专业知识，保证致残性脑卒中发病率或死亡率不超过2%，受益才具有统计学意义。1995年发表的无症状颈动脉粥样硬化研究临床试验指出，在接受颈动脉内膜剥离术的颈内动脉狭窄率＞60%的无症状患者中，同侧脑卒中发生率降低。然而，该结果不如北美症状性颈动脉内膜切除术试验明确。根据颈动脉再通内膜切除术与支架置入术对比试验，颈动脉支架置入术在同侧脑卒中发病率和死亡率方面与颈动脉内膜剥离术相当，然而却导致女性的不良反应及老年患者脑卒中发病率和死亡率增加。随着新医疗管理方案的实施（包括阿司匹林、氯吡格雷、他汀类药物、抗高血压药物的使用，糖尿病管理，戒烟和生活方式的改变），未来的临床试验可能会改变颈动脉疾病的治疗方式。

准确诊断颈动脉狭窄显然能够帮助患者确定能否从手术治疗中获益。此外，超声检查可评估斑块形态，如帮助判断斑块回声为不均质或均质，而斑块的回声性质被认为是脑卒中和短暂性脑缺血发作的独立危险因素。

颈动脉超声检查是用于可疑颅外颈动脉粥样硬化疾病的主要筛查方法。二维灰阶超声检查、彩色多普勒血流成像、能量多普勒超声和脉冲波多普勒成像技术都可常规用于评估有神经系统症状和可疑颅外脑病的患者。超声检查是一种经济、无创且准确度高的颈动脉狭窄诊断方法。磁共振血管成像和CT血管成像是用于进一步确认颈动脉分叉疾病及超声检查结果的无创性检查方法。血管造影术通常用于超声检查或磁共振血管成像无法诊断的患者。

其他颈动脉超声检查应用范围包括评估颈动脉杂音、监测动脉粥样硬化疾病进展、颈动脉内膜剥离术或支架置入术中及术后评估、大血管手术前的筛查和视网膜胆固醇栓子检测的评估。此外，还可评估非动脉粥样硬化性疾病，包括颈动脉夹层随访，肌纤维发育不良或大动脉炎的诊断，评估恶性肿瘤对颈动脉的侵犯，颈部搏动性肿块和颈动脉体化学感受器瘤的诊断。

颈动脉超声检查的适应证

出现中枢神经系统症状的患者，包括脑卒中、短暂性脑缺血发作、一过性黑矇等

颈动脉杂音

颈部搏动性肿块

心血管疾病患者术前评估

非脑部或不明原因的神经系统症状评估

动脉疾病确诊患者的随访

颈动脉血管重建，包括支架植入术后患者的评估

血管手术的术中监测

可疑锁骨下动脉窃血综合征

视网膜栓子的潜在来源

颈动脉夹层的随访

颈部放疗患者的随访

二、颈动脉解剖学

主动脉弓的第一个分支为无名动脉或头臂动脉，随后分为右锁骨下动脉和右颈总动脉。主动脉弓的第二个分支为左颈总动脉，其与主动脉弓第三个分支左锁骨下动脉分别独立走行（图6.1）。

双侧颈总动脉向上走行于颈部后外侧至甲状腺水平，位于颈静脉和胸锁乳突肌深面。双侧颈总动脉可有不同的起源变异，右颈总动脉起源于无名（头臂）动脉分叉处，延续为颈总动脉和锁骨下动脉。左颈总动脉通常直接起源于主动脉弓，但当其起自头臂干时，这种变异被称为"牛弓"。颈总动脉在颈部区域通常无分支。但是，少数情况可见甲状腺上动脉、椎动脉、咽升动脉、枕动脉、甲状腺下动脉等分支。在颈动脉分叉处，颈总动脉分为颈外动脉和颈内动脉。颈内动脉在颈部通常无分支。

颈外动脉主要供应面部肌肉组织，其在颈部区域分支较多。颈内动脉球部较其近端管径轻度扩张。

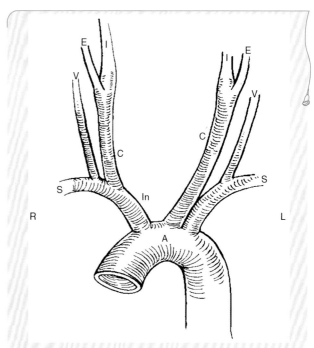

A：主动脉弓；C：颈总动脉；E：颈外动脉；I：颈内动脉；In：无名动脉；L：左侧；R：右侧；S：锁骨下动脉；V：椎动脉。

图6.1　主动脉弓分支及颅脑外血管

三、颈动脉超声检查方法

行颈动脉超声检查时，患者通常采用仰卧位，颈部微伸，头部偏向对侧。检查者可位于患者旁侧，也可位于患者头侧。检查流程因人而异，包括二维灰阶超声，频谱多普勒超声和彩色多普勒血流成像。能量多普勒超声可根据情况使用。二维灰阶超声成像通常采用频率为5～12 MHz的探头，多普勒成像时通常采用频率为3～7 MHz的探头。检查时可根据患者及仪器的情况选择适当频率的探头。彩色多普勒血流成像和能量多普勒成像通常采用5～10 MHz的探头。在严重狭窄的情况下，应当优化多普勒检查参数以检测极低速血流。

二维灰阶成像先从横切面开始扫查，从锁骨上切迹开始沿颈总动脉走行，向患者头侧扫查至下颌角（图6.2）。在锁骨上区域扫查颈总动脉起始部时向下倾斜探头。左颈总动脉起始部因位置较深，较右侧更难以显示。颈总动脉近分叉处管径轻度增宽被称为颈动脉球部。横切面扫查能够通过颈动脉分

叉处确定颈内及颈外动脉方向，同时能够帮助确定最佳纵切面以获取频谱分析（动图6.1）。当横切面超声声像图显示闭塞性动脉粥样硬化疾病时，直径狭窄率和面积狭窄率可直接通过仪器内置测量和分析软件获得。

行横切面扫查后，可进行颈动脉纵切面扫查。纵切面扫查时可根据横切面扫查位置获取最佳扫查切面。部分患者最佳纵切面接近于冠状面，部分患者接近于矢状面。大多数情况下，最优纵切面是倾斜的，介于矢状面和冠状面之间。近60%的患者可在同一个切面同时显示颈总动脉及颈动脉分叉处以上血管（图6.3）。其他情况下，仅有一支动脉可与颈总动脉在同一切面上显示。纵切面声像图可显示颈动脉分叉与两个分支的关系，从而显示斑块类疾病，并可测量斑块的头尾范围。部分解剖特征有助于区分颈内动脉和颈外动脉。其中95%的患者，颈内动脉位于颈外动脉后外侧。然而在3%~9%的患者中，颈内动脉可能位于颈外动脉内侧。颈内动

脉在起始部上段通常有一个膨大的区域，内径通常大于颈外动脉。鉴别颈外动脉的一个可靠特征是颈外动脉分支血管（图6.4A）。另一种有效鉴别颈外动脉的方法是在同侧耳前区敲击颞浅动脉，即颞浅动脉敲击试验。敲击的震动传回颈外动脉，从而在频谱波形上形成锯齿波（图6.4B）。虽然敲击试验可帮助鉴别颈外动脉，但是在某些少见情况下，敲击的震动也可能传回颈总动脉甚至颈内动脉。

甲状腺上动脉通常被视为颈外动脉自颈总动脉分叉处上行后的第一个分支。少数情况下，甲状腺上动脉分支可异常起源于颈总动脉远段。颈内动脉在颈部通常无分支，在极少数情况下，颈内动脉可见咽升动脉、枕动脉、面动脉、喉动脉或脑膜动脉分支。大部分患者可清晰显示颈内动脉；少部分情况下，仅能显示颈内动脉起始部；极少部分情况下，颈动脉分叉处也无法显示。另外，在少数情况下，颈内动脉也可能发育不全或先天性缺失。

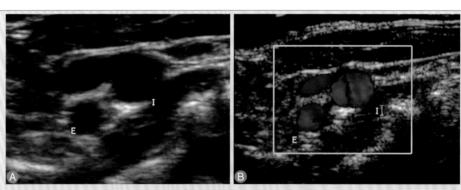

A.左颈内动脉（Ⅰ）及颈外动脉（E）横切面声像图，颈内动脉较颈外动脉走行靠外侧，管径较粗；B.左颈内动脉（Ⅰ）及颈外动脉（E）彩色多普勒血流成像，需注意正常颈内动脉内彩色血流分离。

图6.2　颈动脉解剖超声声像图

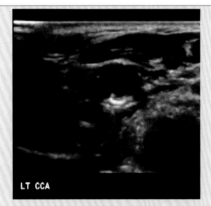

动图6.1　颈动脉球部均质回声小斑块（二维灰阶超声声像图）

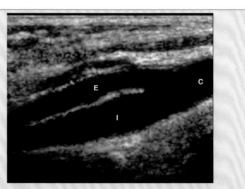

颈总动脉（C）纵切面，可见颈外动脉（E）和管径较粗、靠后的颈内动脉（Ⅰ）。

图6.3　颈动脉分叉

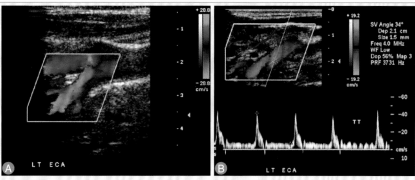

A.颈动脉分叉处的彩色多普勒血流成像显示两支小动脉起源于颈外动脉；B.颈外动脉频谱多普勒超声显示颞浅动脉敲击试验（TT）表现为锯齿波的血流紊乱。

图6.4　正常颈外动脉

四、颈动脉超声检查

颈动脉超声的各个检查方法在疾病诊断和评估方面均具有一定的价值。在大多数情况下，二维灰阶成像、彩色多普勒血流成像和能量多普勒超声在成像和评估方面是一致的。当多普勒超声在二维灰阶成像和速度测量之间存在差异时，应尽可能找出差异原因。二维灰阶声像图和多普勒频谱的相关性越高，诊断的可信度越高。一般来说，二维灰阶成像和彩色多普勒血流成像或能量多普勒超声能更好地显示和定量分析轻度狭窄，而多普勒频谱分析能更准确评估重度狭窄或闭塞性疾病。对于斑块特征，应采用二维灰阶成像来评估，无须彩色多普勒血流成像或能量多普勒超声。

（一）二维灰阶成像检查

1.血管壁的厚度和内-中膜增厚

正常颈动脉壁纵切面显示为两条相互平行的回声带，两条回声带之间为低回声或无回声（图6.5）。第一层回声带为血管腔-内膜界面；第二层回声带为中膜和外膜界面。两层回声带之间无回声或低回声的距离为内膜和中膜的联合厚度，其在颈总动脉远段测量更佳。研究认为内-中膜厚度是评估整个动脉系统（而不仅是脑血管系统）动脉粥样硬化疾病的基础指标。一些研究者将内-中膜厚度≥0.8 mm界定为内-中膜增厚，其可能被视为早期动脉粥样硬化的改变。然而，由于内-中膜厚度随着年龄的增长而增厚，对于某些特定情况来说，内-中膜厚度的测量不能作为动脉粥样硬化危险因素的可靠指标（图6.6）。

颈动脉内-中膜厚度是无心血管疾病史患者发生心血管事件的独立预测因素。大量的研究证实内-中膜增厚会增加无症状患者心肌梗死或脑卒中风险。内-中膜厚度的评估被提倡作为评估医疗干预有效性的一种手段，以减少内-中膜增厚甚至逆转颈动脉壁增厚的进展。然而，由于考虑到对预测模型影响最小和测量技术标准化的困难，2013年美国心脏病学会和美国心脏协会心血管风险评估指南不推荐颈动脉内-中膜厚度试验。

2.斑块特征

评估颈动脉粥样硬化斑块，应确定斑块大小、位置、形态和回声，以及评估管腔狭窄情况。应采用横切面和纵切面对斑块进行扫查和评估。短暂性脑缺血发作最常见的原因是栓塞，而非轻度血流限制性狭窄；其中不超过50%的患者存在血流动力学上的严重狭窄。识别可能包含出血或溃疡的低级别动脉粥样硬化病变非常重要，这些病因可作为导致

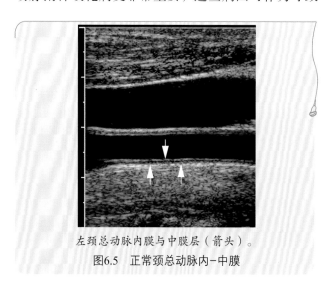

左颈总动脉内膜与中膜层（箭头）。

图6.5　正常颈总动脉内-中膜

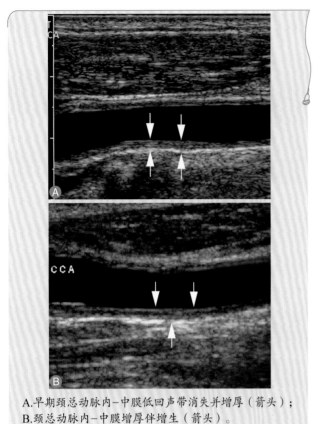

A.早期颈总动脉内-中膜低回声带消失并增厚（箭头）；
B.颈总动脉内-中膜增厚伴增生（箭头）。

图6.6　颈总动脉内-中膜异常

短暂性脑缺血发作和脑卒中栓子的原因。Polak等研究表明，斑块是引起脑卒中的独立危险因素。50%～70%伴有神经系统症状的患者存在出血或溃疡斑块。对颈动脉内膜剥离术获得的斑块进行分析，结果表明斑块内出血是引发脑神经系统症状的重要因素。然而，斑块形态与症状之间的关系是有争议的。

目前，关于动脉粥样硬化斑块破裂的机制还未完全阐述清楚，这是研究预防心肌梗死和脑卒中方法的一个关键障碍。心肌梗死和脑卒中是动脉粥样硬化的并发症，是发达国家最常见的死亡原因，由炎症驱动的动脉粥样硬化斑块破裂引起。稳定斑块的特征是坏死核心上覆盖着纤维帽，纤维帽由富含胶原的基质和血管平滑肌细胞组成。在易损或破裂斑块中，纤维帽变薄，血管平滑肌细胞减少，胶原蛋白减少，炎症细胞增加。

相对于均质性斑块，不均质性斑块被认为是不稳定和易损的。一些学者认为环境和毒素因素导致血流动力学异常，破坏血管壁结构，其可能导致内

膜增生和潜在的管壁缺血及新生血管退化。由于新生血管管壁无肌性结构，存在破裂的风险，可能导致斑块内出血。另有研究发现细菌感染可能在炎性血管生成中起作用。

近年来，有研究证实microRNAs在纤维帽的发育和变薄中发挥关键作用。microRNAs是一类长度约为21个核苷酸的非编码RNA（ncRNA），通过与信使RNA结合并抑制蛋白翻译，是基因表达的有效效应因子。ncRNA在调节心血管疾病中所呈现的作用日益显著，其中包括microRNAs（miRNAs）及circular RNAs（circRNAs）的抑制作用。microRNA-221和microRNA-222是短ncRNA，可抑制细胞周期蛋白依赖的激酶抑制剂p27^{Kipl}的表达，促进血管平滑肌细胞增殖和内膜增厚。Bazan等最近证实在颈动脉斑块破裂的短时间内，斑块肩部区域通过增加p27^{Kip1}使miR-221/222下调，这将引起血管平滑肌细胞减少，从而导致内膜变薄。

3.斑块分类

斑块回声一般分为均质和不均质。斑块的准确评价只能用二维灰阶成像，而非彩色多普勒或能量多普勒，而且应在横切面和纵切面共同评价。均质回声斑块内部回声类型较单一，表面光滑（图6.7），无回声区未超过斑块体积的50%。均一回声在病理上与致密纤维结缔组织相对应（动图6.2～动图6.4）。钙化斑块后方形成声影，常见于无症状患者（图6.8，动图6.5）。不均质斑块回声类型更为复杂，包含一个或多个无回声区，并超过斑块体积的50%（图6.9，动图6.6～动图6.11）。不均质斑块的病理特征包含斑块内出血，脂质、胆固醇和蛋白质物质的沉积。均质斑块比不均质斑块更常见，占超声检查患者的80%～85%。超声检查能准确判断斑块内是否存在出血（灵敏性为90%～94%；特异度为75%～88%）。

专家学者建议将斑块分为4种类型。斑块分类中的1型和2型对应不均质斑块，与斑块内出血和溃疡相关，均属于不稳定的，斑块内出血或形成栓子会导致斑块体积突然增大。1型和2型斑块通常见于直径狭窄率＞70%的有症状患者。3型和4型斑块通常由纤维组织和钙化构成，这些类型斑块通常表现为良性稳定性斑块，常见于无症状患者（图6.8）。

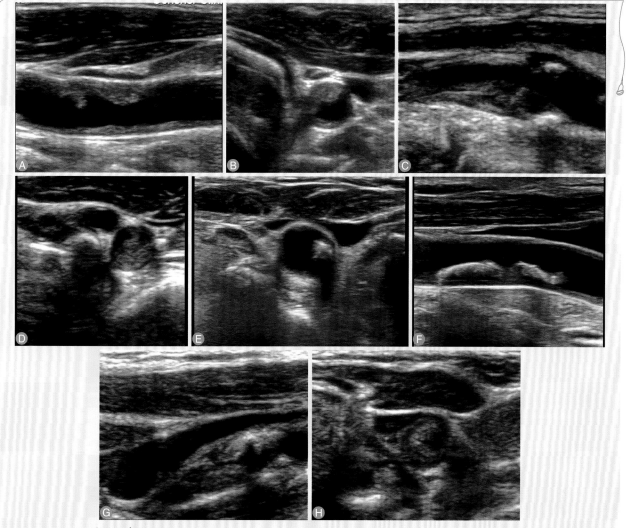

A、B.纵切面和横切面声像图显示左颈总动脉的均匀性斑块（4型），呈均一回声结构；C、D.纵切面和横切面声像图显示左颈内动脉近心端的均匀性斑块（3型），估计斑块内的局灶无回声区域小于斑块体积的50%；E、F.纵切面和横切面声像图显示均匀性斑块（3型），图E中可见均匀性钙化斑块；G、H.纵切面和横切面声像图显示颈动脉分叉处均匀性斑块（3型），无回声区域小于斑块体积的50%。

图6.7 均质回声斑块

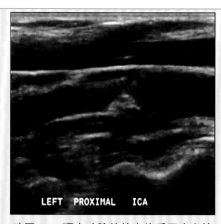

动图6.2 颈内动脉的较大均质回声斑块

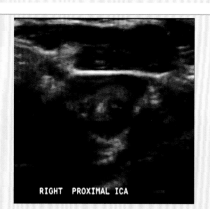

动图6.3 无回声区<50%的均质斑块（3型，二维灰阶成像）

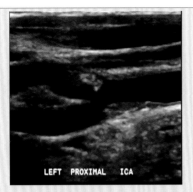

动图6.4 颈内动脉均质斑块合并轻度狭窄（3型，二维灰阶成像）

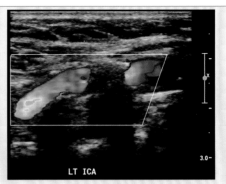

左颈内动脉钙化斑块后方的声影使斑块的特征模糊。

图6.8 钙化斑块

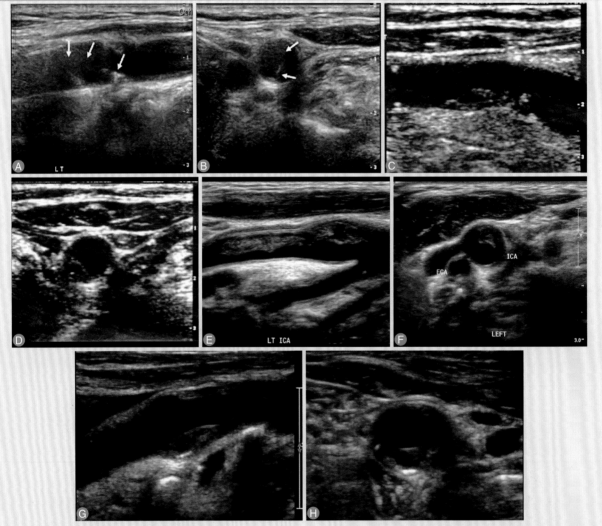

A、B.纵切面和横切面声像图显示斑块（箭头）几乎完全呈无回声，符合不均质斑块（1型），斑块表面光滑；C、D.纵切面和横切面声像图显示斑块内局灶性无回声区域大于斑块体积的50%，对应于不均质斑块（2型），斑块表面不规则；E.纵切面声像图显示颈动脉球部斑块回声不均质，颈内动脉斑块回声均质（2型）；F.横切面声像图显示斑块回声不均质（2型）；G、H.纵切面和横切面声像图显示斑块轻微不均质（2型）。

图6.9 颈内动脉不均质斑块

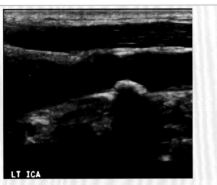

动图6.5 颈总动脉的钙化斑块（二维灰阶成像）

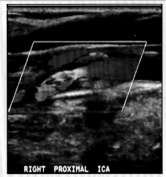

动图6.9 右颈内动脉近心端的重度狭窄（彩色多普勒血流成像）

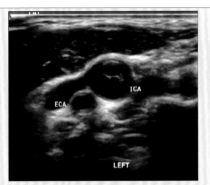

动图6.6 左颈内动脉的不均质斑块（1型，二维灰阶成像）

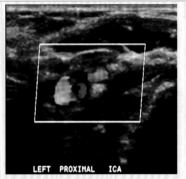

动图6.10 颈内动脉的不均质斑块（彩色多普勒血流成像）

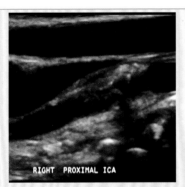

动图6.7 右颈内动脉的不均质斑块（1型），无回声区＞50%（二维灰阶成像）

（译者注：原文为"左颈内动脉"，疑错，译者更正为"右颈内动脉"。）

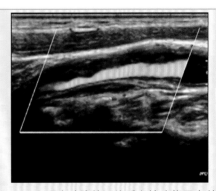

动图6.11 左颈内动脉的不均质斑块（能量多普勒声像图）

斑块特征的超声类型

1型：几乎完全无回声，表面有薄的纤维帽

2型：大部分为无回声，有回声区域小（无回声区＞50%）

3型：大部分为有回声，无回声区域小（无回声区＜50%）

4型：回声均一、完全为有回声

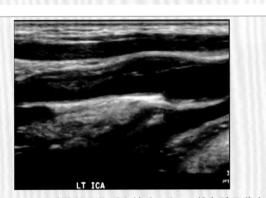

动图6.8 颈内动脉的不均质斑块（2型，二维灰阶图像）

另外，还可采用其他更自动化和可重复的方法来评价斑块。Reiter等对二维灰阶超声检查标准化并校正后，提出斑块回声灰阶中位数水平。研究人员针对无症状且狭窄率＞30%的患者总结并得到标准化灰阶中位数水平，发现颈动脉斑块回声减低超过6~9个月是冠状动脉、外周血管或颅内血管等系统重要心血管事件的预测因素。然而，灰阶中位数绝对值本身与心血管事件风险并不相关。

4.溃疡斑块

超声检查对溃疡斑块检出的敏感度低（38%），特异度高（92%）。然而，一旦明确诊断，所有溃疡斑块均应被归类于不均质斑块类型。超声检查提示斑块破裂，包括斑块表面局灶性凹陷，斑块表面不规则，斑块内无回声区自斑块内延伸至斑块表面，且管腔和斑块无回声区间无其他回声。彩色多普勒血流成像和能量多普勒超声可提高溃疡斑块的检出率。彩色多普勒超声、能量多普勒超声或B-flow技术（非多普勒成像技术）显示斑块内无回声区血流缓慢移动，提示溃疡（图6.10）。经手术证实，这些涡流诊断溃疡斑块的准确性为94%。近年来，采用超声造影显示斑块特征越来越受到重视，其可提高颈动脉易损斑块的识别能力，确认斑块内血管生成和溃疡。

溃疡斑块的超声特征
斑块表面局灶性凹陷或破裂 斑块内无回声区延伸至管腔 斑块内无回声区的涡流

诊断溃疡斑块的一个潜在陷阱来自于颈动脉镜像伪像所产生的假性溃疡。强回声斑块可产生类似溃疡的彩色多普勒伪像，通过斑块内的伪像区域可识别其真假，因该区域的多普勒频谱形态和振幅与颈动脉真腔内的血流相比存在差异。溃疡凹陷内的脉冲波多普勒显示低速频谱（图6.11）。

尽管诊断溃疡的方法各不相同，但超声检查预测斑块内出血的能力及其相关的临床意义表现出超声检查评估斑块特征的重要性。不均质、不规则斑块的存在应引起注意，因为这与斑块的异质性有关，即使狭窄＜50%的斑块内出血也可能需要药物治疗。目前多数认为不均质斑块是易损的、不稳定的斑块类型，应区别于更稳定的均质斑块类型。在选择颈动脉治疗类型时，应考虑斑块特征。与不均质性斑块患者相比，均质性斑块患者行血管成形术

和颈动脉支架植入术可能更安全。

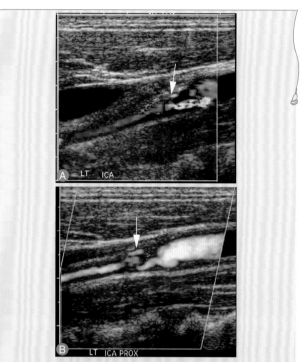

彩色多普勒血流成像（图A）和能量多普勒超声（图B）在纵切面声像图中显示血流（箭头）进入溃疡斑块的低回声区。

图6.10 溃疡斑块

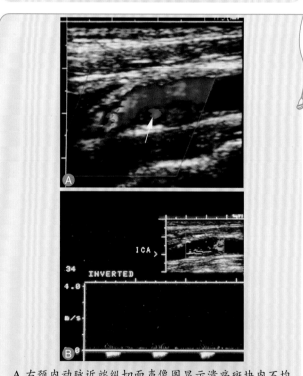

A.右颈内动脉近端纵切面声像图显示溃疡斑块内不均质回声与该区域的反向低速涡流（箭头）；B.脉冲多普勒频谱显示溃疡斑块凹陷内极低的低速反转，而非颈内动脉管腔内所见特征。INVERTED：反转。

图6.11 溃疡斑块及血流异常

5.狭窄的二维灰阶成像评价

使用二维灰阶成像、B-flow或能量多普勒超声，在垂直于颈动脉长轴的横切面上测量直径狭窄率和面积狭窄率（图6.12，动图6.12，动图6.13）。对于偏心性斑块，纵切面扫查仅显示部分斑块，其会高估或低估管腔的狭窄程度。直径狭窄率和面积狭窄率并非总是呈线性相关。超声报告应注明采用的狭窄评估方法。非对称性狭窄最合适的评估方法是"面积狭窄率"，尽管测量耗时且操作困难。应注意斑块累及范围和长度，以及串联斑块的存在。最近，三维超声成像已被用于测量斑块体积，其具有更好的可重复性和较高的观察者间一致性。

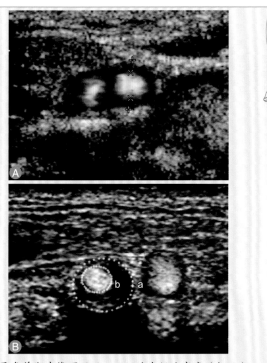

A.能量多普勒声像图显示<50%的直径狭窄率（标尺）；B.右侧颈动脉分叉处横切面声像图，采用B-flow测量狭窄。b：颈内动脉内部面积；a：颈内动脉以外区域。

图6.12　颈动脉直径测量

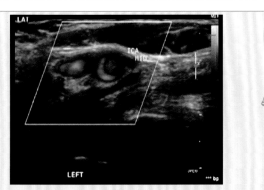

动图6.12　能量多普勒显示颈内动脉重度狭窄（一）

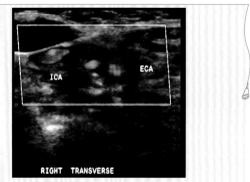

动图6.13　能量多普勒显示颈内动脉重度狭窄（二）

随狭窄程度加重，图像质量亦随之下降。对于重度狭窄，声像图评估存在几个不利因素：①不规则钙化斑块后方声影，使血管腔显示不清；②非均匀斑块的声学特征与血流相似，如无回声斑块或血栓在二维灰阶成像上不易被发现。在极端情况下，血管内可见斑块较少，但管腔完全闭塞（图6.9E，图6.9F）。此时，彩色多普勒超声很容易识别该现象。因此，实时二维灰阶成像适合评估非狭窄性病变，不适合定量分析重度狭窄，而多普勒频谱分析能更准确地确定狭窄情况。二维灰阶成像和多普勒频谱分析必须相结合，才能对颈动脉进行完整的超声检查评估（动图6.14）。

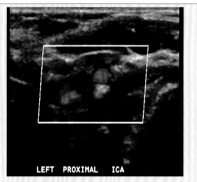

动图6.14　颈内动脉轻度狭窄（彩色多普勒血流成像）

相较于斑块定量评估，斑块定性评估显得更为重要，同时应与多普勒结果进行比较，以确保狭窄分级的准确性。当斑块定性评估和多普勒检查结果不匹配时，应提醒检查者可能存在技术错误。如果以上情况不能解决，应考虑使用CT血管成像或磁共振血管成像进行进一步评估。

（二）多普勒频谱分析

多普勒频谱超声声像图可定量显示多普勒取样容积内移动红细胞的速度和方向。多普勒频谱超声声像图的y轴表示速度，x轴表示时间。通常朝向探头方向流动的血流显示在零位基线上方，而背离探头方向流动的血流显示在基线下方。为便于分析，投射在基线下方的频谱通常被反转至基线上方，应始终牢记血管内血流的真实方向。每个血流速度的振幅（相应血流速度值对应的红细胞的数量）被用于调制频谱的亮度，其也被称为灰阶速度图。正常颈动脉收缩期频带较窄，舒张早期和晚期频带则较宽（动图6.15~动图6.18）。通常把位于频谱和零位基线之间的黑色空窗称为频窗（图6.13）。

颈总动脉分为颈内动脉和颈外动脉，二者具有截然不同的频谱形态（图6.14）。面部肌肉组织

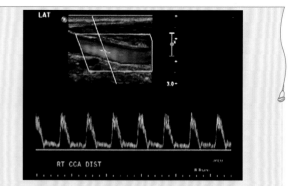

动图6.18 右颈总动脉远心端正常频谱波形

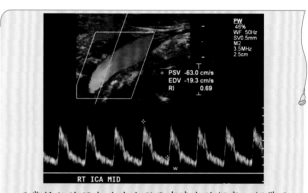

正常低阻的颈内动脉波形具有清晰的频窗，频带无增宽。

图6.13 正常颈内动脉波形

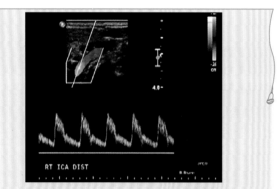

动图6.15 颈内动脉近心端正常频谱波形

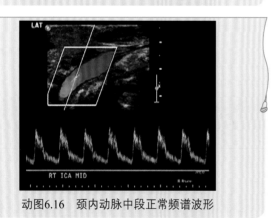

动图6.16 颈内动脉中段正常频谱波形

血管床为高阻力血流，由颈外动脉供血，故其血流与其他外周动脉血流相似，收缩期血流速度急剧上升，舒张期迅速下降，可接近零或血流短暂反向。大脑循环由颈内动脉供血，与其他血流丰富器官（如肝脏、肾脏和胎盘）的血管相似，表现为低阻力血流。低阻力动脉波形的共同特征为全舒张期持续大量的前向血流（动图6.15~动图6.17）。颈总动脉的波形是颈内和颈外动脉波形的综合，但通常颈总动脉血流模式更接近颈内动脉，其舒张期血流常位于基线上方（动图6.18）。大约80%的颈总动脉血流经颈内动脉流向大脑，而20%通过颈外动脉进入头部肌肉组织。因颈外动脉血流量相对少，其灰阶波形的波幅普遍低于颈内动脉或颈总动脉。

1.标准检查方法

目前所有的超声设备都支持彩色多普勒血流成像、能量多普勒成像、灰阶超声成像和脉冲波多普勒成像，均可用于颈动脉超声检查（动图6.19）。快速的彩色多普勒血流成像能够检测到异常血流模式，可将脉冲波多普勒取样容积放置在异常区域，特别是高速射流区（动图6.20）。这些高速射流位

动图6.17 颈内动脉远心端正常频谱波形

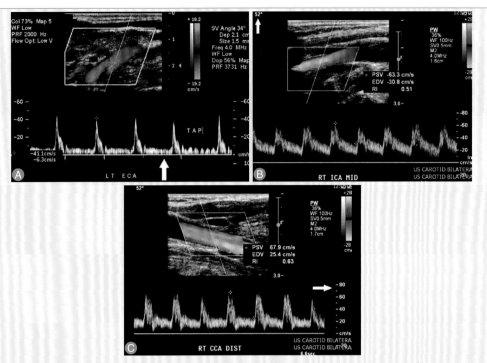

A.左颈外动脉收缩期血流速度急剧上升，舒张期血流速度相对较低（箭头），提示高阻力血管，可通过短暂轻叩颞浅动脉以确认颈外动脉；B.正常颈内动脉频谱显示舒张末期高血流量，符合低阻力血流，θ角为52°，收缩期峰值速度为63.3 cm/s，舒张末期速度为30.8 cm/s；C.正常颈总动脉远心端的波形是低阻颈内动脉和较高阻颈总动脉波形的综合，收缩期峰值速度为67.9 cm/s，舒张末期速度为25.4 cm/s，颈内动脉和颈总动脉收缩期峰值速度的比值（63.3/67.9）为0.9，舒张末期速度的比值（30.8/25.4）为1.2，均属正常。

图6.14 正常颈外动脉、颈内动脉和颈总动脉波形

于动脉严重狭窄处及紧邻狭窄的位置（图6.15，图6.16）。如果整个颈动脉的二维灰阶成像、彩色多普勒血流成像和能量多普勒声像图均正常，则只需完成颈总动脉、颈内动脉和颈外动脉的频谱检测。

规范的频谱多普勒超声检查部位包括颈总动脉近心端和远心端，颈动脉球部，颈外动脉近心端，颈内动脉近心端、中段和远心端，以及椎动脉。正常情况下，颈总动脉近心端流速较高，远心端流速较低；颈内动脉流速从近心端向远心端逐渐增高。此外，分别在狭窄最显著部位及紧邻狭窄处和狭

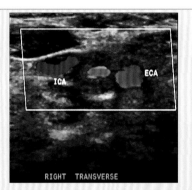

动图6.20 颈内动脉重度狭窄（彩色多普勒血流成像）

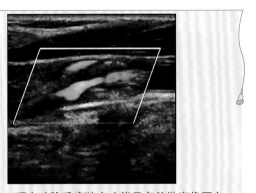

动图6.19 颈内动脉重度狭窄（能量多普勒声像图）

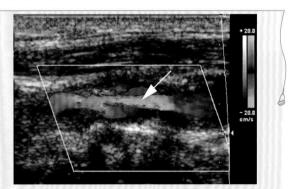

高速射流（箭头）或彩色混叠代表狭窄部位的最高速血流。

图6.15 彩色多普勒射流

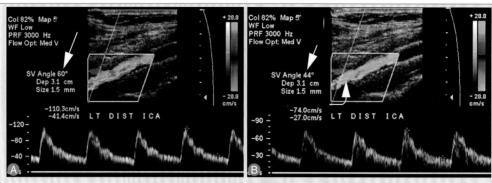

A.当θ角为60°时，测得远端颈内动脉流速高于θ角为44°时的流速（箭头）；B.当θ角为60°时，取样角与血管壁不平行，最高流速区域（弯箭头）可见中央彩色混叠。

图6.16　多普勒θ角测量

窄远心端测量血流速度，并尽可能在距离斑块头侧1 cm处测量血流速度。调整多普勒角度指示标平行于血管壁以确定θ角，用于将频率信息转换成速度值（图6.14B）。多普勒θ角为探头声速方向与血流方向之间的夹角。理想的θ角是0°，这个角度的余弦值为1，因此最有可能探测到多普勒频移。因临床操作中很难获得该角度，所以在颈动脉频谱分析中，30°～60°的θ角被认为是可以接受的。

某些医疗机构进行颈动脉多普勒频谱分析时将多普勒角度设定为60°，通过调整探头使其平行于颈动脉。根据经验，在扭曲的血管中使用该方法往往无法将指示标放置在血管中间部位。因此，我们的方法是选择频谱取样的血管部位并与血管壁平行，确保多普勒角度不超过60°。尽管这两种方法均可使用，但采用不同方法测得的速度也会不同。如果使用第一种方法，速度标准值就与第二种方法不同。这也是造成不同机构速度频谱标准值不相同的原因之一（图6.16）。当θ角超过60°～70°

时，速度测量的准确性急剧下降（图6.17），在θ角为90°时几乎检测不到速度。在检查颈总动脉和颈内动脉的整个过程中，尽可能保持探头和血管之间θ角的恒定。颈外动脉闭塞型斑块较颈内动脉少见，临床意义不大，因此通常只需评估颈外动脉起始部。当颈内动脉正常时，如出现颈部血管杂音，则应当注意颈外动脉是否存在狭窄。

2.频带增宽

向管腔内凸出的粥样硬化斑块可扰乱动脉管腔内平稳的红细胞层流。红细胞运动速度范围变大，因此频谱线变得更宽，充填了频窗，该现象被称为频带增宽，与颈动脉狭窄的严重程度成正比（图6.18，动图6.21）。一些彩色多普勒仪器允许操作者测量最高速度和最低速度之间的频谱分布（带宽），从而对频带增宽进行量化。然而，这些测量的有效性仍未得到证实，需要进一步的相关性研究来证明频带增宽参数与特定狭窄程度之间的关系。在对颈动脉狭窄进行分级时，大多数分级量表不再纳入频谱

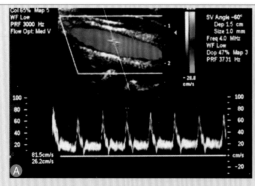
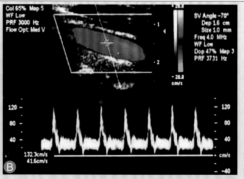

θ角为60°时测得的颈内动脉速度（图A）不如θ角为70°时在相同部位测得的速度（图B）准确。［译者注：疑错，60°和70°疑写反或多出accurate一词，译者理解的正确翻译为"θ角为60°时测得的颈内动脉速度（图A）低于θ角为70°时在相同部位测得的速度（图B）。"］

图6.17　不正确的多普勒θ角

宽度的测量。虽然频窗的消失程度和彩色多普勒血流的杂乱不能用于定量分析，但仍可作为血流紊乱严重程度的预测指标。

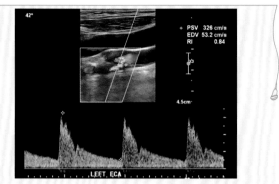

血流速度升高，管腔变窄，彩色多普勒血流成像显示频带增宽。

图6.18　颈外动脉重度狭窄

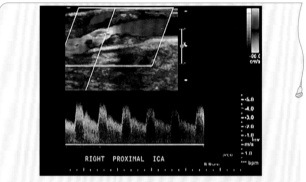

动图6.21　重度狭窄出现频带增宽（频谱多普勒超声）

3.识别频带增宽的陷阱

假性频带增宽可由技术因素引起，如增益设置过高，在该情况下，频谱波形周围的背景通常含有噪声。当怀疑假性频带增宽时，应降低增益以观察

频窗是否清晰。同样，当多普勒取样容积过大或位置太接近血管壁时，受管壁运动影响可引起频带增宽，减小取样容积并将其放置在血管正中可消除潜在的测量误差。

在颈动脉的某些部位会发生血流状态改变，如出现血流分离的血管分叉处（颈总动脉分为颈外动脉和颈内动脉的位置）。在血管直径突然变化的部位也会发生血流状态改变，如正常颈动脉球部（颈总动脉末端局部膨大处），该处由于血流分离会出现血流紊乱和异型波，膨大处之后的血管分为颈外动脉和颈内动脉（图6.19）。

频带增宽程度与血流速度成正比。例如，当一侧颈内动脉闭塞时，对侧的颈外动脉、椎动脉和颈总动脉向患侧供血，在上述正常血管内由于血流速度升高会出现频带增宽。有时在心输出量正常的年轻运动员中，或病理性高心输出量患者的颅外颈动脉内，由于血流速度升高也会出现血流紊乱现象。与血流速度升高相关的频带增宽还可见于动静脉瘘、动静脉畸形的供血动脉内。颈动脉内膜剥离术后，即使无明显斑块残留或复发，频带增宽也可能会持续数月，其可能是由管壁顺应性改变所导致的。

走行迂曲而无斑块的颈动脉也可能出现频带增宽和非对称性高速射流，其他引起颅外颈动脉血流紊乱的非动脉粥样硬化疾病还包括动脉瘤、动脉夹层和肌纤维发育不良等。

4.高速血流状态

颈动脉狭窄超过血管直径的50%（横截面积的

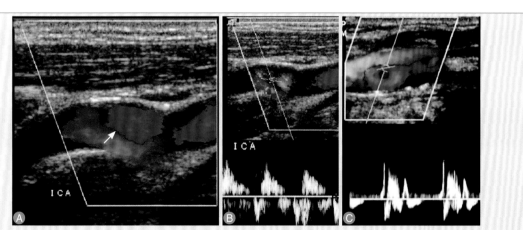

A.左侧颈动脉球部纵切面显示彩色血流分离（箭头）；B、C.2例在正常颈动脉球部至颈内动脉血流分离处出现的血流紊乱。ICA：颈内动脉

图6.19　颈总动脉分叉处出现血流紊乱

70%）时会引起血流速度变化（图6.20）。血流速度通常随狭窄程度增加而升高，但在临近闭塞部位（狭窄＞95%）时，实际测量的流速可能会降低，频谱波形会减弱。

上述病例中，彩色多普勒血流成像或能量多普勒超声对于正确诊断狭窄严重程度至关重要。颈动脉狭窄局部血流速度升高，在狭窄处和紧邻狭窄处的稍远端最明显，因此在上述区域直接取样非常重要。因为当最初狭窄部位的远端无串联病变时，将取样线进一步向狭窄远端移动，远端由于血流开始重组可能形成相对正常的血流状态。高速射流引起的频带增宽与颈动脉狭窄相关，但结合二维灰阶成像和彩色多普勒血流成像还可识别引起频带增宽的其他原因。因此，常规应用血流频谱再结合恰当的多普勒技术可避免诸多误诊。

颈动脉狭窄分级方法和标准不断变化，其对有症状或无症状患者都具有重要临床意义。起初，学者认为病变引起血管狭窄超过直径50%是有意义的，但根据两个大型临床试验提供的大量信息，该

观点已发生变化。如前所述，北美症状性颈动脉内膜切除术试验证实，在颈内动脉狭窄70%~99%的有症状患者中，颈动脉内膜剥离术比药物治疗更有益。尽管欧洲颈动脉手术试验采用了与北美症状性颈动脉内膜切除术试验完全不同的颈内动脉狭窄分级方法，但是其也证实颈内动脉狭窄＞60%时，颈动脉内膜剥离术治疗获益更大。北美症状性颈动脉内膜切除术试验评估颈内动脉狭窄是在动脉造影下比较颈内动脉狭窄处残余管腔与狭窄远端较正常颈内动脉管腔，而欧洲颈动脉手术试验则是估测颈内动脉狭窄水平的残余管腔与原始管腔来评估狭窄严重程度。欧洲颈动脉手术试验的方法与超声检查可视化评估狭窄程度的方法更具可比性，而目前使用的速度分级量表则与北美症状性颈动脉内膜切除术试验应用的血管造影法测定狭窄程度是相对应的。欧洲颈动脉手术试验的颈动脉狭窄分级方法是较北美症状性颈动脉内膜切除术试验更为严格的评估方法（图6.21）。

最初的北美症状性颈动脉内膜切除术试验回

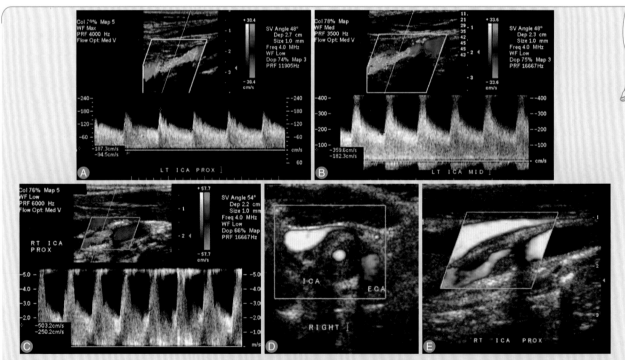

A.颈内动脉直径狭窄率为50%~69%的收缩期峰值速度约为187cm/s；B.彩色多普勒血流成像显示左颈内动脉管腔重度狭窄，舒张末期速度＞180cm/s，收缩期峰值速度＞350cm/s，与管腔狭窄程度一致；C.彩色多普勒血流成像显示右侧颈动脉球部纵切面管腔重度狭窄、频带增宽，收缩期峰值速度约为500cm/s，舒张末期速度为250cm/s，符合80%~95%管腔狭窄程度；D、E.能量多普勒超声分别显示颈内动脉横切面和纵切面管腔的重度狭窄。LT：左侧；RT：右侧；ICA：颈内动脉；PROX：近段；MID：中段；ECA：颈外静脉；RIGHT：右侧。

图6.20　颈内动脉狭窄

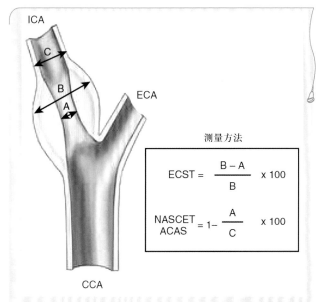

颈内动脉狭窄分级的不同方法，源自北美症状性颈动脉内膜切除术试验（NASCET）、无症状颈动脉粥样硬化研究（ACAS）和欧洲颈动脉手术试验（ECST）。CCA：颈总动脉；ECA：颈外动脉；ICA：颈内动脉。

图6.21　颈内动脉狭窄测量方法比较

顾性分析了多普勒超声获得的速度参数和血管造影测量的狭窄程度并进行比较。参与试验的众多中心均未采用标准化的超声测量方案。尽管缺乏一致性的测量方法，应用多普勒血流速度对颈内动脉狭窄程度进行分级时，还是获得了65%～77%的中度敏感度和特异度。如果规范超声检查技术，并且采用指定实验室认可的标准，收缩期峰值速度和收缩期峰值速度比值已被证实是评估颈动脉狭窄的可靠参数。欧洲颈动脉手术试验小组比较了血管造影下评估颈内动脉狭窄的3种测量方法：北美症状性颈动脉内膜切除术试验法、欧洲颈动脉手术试验法，以及比较颈总动脉远端与颈内动脉狭窄处的方法。研究者认为，欧洲颈动脉手术试验法和北美症状性颈动脉内膜切除术试验法的预测价值具有相似性，而比较颈总动脉远端与颈内动脉狭窄处的测量法可重复性最高。研究者也意识到，虽然比较颈总动脉远端与颈内动脉狭窄处的测量方法具有可重复性，但该方法会因存在颈总动脉病变而无效，因此几乎所有研究者均推荐使用北美症状性颈动脉内膜切除术试验的测量方法。

　　上述试验结果，以及最近的无症状颈动脉粥样硬化研究和稍早的北美症状性颈动脉内膜切除术

试验，已经对多普勒血流速度进行了重新评估，该标准最准确地定义了70%及以上的狭窄，最近认为其也可识别>50%的直径狭窄。在探索能够诊断特定直径狭窄的最可靠的多普勒参数或组合参数中，多数认为颈内动脉狭窄处的收缩期峰值速度是最重要的参数。而综合多参数可提高诊断的准确性，尤其是结合彩色多普勒血流成像和能量多普勒超声（动图6.19）。

　　评估狭窄程度最好综合分析灰阶超声和脉冲波多普勒所测得的各种参数，包括颈内动脉收缩期峰值速度、颈内动脉舒张末期速度、颈总动脉收缩期峰值速度、颈总动脉舒张末期速度、颈内动脉与颈总动脉收缩期峰值速度之比及舒张末期流速之比（动图6.21，动图6.22）。收缩期峰值速度已被证实可准确定量评估重度狭窄，因收缩期峰值速度与管腔狭窄程度的关系已明确且易于测量。尽管多普勒血流速度已被证实是界定狭窄70%及以上的可靠参数，但Grant等研究表明使用收缩期峰值速度和颈内动脉与颈总动脉收缩期峰值速度之比这两个参数评估50%～69%之间狭窄的结果不尽如人意。然而，根据经验整合使用以上4个参数是确保对狭窄程度进行准确分类的最有效方法。临床上，这4个参数反映的狭窄程度通常是一致的，当存在异常参数时，需要进一步评估并仔细确认检查技术和细节。舒张末期速度和舒张末期流速比值对区分严重狭窄程度具有重要临床意义。此外，当严重狭窄"接近闭塞"时，对狭窄程度的可视化评估与血流速度测值结合分析将有助于狭窄的正确分级（图6.20D，图6.20E，图6.22，图6.23）。在极少数情况下，可能会推荐其他替代影像学方法（如磁共振血管成像、CT血管成像）进一步明确狭窄程度。

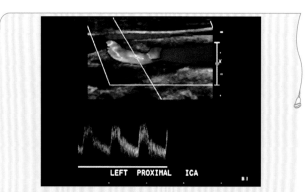

动图6.22　颈内动脉轻度狭窄的彩色及频谱多普勒表现

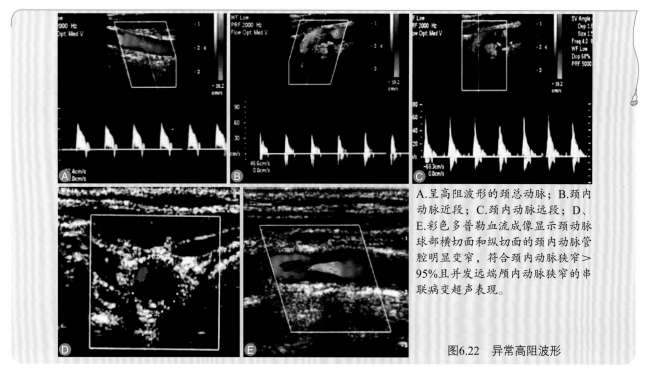

A.呈高阻波形的颈总动脉；B.颈内动脉近段；C.颈内动脉远段；D、E.彩色多普勒血流成像显示颈动脉球部横切面和纵切面的颈内动脉管腔明显变窄，符合颈内动脉狭窄＞95%且并发远端颅内动脉狭窄的串联病变超声表现。

图6.22　异常高阻波形

目前尚无颈外动脉狭窄的分级标准。通常认为如果颈外动脉血流速度未超过200 cm/s，则不存在明显狭窄。目前通常依赖血流速度变化对狭窄程度进行可视化评估。涉及颈外动脉的闭塞性斑块不如颈内动脉常见，并且很少有临床意义。

同样，颈总动脉狭窄分级的血流速度标准亦尚未完全确定。但如果能够观察到颈总动脉狭窄处近端2 cm和远端2 cm的管腔情况，则可使用狭窄近端2 cm与狭窄处（狭窄最重区域）获得的收缩期峰值速度比值进行"直径狭窄率"的分级，类似于外周动脉狭窄分级研究方法。病变处的收缩期峰值速度加倍相当于至少50%的直径狭窄率，收缩期峰值速度比值＞3.5，说明狭窄＞75%。

应用彩色多普勒血流成像评估颈动脉狭窄一直存在一个问题，即不同机构诊断颈内动脉狭窄＞70%的收缩期峰值速度值为130～325 cm/s。增加这些差异的因素包括技术和设备，技术和标准之间存在着很强的相关性，而诊断标准的选择对患者是否接受手术具有重要影响。宽泛的收缩期峰值速度范围也迫切需要不同超声实验室确定哪些多普勒参数在各自机构中是最可靠的。建立颈动脉狭窄超声测量的速度范围与血管造影、手术结果的相关性分析，对于在特定实验室获得准确、可重复的超声检查是十分必要的。

超声放射医师学会在2002年汇集多个内外科专业召开了一次关于颈动脉多普勒超声的专家共识会议。除制订和阐述颈动脉超声检查指南外，小组成员还发布了一套广泛适用于血管实验室的诊断标准（表6.1）。尽管该共识并未建议所有已具有内部速度分级标准的现有实验室改变其标准，但仍建议新成立的实验室使用共识标准；已有诊断标准的可将内部标准与专家共识提供的诊断标准进行比较应用。表中已列出血流速度标准对应的特定血管狭窄程度分级。笔者机构使用表6.2，其中包含狭窄程度为80%～95%的类别。与狭窄程度较轻的患者相比，笔者机构的外科医师更倾向于对狭窄＞80%的无症状患者进行手术。

颈内动脉血流速度应在管腔可见的狭窄最重处或狭窄稍远端，以及彩色多普勒频谱明显异常点测量。颈总动脉的血流速度应在扩张的颈动脉球部近端2 cm测量。颈总动脉血流速度通常由近及远逐渐降低，而颈内动脉则是由近向远逐渐升高，因此使用标准测量点获得颈内动脉与颈总动脉的速度比非常重要。

（三）彩色多普勒血流成像

彩色多普勒血流成像能在整幅声像图或选定区域中实时显示血流信息。软组织是静止的，探头不能检测到相位或频移，故以不同程度的灰阶声像图显示；而血液是流动的，探头能够检测到相位或频移，并经彩色编码以不同颜色叠加于二维灰阶声

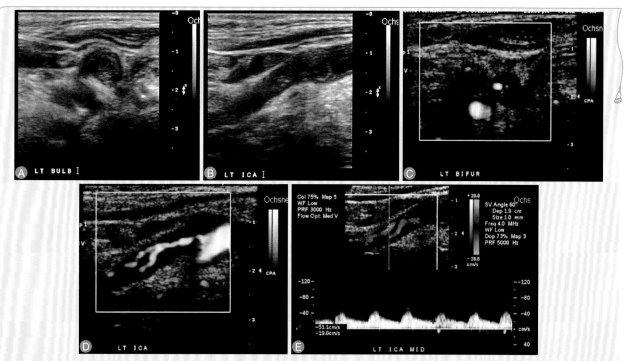

A、B.左颈内动脉横切面和纵切面灰阶声像图显示均质回声斑块（3型）；C、D.横切面和纵切面能量多普勒声像图显示管腔极重度狭窄；E.颈内动脉收缩期峰值速度为51 cm/s，舒张末期速度为19 cm/s，收缩期峰值速度比值为51/64=0.8，舒张末期流速比值为19/12=1.5，结合声像图可视化评估和多普勒频谱分析提示狭窄程度为95%～99%。LT：左侧；BULB：球部；ICA：颈内动脉；BIFUR：分叉处；MID：中段。

图6.23　均质回声斑块致管腔接近闭塞（狭窄程度为95%～99%）

表6.1　颈动脉狭窄的超声诊断标准

	颈内动脉PSV	动脉斑块	PSV_{ICA}/PSV_{CCA}	颈内动脉EDV
正常	< 125 cm/s	无	< 2.0	< 40 cm/s
< 50%	< 125 cm/s	管径减少< 50%	< 2.0	< 40 cm/s
50%～69%	125～230 cm/s	管径减少≥50%	2.0～4.0	40～100 cm/s
≥70%至接近闭塞	> 230 cm/s	管径减少≥50%	> 4.0	> 100 cm/s
接近闭塞	血流速度低或检测不到	可见	可变	可变
完全闭塞	无血流信号	可见，无可检测管腔	不适用	不适用

注：CCA，颈总动脉；EDV，舒张末期速度；ICA，颈内动脉；PSV，收缩期峰值速度。
来源：With permission from Grant EG, Benson CB, Moneta GL, et al. Carotid artery stenosis：gray-scale and Doppler US diagnosis—Society of Radiologists in Ultrasound Consensus Conference. Radiology. 2003；229（2）：340-346.

像图中。颜色的色调取决于血流与探头的相对运动方向，朝向探头的血流以一种颜色显示，而背离探头的血流以另一种颜色显示，这些颜色可人为设置。颜色饱和度的高低对应血流速度的高低，以基线（零速度位置）为中心，基线周围的低速血流显示为较低的颜色饱和度（颜色暗淡），随血流速度增高，颜色饱和度亦增高（颜色明亮），有时甚至会显示不同颜色。部分超声仪器采用对比度大的颜色（如绿色）显示特定的多普勒频移信号，该"绿色标签功能"能够实时显示和评估高速血流。

此外，调节彩色多普勒标尺可用于显示与高速血流相对应的混叠伪影（图6.16B，图6.18，图6.21），从而为频谱分析提供精确定位。彩色编码是由血流中移动红细胞产生的多普勒频移平均值与多普勒角度共同决定的函数。如果血管是迂曲或陡直的，声束和血流之间的θ角将沿着血管的走行发生变化，从而导致彩色编码发生改变，这种改变与红细胞移

表6.2　颈动脉狭窄的超声诊断替代标准

直径狭窄率	PSV（cm/s）	EDV（cm/s）	PSV$_{VICA}$/PSV$_{VCCA}$	EDV$_{VICA}$/EDV$_{VCCA}$
0%（正常）	< 110	< 40	< 2.0	< 2.6
1% ~ 39%（轻度）	< 110	< 40	< 2.0	< 2.6
40% ~ 59%（中度）	< 170	< 40	< 2.0	< 2.6
60% ~ 79%（中重度）	> 170	> 40	> 2.0	> 2.6
80% ~ 95%（重度）	> 250	> 100	> 3.7	> 5.5
96% ~ 99%	血流速度很低或无法检测到			
100%（闭塞）	无血流信号			

注：PSV，收缩期峰值速度；EDV，舒张末期速度；VCCA，颈总动脉血流速度；VICA，颈内动脉血流速度。
来源：Based on the European Carotid Surgery Trial's methodology of measuring residual lumen to outer vessel margin. Bluth EI, Stavros AT, Marich KW, et al. Carotid duplex sonography: a multicenter recommendation for standardized imaging and Doppler criteria. Radiographics. 1988；8（3）：487-506；Carpenter JP, Lexa FJ, Davis JT. Determination of sixty percent or greater carotid artery stenosis by duplex Doppler ultrasonography. J Vasc Surg. 1995；22（6）：697-703.

动速度无关。即使绝对流动方向无变化，迂曲血管中的彩色编码也可能随声束和血流之间 θ 角的相应改变而发生反转。当 θ 角为90° 时，平行于声束的血流将几乎或完全不能检测到多普勒频移，从而不会对其进行彩色编码（译者注：疑错，平行于声束应为垂直于声束）。

1.低流速血管评估的最佳设置

彩色多普勒血流成像应在最佳血流灵敏性和增益设置下进行，彩色血流信号应充盈整个血管腔，但不要溢出到相邻软组织中。应适当设置脉冲重复频率和帧频，以便血管中的血流显像达到预期。帧频会根据彩色取样框宽度和取样深度发生变化。彩色多普勒血流成像区域越大，帧频越低。彩色多普勒成像远场越深，脉冲重复频率越小。应适当调整彩色多普勒灵敏性以检测到预期速度，如在可能闭塞的颈动脉病变中检测低速血流，则应采用低流速设置，降低采集速率。然而，由于脉冲重复频率降低，彩色多普勒将在较低的速度下发生混叠。除脉冲重复频率的变化，θ 角的优化、增益和能量设置的提高、壁滤波的降低、余辉的增加及感兴趣脉冲波数量的增加均可用于优化低流速血管评估。

流动的血液实际上成了自身的造影剂，彩色或能量多普勒勾勒出通畅的血管腔，使检查者能直观判定血流方向，准确定位多普勒取样框，从而进行更可靠的速度测量。此外，彩色多普勒血流成像能够快速识别血流异常区域，这有助于多普勒频谱分析。在狭窄区域和紧邻狭窄区域的高速射流可显示为混叠花色血流。彩色多普勒血流成像有助于将

脉冲波多普勒取样框放置在这些最显眼的花色血流区域，以进行脉冲多普勒频谱分析。根据血管腔内彩色多普勒信号变化和灰阶超声提示血管腔变细，可判断血管狭窄。虽然彩色多普勒血流成像可用于确定低回声斑块的存在，但在短轴切面中其不是测量残余管腔的最佳方法，因测量血管狭窄面积或直径的最佳角度是与血管长轴呈90°，然而这是彩色多普勒血流成像的最差成像角度。应使用灰阶超声、能量多普勒或灰阶血流成像技术来评估残余管腔的面积或直径（图6.12）。如果狭窄导致杂音或震颤，则由此产生的血管周围组织振动可显示为相邻软组织中的彩色闪烁伪像，在收缩期尤为明显（图6.24）。

与传统多普勒取样技术和血管造影相比，彩色多普勒血流成像具有与之相当的准确性、敏感度和特异度。但是，彩色多普勒血流成像具备更多优势，包括能够精确定位彩色多普勒异常区域以进行脉冲多普勒频谱分析，从而缩短检查时间；能够轻松探查到颈外动脉分支，从而便于与颈内动脉区别；能够提供大范围区域的实时血流信息，从而观察血流异常的整体情况，并能及时判断血流方向。此外，彩色多普勒血流成像能够提高超声检查的诊断信心和可重复性，从而避免许多潜在的漏诊或误诊。

在颈动脉分叉区域，血液的层流被打乱，正常情况下存在短暂的反流，即与颈外动脉起始段血流方向相反（图6.19）。彩色多普勒血流成像将其显示为位于颈动脉球部外壁的反向血流，其一般出现

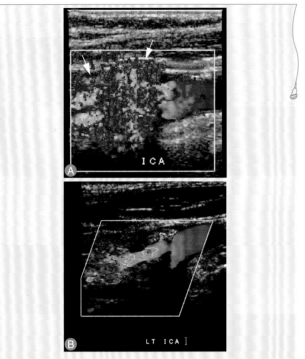

A. 颈内动脉（ICA）狭窄率为90%时，颈动脉分叉处周围显示广泛的软组织彩色多普勒杂音（箭头）；B. 颈内动脉显示一小的杂音，虽不如图A显著，但当取样框位置适当，仍可显示杂音，以进行重度狭窄的彩色多普勒评估。

图6.24 彩色多普勒杂音

在心动周期的收缩早期或峰值期，并在舒张期持续一段时间。该反向血流会产生一些非常奇特的多普勒波形，而彩色多普勒血流成像很容易识别这些波形变化。此外，无该反向血流可能是异常的，并且可能代表动脉粥样硬化疾病的最早变化之一。在颈动脉分叉区域的反向血流可观察到连续饱和的红色和蓝色区域，其明显不同于彩色多普勒混叠显示高速涡流所产生的花色血流。

颈总动脉中的涡流可能是近心端动脉狭窄的间接指征，但也可作为正常解剖变异出现。彩色多普勒血流成像则以图形方式显示颈总动脉中的偏心涡流。

彩色多普勒评估低流速血管的参数优化

使用低脉冲重复频率

调节多普勒角度<60°

提高增益

提高功率

降低壁滤波

增加余辉

增加感兴趣区的脉冲波数量

2.优势和劣势

彩色多普勒血流成像有助于避免潜在的诊断陷阱。心血管生理学改变、联合病变、对侧颈动脉疾病、心律失常、术后变化和血管扭曲可能导致对血管狭窄程度的低估或高估。在这些情况下，彩色多普勒血流成像能以类似于血管造影的方式提供通畅管腔的直观影像。事实上，由于血管造影仅对血管腔而非血管壁进行成像，彩色多普勒和能量多普勒超声具有比血管造影更完整地评估血管狭窄程度的潜力。由于血流状态是通过彩色多普勒血流成像显示的，很容易辨别病变局部的血流动力学改变，因此彩色多普勒和能量多普勒超声在检测颈动脉重度狭窄区域的细小残余管腔方面具有重要价值（图6.25）。

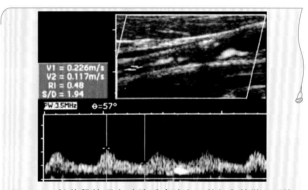

图6.25 长节段的颈内动脉重度狭窄，彩色多普勒呈"线样征"，脉冲多普勒频谱呈小慢波

相对而言，能量多普勒超声更具优势，理论上，其在高灵敏性检测极低振幅、极低速度血流方面具有更大潜力。最后，彩色多普勒和能量多普勒超声可校正图像与脉冲波多普勒的错配，进一步提高诊断准确度和可信度。

尽管彩色多普勒超声具有许多优点，但其具有角度依赖且容易出现伪像，如混叠。彩色多普勒超声的空间分辨率低于灰阶超声成像，多普勒分辨率不如脉冲多普勒频谱分析。彩色饱和度无法等同于速度，彩色多普勒图像只能通过角度进行校正，因此，彩色饱和度的改变可能仅反映血流方向及与之相对的多普勒角度的变化。彩色编码系统通过计算平均血流速度，将图像中的相应像素标记为不同颜色，然而检查者通常对测量最高血流速度感兴趣，因此，脉冲多普勒频谱分析对于精确量化具有血流动力学意义的血管狭窄仍然是有必要的。

颈动脉狭窄的彩色多普勒超声价值

优势

缩短检查时间

快速识别狭窄或高速血流区域，有助于对伪像进行频谱分析

提高诊断的可重复性和准确性

鉴别血管重度狭窄与闭塞

同时提供血流动力学和解剖结构信息、血流速度和方向信息

提高狭窄程度定量分析的准确性

校正图像与脉冲波多普勒的匹配度

劣势

有角度依赖

分辨率低于灰阶超声

帧频较低

无法表征斑块

能量多普勒超声评估颈动脉狭窄

优势

无混叠

可提高狭窄分级的准确性

有助于区分闭塞前病变与闭塞性病变

可能优化斑块表面特征的描述

可有效增加低速、低流量血流的检测灵敏性

非角度依赖

劣势

不能提供血流方向和速度信息

对移动过度敏感（时间分辨率差）

（四）能量多普勒超声

能量多普勒超声的彩色信号由能量多普勒频谱整合而来。回波信号的振幅决定彩色信号亮度和色调，而回波信号的振幅又取决于单位体积红细胞密度。能量多普勒超声比彩色多普勒超声拥有更大的动态范围和更好的信噪比。由于能量多普勒超声是评估振幅（或能量）而非频率，因此，不会出现混叠等伪像。与彩色多普勒血流成像不同，能量多普勒超声在很大程度上是非角度依赖的。以上这些特征相结合，使得能量多普勒超声对检测疑似颈动脉闭塞区域的残余线样血流束非常灵敏。

此外，能量多普勒超声比彩色多普勒血流成像具有更好的边缘检测能力。改善的边缘检测能力与相对非角度依赖的血流成像相结合，不仅使得能量多普勒超声可更好地从视觉上评估狭窄程度，更好的边缘检测能力使得能量多普勒超声能更加明确斑块的表面特征（图6.10B）。

尽管能量多普勒超声具有许多潜在优点，但其不能显示血流速度和方向。同时，能量多普勒超声对探头的移动非常敏感，探头移动会引起血流伪像。如果声学界面处的软组织移动频率超过杂波滤波器的滤过水平，就会在本来无血流的区域显示彩色信息。因此，应始终对彩色束或能量束进行脉冲波多普勒评估以确定血流是否真实存在。

能量多普勒超声为具有颈动脉病变风险的患者提供了一种准确且经济有效的筛查方法。一项100例患者的研究表明，运用独立频谱分析的能量多普勒超声，在89例患者中表现得更加高效。能量多普勒超声检测40%及以上狭窄率的灵敏性为91%，特异度为79%，其对于筛查检测来说是合理的，可建议狭窄>40%的患者行更昂贵但更全面的频谱分析。有人认为使用这种便宜的能量多普勒超声筛查颈动脉狭窄更经济有效。此外，和颈动脉B型血流成像相同，能量多普勒超声可与即将广泛使用的血管造影剂完美结合。然而，在评估相关文献资料后，美国预防工作小组给该方法D级推荐，并不建议在普通成年人群中筛查无症状的颈动脉狭窄。

1.缺陷及调整

尽管血流速度的测定在评价血管狭窄程度时有非常重要的价值，在某些特殊患者中，上述测量方法并不可靠。心血管生理变化可能影响颈动脉血流速度测量。例如，在狭窄相似的情况下，高血压患者的血流速度可能高于血压正常者，特别是在宽带脉冲压力情况下。另外，心输出量减少会降低收缩期和舒张期血流速度（图6.26）。心律失常、主动脉瓣病变和严重心肌病可引起颈动脉血流波形显著畸变，改变收缩期和舒张期血流速度（图6.27）。使用主动脉球囊泵亦会使多普勒速度频谱失真（图6.28）。以上这些变化使多普勒参数量化狭窄的标准失效。例如，心动过缓使每搏输出量增加，导致收缩期血流速度增加，而舒张期血流时间延长使得舒张末期值不合理降低，导致颈动脉狭窄被低估。

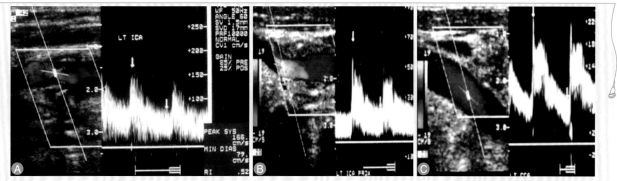

A.一高血压患者的颈内动脉和颈总动脉流速均增高，颈内动脉的收缩期峰值速度为166 cm/s，舒张末期速度为79 cm/s，颈总动脉收缩期峰值速度为96 cm/s，舒张末期速度为36 cm/s，颈内动脉/颈总动脉收缩期流速比值为1.7，舒张期流速比值为2.2，对应的狭窄程度为<50%；B.左颈内动脉低流速，收缩期峰值速度为67 cm/s，舒张末期速度为23 cm/s；C.左颈总动脉收缩期峰值速度为23 cm/s，舒张末期速度为8 cm/s，颈内动脉/颈总动脉收缩期流速比值为2.9，舒张末期流速比值亦为2.9，与心肌病患者50%～69%狭窄率相对应。

图6.26 颈内动脉/颈总动脉比值的价值

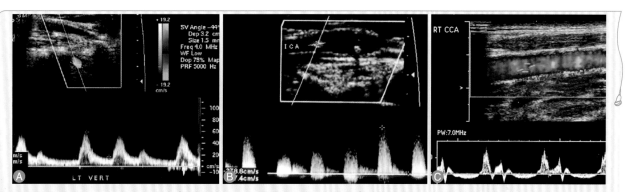

A.主动脉瓣病变和心房颤动患者表现为速度不一的不规则脉冲波多普勒节律和与主动脉狭窄一致的上升延迟；B.颈内动脉狭窄80%～99%合并主动脉狭窄或瓣膜关闭不全患者的脉冲波多普勒波形显示，由于严重的主动脉瓣关闭不全，颈内动脉收缩期峰值速度和舒张末期速度存在显著差异；C.主动脉瓣关闭不全患者颈总动脉多普勒波形，舒张期血流反转。VERT：椎动脉。

图6.27 心脏疾病引起的异常多普勒波形

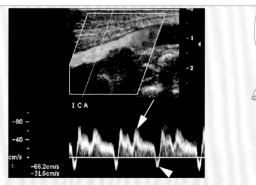

颈内动脉脉冲多普勒频谱显示主动脉球囊泵对颈动脉波形的影响，收缩期装置膨胀产生第二个收缩期高峰（箭头），而舒张末期装置收缩产生血流反转（三角箭头）。

图6.28 主动脉球囊泵引起的异常多普勒波形

孤立的严重主动脉狭窄患者可能表现为复合波形畸形，包括加速时间延长、峰值速度降低、上升

延迟和圆形波形。然而，轻度或中度主动脉狭窄通常很少或不导致超声表现异常。在先天或后天性颈动脉迂曲引起的变化中，这些方法的临床意义是存在争议的，血管迂曲经常导致高速偏心射流，在无明显狭窄的情况下，可能会显示速度升高（图6.29）。与之相反，即使存在大斑块，在颈动脉球部较大的情况下，也难以产生预期的血流速度增加，颈总动脉远端与较大颈动脉球部残余管腔面积的相对差异尚不足以产生>50%的速度变化，这些斑块被称之为非狭窄性（均质）斑块（图6.30）。因此，图像与多普勒的不匹配往往提醒检查者可能存在潜在陷阱。

彩色多普勒血流成像可用于克服上述情况下的诊断困境，特别是当"视频"回放功能存在时。视频回放是让计算机存储冻结之前的彩色多普勒血流

成像结果，以实时速率或逐帧回放，使临床医师可评估血管腔各部分充盈情况。一侧颈动脉阻塞病变可影响对侧血管血流速度。如严重单侧颈内动脉狭窄或闭塞可能使对侧颈动脉系统分流量增加，从而导致对侧血管（特别是狭窄区域）的速度测量值增

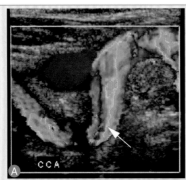

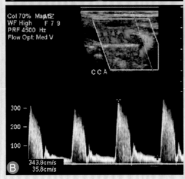

A.迁曲颈总动脉彩色多普勒血流成像显示偏心射流（箭头）；B.迁曲左颈总动脉近端的偏心射流导致不合理的速度升高，无任何可见的狭窄。

图6.29　血管迁曲导致的异常多普勒血流

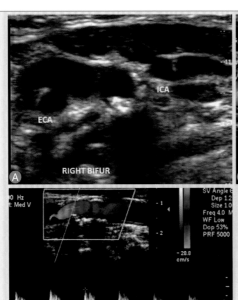

图6.30　狭窄<50%的均质斑块

高。相反，近端颈总动脉或无名动脉狭窄可能会减少血流量，从而导致梗阻远端狭窄（联合病变）的速度测量值降低（图6.22）。

　　同侧颈总动脉与颈内动脉的速度比值可避免一些陷阱。颈内动脉与颈总动脉的收缩期峰值速度比值，以及舒张末期流速比值尤其具有意义。Grant等的研究表明，在颈内动脉狭窄程度的测定中，颈内动脉与颈总动脉收缩期峰值速度比值与颈内动脉收缩峰值速度的准确性相似。虽然收缩期峰值速度和颈内动脉与颈总动脉收缩期峰值速度比值显示出相

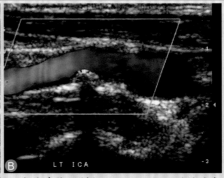

A.灰阶声像图横切面显示右侧颈动脉球部均质斑块引起轻度狭窄；B.彩色多普勒血流成像显示轻度狭窄；C.在多普勒频谱分析中，狭窄区域无相应的收缩期流速增加（73.2 cm/s），颈动脉球部狭窄<50%。ECA：颈外动脉；ICA：颈内动脉。

似的敏感度和特异度，但有时流速比值可更准确地识别狭窄程度和绝对速度。当检测到颈总动脉流速异常增高或减低，或双侧颈总动脉流速显著不对称时，就应启用流速比值。颈内动脉的长节段、高程度狭窄的血流速度增高程度通常不能达到预期，在该情况下，峰值速度比联合灰阶、彩色及能量多普勒超声的表现能够准确判断实际的狭窄程度。正如之前讨论的频带增宽，彩色和能量多普勒超声在避免与多普勒频谱伪像有关的陷阱方面是极具价值的。

虽然重度狭窄通常会增加斑块及其远端区域的血流速度，但重度颅内或颅外闭塞病变联合可能会减少预期的速度偏移，并产生非典型颈内动脉高阻力波形（图6.22）。检查时应尽量向血管远心端延伸，以避免遗漏远端联合病变。>95%狭窄的即后段的血流通常表现为极低流速的小慢波，而非预期的重度狭窄的高速波形（图6.25）。血管高度狭窄，尤其是长段的向心性狭窄，亦可能在无高速频率偏移情况下产生衰减波形。这种长段、向心性狭窄虽无明确流速升高，但狭窄远端通常有明显的频带增宽和湍流表现。此外，纺锤形狭窄通常应由实时彩色多普勒血流成像检测。无名动脉的闭塞可导致小慢波、不对称、左颈总动脉与右颈总动脉速度比值增高，甚至出现与椎动脉窃血模式类似的颈动脉窃血（图6.31）。

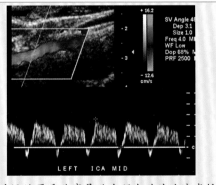

无名动脉远端严重狭窄导致左颈内动脉流速减低伴窃血前波形

图6.31　无名动脉狭窄引起的颈内动脉血流速度异常
（译者注：原文为"颈总动脉"，疑错，译者更正为"颈内动脉"。）

混叠是脉冲多普勒频谱分析的另一误差来源，其是由多普勒采样频率（脉冲重复频率）过低而无法检测真实收缩期峰值速度造成的。可检测的最大频移不能超过脉冲重复频率的一半。混叠中，时间速度曲线的尖端（表示高速）被切断，并出现在基

线下方（图6.32）。发生混叠时，连续波探头与传统脉冲多普勒联合使用，可较容易地显示真正偏移的峰值速度；也可通过增加角度（多普勒超声角度）来减少检测到的多普勒频移；或通过降低声束频率来减少或克服混叠。增加脉冲重复频率能增加可检测的频移，但脉冲重复频率的增加受血管深度和探头中心频率的限制。操作者亦可调节基线，为前向血流分配更大的速度范围来克服混叠。如果不发生多次环绕（在极高的速度下发生），合并基线上或基线下的速度值以获得准确速度值也是有效的。混叠在彩色多普勒图像判读中有时是有用的，其中彩色多普勒混叠可突出血流受干扰的严重程度，也可确定管腔未闭塞。

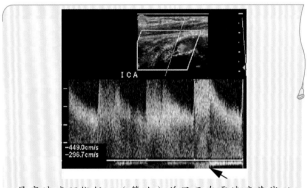

最高速度环绕折回（箭头）并显示在零速度基线以下。ICA：颈内动脉。

图6.32　重度（80%～95%）狭窄区域的多普勒波形混叠

（五）颈内动脉闭塞

区分"线样征"和颈动脉完全性闭塞具有重要临床意义。Grubb等研究表明未行治疗的近闭塞患者年脑卒中发病率约为5%，因此，对该类患者人群进行干预尤为重要。

当颈动脉内未探及明确血流信号时，可诊断为颈动脉闭塞。在少数情况下，颈内动脉受邻近动脉搏动影响，可能会被误认为其内仍有血流信号。脉冲波多普勒的取样容积需明确置于颈内动脉管腔内，且需鉴别是否为动脉搏动性血流。尤其需注意其血流方向及动脉搏动来源。应通过横切面扫查确认真实的中心区域血流情况，并采用尽量小的取样容积。外源性动脉搏动极少会传递到血栓中心部位。

当动脉重度狭窄接近闭塞时，高速射流会变为纤细血流信号。医师很难仅凭灰阶成像来定位近闭塞血管内的纤细残余管腔，特别是当周边斑块或血栓回声接近无回声时，或受周边钙化斑块影响，实

时扫查难以显示残余管腔时。在极重度狭窄血管中（>95%），常规灵敏性的彩色多普勒参数设置可能难以显示纤细残余管腔内的血流信号，需使用灵敏性更高的低速血流信号扫查参数，以鉴别极重度狭窄和闭塞。另外，能量多普勒超声对于低振幅、低速血流信号更敏感，因此可被用来观察残存线样血流（图6.33）。如参数设置得当，彩色多普勒区分重度狭窄和完全闭塞的准确性可达95%~98%。

通常可通过同侧颈总动脉的彩色多普勒血流成像、能量多普勒超声成像或脉冲波多普勒成像检查来推断颈内动脉重度狭窄或闭塞的存在。病变近端的同侧颈总动脉及颈内动脉频谱多普勒波形多表现为不对称的、高阻的频谱，舒张期血流减少、消失或反向。彩色多普勒血流成像或能量多普勒超声成像可显示收缩期彩色血流明亮，舒张期彩色血流明显减少或消失，与对侧相比明显不对称（图6.34）。但是，当存在由颈外动脉向颅内走行的侧支循环时，上述表现不典型。主要的颅内外侧支通路为眶动脉与眼动脉之间形成的交通支，也常见颈外动脉枕支与椎动脉之间的交通支，以及主动脉弓的颈部分支与椎动脉之间的交通支。与灰阶超声相比，彩色多普勒血流成像、能量多普勒超声成像及脉冲波

多普勒成像对鉴别颈动脉完全闭塞及线样血流具有更高的准确性，并可不经血管造影直接明确诊断，但当诊断存在争议时，可行CT血管成像，磁共振血管成像或血管造影进一步明确诊断。

颈内动脉闭塞

同侧颈外动脉波形颈内动脉化

彩色多普勒、能量多普勒或脉冲波多普勒超声显示颈内动脉内未见血流信号

闭塞段近端颈内动脉或颈总动脉血流反向

灰阶成像、彩色多普勒或能量多普勒超声显示颈内动脉管腔内被血栓或斑块完全充填

同侧颈总动脉或近端颈内动脉高阻波形

对侧颈总动脉血流速度可能明显高于同侧颈总动脉

另一诊断颈内动脉完全性闭塞易犯的错误是可能将仍通畅的颈外动脉或其分支误认为颈内动脉，尤其当颈内动脉长期闭塞、颈外动脉或颈内动脉间侧支循环开放而导致颈外动脉出现低阻波形（频谱颈内动脉化）时（图6.35）。颞动脉叩击试验可协助识别颈外动脉，叩击颞浅动脉常导致颈外动脉波形呈锯齿状改变，研究表明，约80%的颈外动脉出

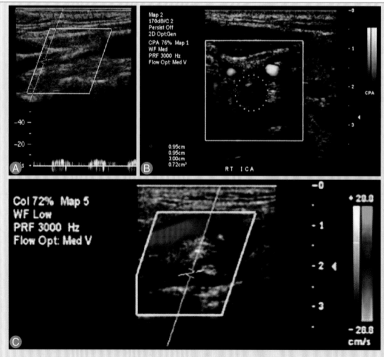

A.左颈内动脉近闭塞段的纤细血流；B.不均质低回声斑块完全充填颈内动脉管腔，彩色多普勒（译者注：疑错，应为能量多普勒）超声显示颈内动脉内未见血流信号显示；C.彩色多普勒超声显示颈内动脉闭塞管腔内未见血流信号。

图6.33　颈内动脉近闭塞与完全闭塞

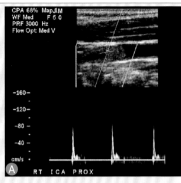
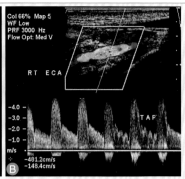

A.右颈内动脉完全性闭塞表现为与闭塞一致的尖峰波形；B.右侧近端颈外动脉显示与颅内循环侧支一致的低阻波形，且因狭窄导致流速增快。TAP：颞动脉叩击试验；RT ECA：右颈外动脉。

图6.34 颈内动脉闭塞

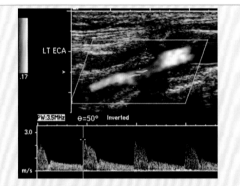

长期的颈内动脉闭塞导致颈外动脉的低阻波形。

图6.35 颈内动脉闭塞后颈外动脉波形的颈内动脉化

现锯齿状改变（图6.4B）。但是，仍需谨慎诊断，因为颞动脉叩击试验阳性也可见于颈总动脉及颈内动脉，其出现频率低于颈外动脉（分别为54%和33%）。存在分支亦是颈外动脉的独有特点，有助于其与颈内动脉鉴别，彩色多普勒超声易于识别分支血管（图6.4A）。通常结合血管管径、位置、频谱形态、有无分支、颞动脉叩击试验，可正确识别颈外动脉。

虽然颈内动脉闭塞后，颈内动脉远心端常不可避免地出现血栓，但颈总动脉闭塞多局限于颈总动脉，颈外动脉和颈内动脉中可能仍血流通畅，但其中一支血流反向。近心端颈总动脉闭塞后，超声检查是评估颈动脉分叉处血流情况的首选方法。通常颈外动脉血流反向以供应颈内动脉的正向血流。少数情况下会出现相反血流模式（图6.36）。

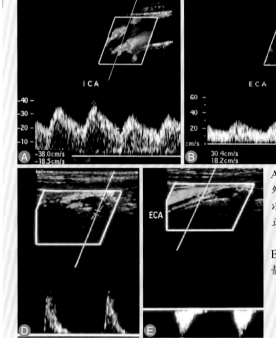
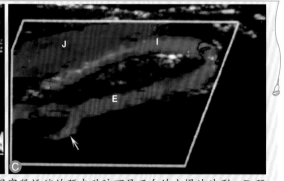

A.在颈总动脉闭塞段远端的颈内动脉可见正向的小慢波波形；B.颈外动脉中反向的小慢波血流主要来自对侧颈外动脉形成的侧支，以供应闭塞侧颈总动脉远端的颈内动脉；C.彩色多普勒超声显示正向的颈外动脉（E）血流伴分支（箭头）和反向的颈内动脉血流（I）；D.脉冲波多普勒超声显示右颈内动脉中高阻的反向血流；E.颈总动脉闭塞段远端的颈外动脉中可见高阻正向血流。J：颈内静脉。

图6.36 颈总动脉闭塞导致颈内动脉波形异常

（六）狭窄的随访

虽然已有大量文章探讨狭窄程度分级及治疗建议，但很少有研究关注无须干预的颈动脉狭窄的随访情况。对于<60%狭窄的随访间隔时间，尚无公认的国内或国际共识。由于缺乏国内外共识，Ochsner医疗中心的心内科和血管外科展开讨论，就不同狭窄程度、不同症状、不同斑块类型患者的随访提出了内部共识（表6.3）。对于不均质斑块和有症状的患者，由于其较狭窄程度相同的无症状患者进展更快，因此建议缩短随访时间间隔。

（七）颈动脉疾病患者的术前管理

随北美症状性颈动脉内膜切除术试验、欧洲颈动脉手术试验和无症状颈动脉粥样硬化研究结果更新，颈动脉疾病的术前检查也在发生改变。颈动脉超声检查的诊断标准取决于检查目的。为什么要进行超声检查？如何看待超声检查结果？如超声检查为筛查性质，应评估所有患者还是只评估有症状患者？如果希望仅根据超声检查来筛选手术患者，则需要不同的数值标准。颈动脉检查目的和筛查人群是影响流速阈值的重要因素。对高风险无症状患者的筛查可能最好采用高的流速阈值以提高特异度，而更有可能接受手术治疗的有症状患者则需采用低的流速阈值以提高敏感度。

尽管许多人认为血管造影为标准检查手段，但其因表现出的观察者间差异及其常低估狭窄程度而被人们所诟病。对颈动脉狭窄血管造影和超声检查结果的比较显示，手术结果与超声检查结果有更密切的相关性。颈动脉超声检查已被证实可准确诊断重度狭窄，并可有效鉴别重度狭窄与闭塞。

在诊断和定量评估颈动脉狭窄方面，磁共振血管成像目前显示出与超声检查及血管造影相当的准确性。在过去的15年中，MRI也被证实可用于颈动脉疾病的诊断和风险分层。MRI可准确识别斑块内出血、富含脂质的坏死核心、纤维帽变薄和破裂，这些均为脑卒中和短暂性脑缺血发作的高风险因素。磁共振血管成像也可用于评估颅内循环，但受限于检查费用、检查时长及便捷性，磁共振血管成像很难成为评估颈动脉疾病的一线检查手段。当颈动脉管腔受钙化斑块遮挡时，磁共振血管成像可很好地协助诊断。CT血管成像作为一种快速、普及范围广的检查手段，可准确检测溃疡和钙化，但无法区分斑块内出血和富含脂质的坏死核心。总体而言，在评估颈动脉狭窄方面，多普勒超声、对比增强磁共振血管成像和CT血管成像的一致性比率相当。

目前，较多研究建议采用颈动脉超声检查联合磁共振血管成像来代替术前血管造影，主张仅在磁共振血管成像和超声检查结论相左或有疑议的情

表6.3　颈动脉狭窄的超声随访建议

	无症状性		症状性	
	不均质性斑块	均质性斑块	不均质性斑块	均质性斑块
1%～39%[b] （1%～50%）[c]	前6个月里，每3个月随访1次 之后转为每6个月随访1次 之后转为每年随访1次 配合药物治疗[a]	结合斑块分级及其他风险因素，进行每2～5年1次的随访	前6个月里，每3个月随访1次 之后转为每6个月随访1次 之后转为每年随访1次 配合药物治疗[a]	结合斑块分级及其他风险因素，进行每1～3年1次的随访 根据其他情况评估用药，如心脏栓塞性疾病或神经血管来源症状的情况
40%～59%[b]	前6个月里，每3个月随访1次 之后转为每6个月随访1次，直至斑块转为均质性或狭窄程度加重 配合药物治疗[a]	每年随访1次 配合药物治疗[a]	前6个月里，每3个月随访1次 之后转为每6个月随访1次，直至斑块转为均质性或狭窄程度加重 配合药物治疗[a]	第一年里，每6个月随访1次 之后转为每年随访1次 配合药物治疗[a]
60%～79%[b] （50%～70%）[c]	需至血管专科就诊[d] 药物治疗[a]（如未行手术或介入治疗，每3个月随访1次，以评估斑块稳定性）	第一年里，每6个月随访1次，以评估斑块稳定性 之后每年随访1次 配合药物治疗[a]	需至血管专科就诊[d] 药物治疗[a]（如未行手术或介入治疗，每3个月随访1次，以评估斑块稳定性）	需至血管专科就诊[d] 配合药物治疗[a]
80%～99%[b] （>70%）[c]	需至血管专科就诊[b] 配合药物治疗[a]			

注：[a]药物治疗包括抗血小板治疗、他汀类药物治疗、戒烟和降压治疗；
　　[b]Bluth等制订的标准；
　　[c]美国超声放射医师学会标准；
　　[d]血管专科医师可以是血管外科医师、心血管介入医师、神经放射介入医师或神经外科医师，视当地具体情况而定，这些专家建议的治疗方法可以是血管内支架植入、动脉内膜剥离术或加强药物治疗。

况下使用术前血管造影。另有研究表明颈动脉内膜剥离术前可仅采用颈动脉超声检查进行术前评估。大量研究表明，超过90%拟行手术治疗的患者可仅通过临床评估及超声检查筛选得到。然而，对于可疑主动脉弓近端血管病变或疑似血管完全闭塞的患者，仍有部分医师主张术前行血管造影。

（八）术后超声

颈动脉内膜剥离术后表现出许多特征（图6.37）。在正常内-中膜和剥脱表面之间常见不连续的楔形回声，为间断缝合线回声。切除后的内-中膜已被证实可重新生长。一项研究表明，6%的内膜剥离术患者存在颈动脉内膜瓣、残余中重度狭窄或颈外动脉闭塞。其中2例术后超声检查异常的患者出现围手术期脑卒中，而术后超声检查无异常的患者未见围手术期后遗症或行二次手术。术前狭窄＞75%的患者残余狭窄的风险更高。超声检查可用于有症状患者的术后评估，但其在无症状患者中的应用仍存在争议。一般建议颈动脉内膜剥离术后每6个月进行常规超声随访，随访时间为2年，之后改为每年随访1次；或颈动脉内膜剥离术后每12个月随访1次，但该标准仍需更多研究证实。

1.颈动脉支架与血管再通

颈动脉血管成形术及支架植入术日益普遍，并成为常用的颈动脉血管重建手段。自1998年至2004年，颈动脉内膜剥离术开展率降低17%，而颈动脉支架植入术开展率增加149%。虽然支架植入术已成为一种比内膜剥离术侵入性更小的治疗方法，数项随机临床试验和血管外科学会也表明，支架植入术的围手术期并发症，尤其是心肌梗死的发生率相对低，但其脑卒中发病率相对较高。如需实现颈动脉血管再通的潜在收益，谨慎筛选患者至关重要。超声检查可能有助于以下方面：①评估狭窄的存在和严重程度；②颈动脉分叉处血流特征探查；③支架植入术前评估解剖变异、血管弯曲和斑块钙化（图6.38）。

超声检查在患者筛选中发挥的作用也仍存在争议。多普勒超声无疑在狭窄诊断及分级中具有很高的准确性，敏感度为94%，特异度为92%，是公认的筛选患者的重要标准。然而，尽管斑块特征在患者筛选中的作用仍存在争议，但随着易损斑块作为脑卒中的病因越来越受到重视，其评估也备受关注。易损斑块多为不均质或无回声的Ⅰ型或Ⅱ型斑块，该类型斑块与斑块内出血有关，被认为具有较高的致栓塞风险。Diethrich等使用血管内超声发现，血管内超声斑块特征与动脉内膜剥离术后斑块的组织学检查结果具有很强的相关性。考虑到超声特征的准确性，为降低栓塞风险，当发现斑块内出血或诊断为易损斑块时，内膜剥离术而非支架植入术可能是首选的血管再通方法。然而，Reiter等的研究表明无回声斑块并不能作为支架植入术后神经系

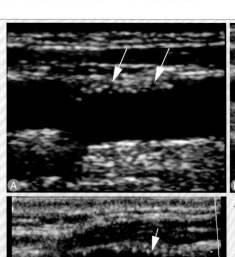

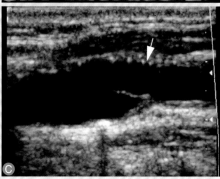

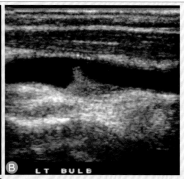

A.采用静脉补片（箭头）的颈动脉内膜剥离术后正常改变；B.在一新出现症状的颈动脉内膜剥离术后患者中，可见一处楔形低回声，可能为斑块残留或复发，或血栓形成；C.颈动脉内膜剥离术后缝合线（箭头）及一处腔内残留的内膜瓣。

图6.37 颈动脉内膜剥离术后的超声表现

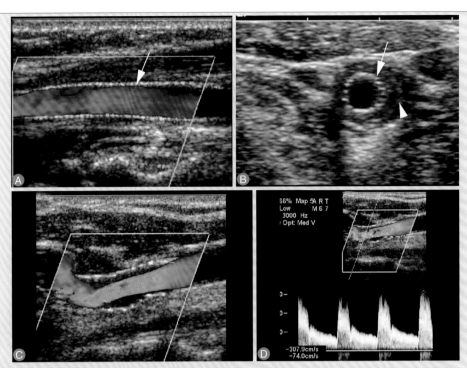

A.彩色多普勒超声显示正常的右颈动脉支架（箭头）内充满血流信号；B.颈动脉球部横切面显示支架（箭头）处管腔内残存的斑块回声（三角箭头）；C、D.彩色多普勒超声显示左颈动脉支架狭窄，流速增高，依据颈动脉狭窄的流速诊断标准，狭窄程度＞70%。

图6.38　颈动脉支架

统事件发生率高的指标，因此不推荐此种类型的风险分层。利用斑块特征来决定治疗干预方式仍需进一步研究。

2.颈动脉支架内再狭窄的分级

超声检查可准确评估颈动脉内支架植入情况，清晰显示颈动脉支架，超声医师可对颈动脉支架近心端、支架段及远心端进行评估。据报道，颈动脉支架植入术后再狭窄的发生率为1.9%～16%。支架内再狭窄分级的流速标准与自然状态下颈动脉狭窄分级的流速标准可能有所不同。部分研究表明，支架段流速一般比未植入支架的血管内流速高，125～140 cm/s的流速在支架植入后的血管内是非常常见的。此外，支架远心端的颈内动脉也常可见流速增高。目前认为，如支架段在彩色或能量多普勒超声上充盈满意，则流速轻度升高并不代表存在狭窄，无须进一步评估或干预。

Fleming和Chahwan等表明，常规多普勒超声可有效识别经颈动脉造影证实的正常支架植入术后血管。同时，其研究表明，支架植入术后的血管内流速与目前常规颈动脉狭窄的流速标准不一致，在轻度及中度支架内再狭窄的患者中，会出现不成比例

的流速增高，考虑其可能与多种因素相关，包括管壁顺应性改变和来自颈外动脉的分流血流。另外，在支架植入术后行多普勒超声扫查时，需遵循入射角度等于60°的原则，其也可能会引起流速增高。因此，需建立适用于支架植入术后随访的流速标准，目前已有多项研究给出支架植入术后狭窄程度分级的建议（表6.4）。

五、非动脉粥样硬化性颈动脉疾病

非动脉粥样硬化性颈动脉疾病远不如动脉粥样硬化斑块常见。纤维肌发育不良是一种以平滑肌纤维和弹性组织发育异常为特征的非炎症性疾病，在颈动脉系统中常累及颈内动脉中远段，血管造影上表现为典型的节段性"串珠样"狭窄。仅少数报告描述了纤维肌发育不良的超声特征。许多纤维肌发育不良患者在超声检查中无特征性表现或无明显异常；然而，部分患者可能表现为颈内动脉中远段冗长、迂曲呈S形。纤维肌发育不良可无症状，也可导致颈动脉夹层或继发血栓栓塞（图6.39）。由自身免疫反应（如多发性大动脉炎、巨细胞性动脉

表6.4　颈动脉支架后再狭窄的分级

研究	狭窄程度	PSV（cm/s）	EDV（cm/s）	ICA/CCA PSV比值
Setacci 等	<30%	≤104		
	30%~50%	105~174		
	50%~70%	175~299		
	≥70%	≥300	≥140	≥3.8
Zhou 等	>70%	>300	>90	>4
Lal 等	≥20%	≥150		>2.15
	≥50%	≥220		≥2.7
	≥80%	>340		≥4.15
Armstrong 等	>50%	>150		>2
	>75%	>300	>125	>4
Chi 等	≥50%	240		2.45
	≥70%	450		4.3

注：CCA，颈总动脉；EDV，舒张末期速度；ICA，颈内动脉；PSV，收缩期峰值速度。
（译者注：红色字体在原文中"EDV"一列，疑错，经核对文献，应是原文有误，移动至"ICA/CCA比值"一列）
来源：Modified from Chahwan S，Miller MT，Pigott JP，et al. Carotid artery velocity characteristics after carotid artery angioplasty and stenting. J Vasc Surg. 2007；45（3）：523-526；Fleming SE，Bluth EI，Milburn J. Role of sonography in the evaluation of carotid artery stents. J Clin Ultrasound. 2005；33（7）：321-328.

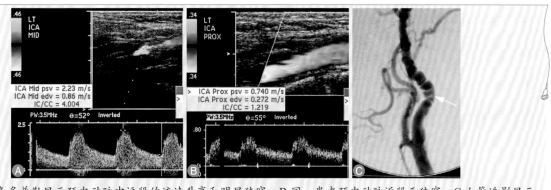

A.纵切面彩色多普勒显示颈内动脉中远段的流速升高和明显狭窄；B.同一患者颈内动脉近段无狭窄；C.血管造影显示颈内动脉中远段的纤维肌发育不良的典型表现，焦点区（箭头）所示增厚组织导致管腔变窄，呈"串珠状"表现。ICA：颈内动脉；LT：左侧；MID：中段；PROX：近段。

图6.39　纤维肌发育不良

炎）或放射损伤引起的动脉炎可导致颈动脉壁弥漫性环形增厚，最常累及颈总动脉（图6.40）。

颈部外伤可导致颈动脉夹层或动脉瘤。颈动脉夹层是由内膜撕裂导致血液进入动脉壁，从而产生假腔。假腔的另一端可能为盲端，也可能与真腔相通。假腔可能会使真腔阻塞或变窄，产生类似于颈动脉斑块的症状。颈动脉夹层可为自发，可继发于外伤或弹性组织退化性疾病（如马方综合征），也可与动脉粥样硬化斑块相关。颈动脉夹层的超声检查可能显示活动或固定的内膜片回声，伴或不伴血栓形成。通常存在灰阶图像与多普勒超声不匹配的典型表现，即灰阶图像上观察不到明显异常，而多普勒超声出现显著的血流动力学异常（图6.41）。

彩色或能量多普勒超声可显示血流从通畅的管腔行至颈内动脉闭塞处时血流束突然变细，从而发现夹层的起始部位。当颈内动脉闭塞时，同侧颈总动脉呈高阻波形。当颈内动脉严重狭窄时（继发于出血和假腔内血栓），其流速可明显增高。当颈内动脉未完全闭塞时，颈总动脉的频谱形态可正常。虽然传统血管造影、磁共振血管成像或CT血管成像可用于夹层的最初诊断，但超声检查可用于患者随访以评估抗凝治疗效果。颈内动脉夹层患者抗凝治疗后的超声复查结果显示，高达70%的病例出现动

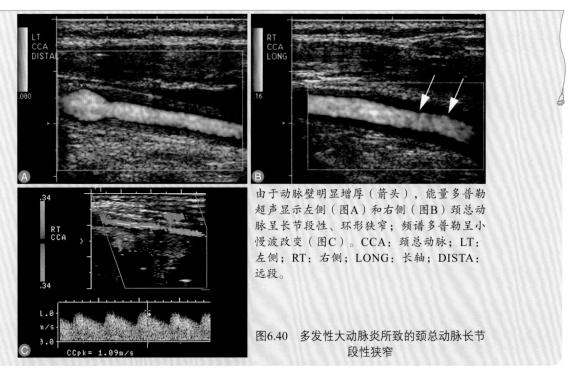

由于动脉壁明显增厚（箭头），能量多普勒超声显示左侧（图A）和右侧（图B）颈总动脉呈长节段性、环形狭窄；频谱多普勒呈小慢波改变（图C）。CCA：颈总动脉；LT：左侧；RT：右侧；LONG：长轴；DISTA：远段。

图6.40　多发性大动脉炎所致的颈总动脉长节段性狭窄

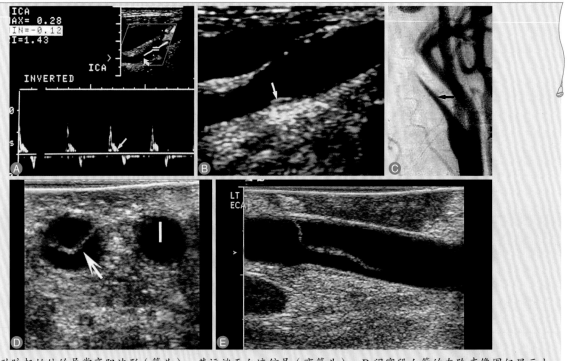

A.右颈内动脉起始处的异常高阻波形（箭头），其远端无血流信号（弯箭头）；B.闭塞段血管的灰阶声像图仅显示小的线性回声结构（箭头），无明显动脉粥样硬化性狭窄表现；C.血管造影显示颈动脉夹层和血栓性闭塞导致闭塞段（箭头）逐渐变细；D、E.另一患者的横切面和纵切面声像图显示颈外动脉管腔内的内膜片回声（箭头）。ICA：颈内动脉；ECA：颈外动脉；LT：左侧。

图 6.41　颈动脉夹层

脉再通。当出现神经系统症状时，特别是当患者临床表现、年龄和病史不符合动脉粥样硬化性疾病或出血性脑卒中的典型特征时，应考虑到夹层可能，这一点尤为重要。

颈动脉区的搏动性包块

　　最常见的颈总动脉动脉瘤发生于颈动脉分叉处，其可能由动脉粥样硬化、感染、外伤、手术或传染病（如梅毒）引起。正常颈总动脉直径一般不超过1 cm。颈动脉体瘤是累及头颈部的副神经节瘤中的一种，通常是位于颈动脉分叉处的包膜完整的良性肿块，可双侧发生，特别是在有家族性变异的患者中。瘤体血供丰富，通常可闻及杂音。部分肿瘤会产生儿茶酚胺，导致术中或术后血压突然变化。彩色多普勒超声表现为颈动脉分叉处血供丰富的软组织肿块（图6.42）。彩色多普勒超声也可用于颈动脉体瘤栓塞术或切除术的监测。非肿块性病变中最常见的是无名动脉或颈总动脉近段扩张，在

老年女性中经常表现为锁骨上的搏动性包块，超声检查上可显示这些正常结构的迂曲血管，从而排除动脉瘤诊断（图6.43）。

血管外肿物［如肿大淋巴结（图6.44）、血肿、脓肿］可使颈动脉受压或移位，易于同原发性血管肿物（如动脉瘤或假性动脉瘤）鉴别。创伤后假性动脉瘤的瘤颈部可探及典型的双期双向血流频谱，瘤体内呈半红半蓝（阴阳）的声像图特征，可与颈动脉真性动脉瘤相鉴别（图6.45）。

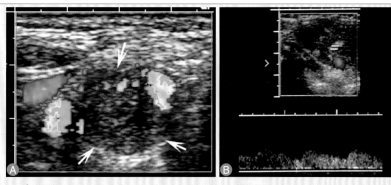

A.颈动脉分叉处横切面声像图显示肿块（箭头）将颈内动脉（ICA）和颈外动脉（ECA）扩张开；B.颈动脉体瘤的脉冲波多普勒曲线显示典型的动静脉分流（低阻力）波形。

图6.42　颈动脉体瘤

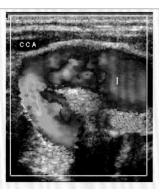

彩色多普勒图像显示扩张的近段颈总动脉起源于无名动脉（I），并导致右锁骨上搏动性肿块。

图6.43　颈总动脉扩张

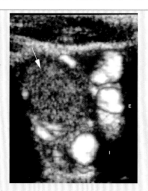

能量多普勒声像图显示颈动脉分叉外侧的恶性淋巴结（箭头）。E：颈外动脉；I：颈内动脉。

图6.44　颈动脉分叉旁的病理性淋巴结

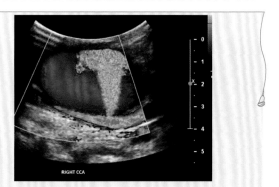

右颈总动脉横切面声像图显示进入假性动脉瘤的射流束由中心静脉置管所致。

图6.45　颈总动脉假性动脉瘤

颈内动脉夹层：频谱多普勒超声表现

颈内动脉

无血流信号或闭塞

内膜片回声，伴或不伴血栓

低回声血栓，伴或不伴管腔狭窄

无明显异常

颈总动脉

高阻力型频谱

血流受阻

无明显异常

六、经颅多普勒超声

经颅多普勒超声检查选用频率为2 MHz的低频探头，通过眼眶、枕骨大孔或颞叶颅骨变薄区域（颞窗）为透声窗来评估颅内颈动脉、椎基底动脉系统和Willis环。然而，有研究表明约55%的患者经颅多普勒超声检查可能无法获得满意效果。女性（特别是非裔美国女性）由于颞骨较厚，颞窗较难观察到基底动脉，其限制了经颅多普勒超声成像作为常规无创脑血管检查的可行性。

频谱分析可获得平均速度、收缩期峰值速度、舒张末期速度、搏动指数及阻力指数等多项参数。通过彩色或能量多普勒超声，可更准确的调整角度并定位血管，以提高测速的准确性。经颅多普勒超声的应用包括：①评估颅内动脉狭窄及侧支循环；②检查及监测蛛网膜下腔出血后脑血管痉挛；③判定脑死亡；④评估镰状细胞病；⑤识别动静脉畸形。经颅多普勒超声对大脑中动脉狭窄的诊断价值高，敏感度达91%，而对颅内椎基底动脉系统、大脑前动脉、大脑后动脉和终末颈内动脉狭窄方面的诊断价值较低。然而，当未能探测到颅外椎动脉血流时，经颅多普勒超声有助于评估椎动脉通畅情况和血流方向（图6.46）。颅内血管狭窄的诊断基于在相同位置受累血管的平均流速较对侧明显增高。

经颅多普勒超声还可对具有潜在血管并发症的患者进行术中监测。在术中，通过将探头固定于颞窗，经颅多普勒超声可评估颈动脉内膜剥离术手术期间大脑中动脉的血流量。当颈动脉夹闭时，可评估脑灌注。并且，经颅多普勒超声还可以检测术中

的微栓子，其频谱表现为高振幅峰值［高强度瞬态信号（HITS）］。由于血管痉挛引起管腔变细可导致血流速度增加及阻力指数变化，故经颅多普勒超声可用于评估血管痉挛（更多关于经颅多普勒超声的描述参见《超声诊断学（第5版）：小儿分册》第一章）。

七、椎动脉

椎动脉是后循环的主要供血动脉。在颈动脉闭塞的患者中，椎动脉可通过Willis环为大脑其他部位提供侧支循环。对颅外椎动脉的评价是颈动脉超声应用的自然延伸。然而，对椎动脉的研究尚不如颈动脉深入。与颈动脉循环相关的症状相比，椎基底动脉供血不足症状诊断较为模糊，通常很难将病变与症状紧密联系起来。此外，椎动脉手术未受到外科大夫的青睐，由于其解剖变异性、管径细小、走形位置深、横突造成的暴露困难，椎动脉的超声检查较为困难。在临床应用上，通过椎动脉超声检查诊断锁骨下窃血应用较为广泛，椎动脉狭窄、夹层或动脉瘤的评估则较为困难。

（一）解剖学

椎动脉通常为锁骨下动脉的第一分支（图6.47），其起源变异较常见，6%～8%的人群左椎动脉直接起源于左锁骨下动脉近端的主动脉弓，90%的椎动脉近端向上内侧走行，通过第七颈椎（C$_7$）横突前方，进入C$_6$横突孔内，另有部分进入C$_5$或C$_7$横突孔，极少在C$_4$水平进入。椎动脉内径变异较大，42%的人群中左侧椎动脉较右侧宽，26%两侧

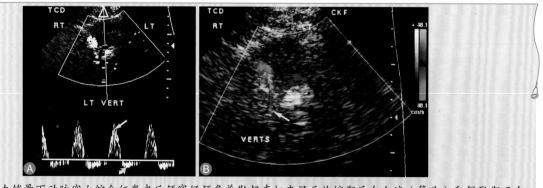

A.一例不完全左锁骨下动脉窃血综合征患者后颅窝经颅多普勒超声扫查显示收缩期反向血流（箭头）和舒张期正向血流（弯箭头），该切面于枕骨大孔区域横向扫查获得（开放箭头）；B.同一患者彩色多普勒图像显示，不仅左椎动脉，基底动脉内亦存在反向血流（箭头）。VERT：椎动脉。

图6.46　经颅多普勒超声成像

相当，32%右侧宽于左侧。患者可发生单侧椎动脉先天缺如的情况。通常，两侧椎动脉汇合为基底动脉。极个别情况下，椎动脉可汇入小脑下后动脉。

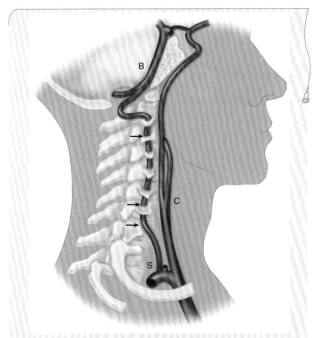

椎动脉外侧解剖结构示意图（箭头）显示其通过颈椎横突孔走行，与对侧椎动脉汇合为基底动脉（B）。C：颈动脉；S：锁骨下动脉。

图6.47　椎动脉走行

（二）超声检查技术及正常检查

超声检查可显示92%～98%的椎动脉（图6.48）。首先是在纵切面上显示颈总动脉。确定颈总动脉和颈内静脉的血流后，将探头向外侧稍移动，可在C_2和C_6横突间显示椎动脉和椎静脉，横突表现为"栅栏样"声影。倾斜探头尾部可显示60%～70%的椎动脉起始处，包括80%的右侧椎动脉起始处和50%

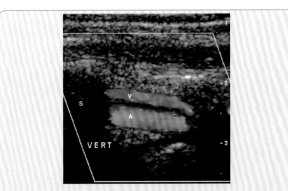

纵切面彩色多普勒声像图显示正常的椎动脉（A）和椎静脉（V）走形于C_2～C_6的横突之间，周期性的声影（S）有助于其识别。

图6.48　正常椎动脉和椎静脉

的左侧椎动脉起始处。左侧椎动脉起始处往往显示不佳，与6%～8%的左侧椎动脉起源于主动脉弓、位置过深相关。

超声检查可评估椎动脉内是否有血流，并判断血流方向，同时可评估斑块。与颈总动脉相似，椎动脉收缩期和舒张期均存在持续血流，频谱呈低阻；然而，即使是形态正常的椎动脉，其频谱形态也具有广泛变异性，是由于椎动脉此类管腔细小的血管倾向于具有更宽频带的频谱，频窗被充填（图6.49）。

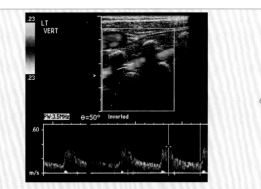

正常椎动脉呈低阻，频窗被充填。

图6.49　正常椎动脉频谱

椎静脉（通常为静脉丛）与同侧椎动脉伴行，需与椎动脉鉴别，尤其是椎静脉呈搏动性表现时。可在呼吸过程中动态参考颈静脉血流排除干扰，从而识别椎静脉。有时，甲状颈干的颈升分支会被误认为椎动脉，可通过寻找与椎动脉伴行的横突回声，以及观察其频谱来鉴别，前者频谱表现与颈外动脉相似，为高阻力。

椎基底动脉系统的经颅多普勒超声检查可作为颅外血管评估的辅助方法。采用2 MHz的探头，取患者坐位枕骨下入路，或仰卧位乳突后入路。彩色或能量多普勒超声有助于椎基底动脉系统的经颅多普勒超声成像。

（三）锁骨下动脉窃血

锁骨下动脉窃血发生于锁骨下动脉或无名动脉近端高度狭窄或闭塞、同时椎动脉血流通畅的情况下。通过椎动脉反向供血，缺血肢体的动脉从椎基底动脉循环中"窃血"，从而导致椎基底动脉供血不足症状（图6.50）。尤其是上肢运动及头部位置变化时，症状最为明显。然而，椎基底动脉供血不足症状与锁骨下动脉窃血之间的相关性较差。大多数情况下，除非供应被窃血的椎动脉存在严重狭窄，否则基底动脉内血流不受影响。此外，外科手术或血管成形术可能不会缓解症状。锁骨下动脉窃血最主要原因为动脉粥样硬化，除此之外还包括创伤、栓塞、手术、先天性因素和肿瘤等。由于锁骨下动脉，尤其是左锁骨下动脉起始处位置深在，较难通过超声检查直接显示其狭窄或闭塞情况，故可通过椎动脉异常频谱来间接推断锁骨下动脉狭窄的严重程度。

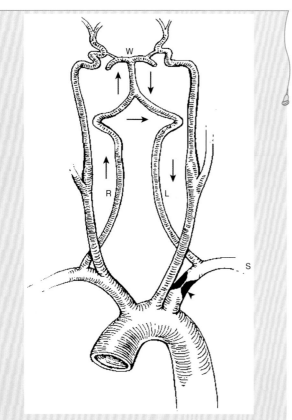

左锁骨下动脉近端闭塞（三角箭头）引起其远端血流减少（S），导致右侧椎动脉（R）和其他颅内血管通过Willis环（W）窃血，向左侧椎动脉（L）逆行供血（箭头）。

图6.50　锁骨下动脉窃血综合征的血流动力学模式

锁骨下动脉窃血可存在4种异常波形，包括锁骨下动脉完全型窃血、部分型窃血、隐匿型窃血和小慢波。在完全型窃血中，椎动脉血流完全逆转（图6.51）。部分型窃血显示收缩期椎动脉血流反向（图6.52）。部分型窃血提示锁骨下动脉或无名动脉高度狭窄，而非闭塞。激发性动作（如锻炼手臂5 min或在手臂上用血压计加压5 min）引起锁骨下动脉或无名动脉的反弹充血，可增强超声信息，并将部分型窃血转换为完全型窃血。

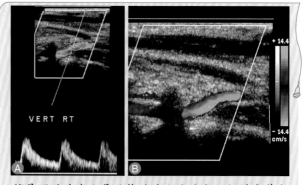

锁骨下动脉窃血导致椎动脉血流反向，频谱多普勒（图A）显示右锁骨下动脉闭塞导致椎动脉血流完全反向；彩色多普勒（图B）显示血流朝向探头。VERT RT：右侧椎动脉。

图6.51　锁骨下动脉窃血引起的椎动脉血流反向

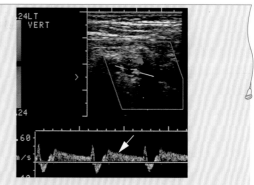

收缩早期血流正常，收缩期峰值血流反向，收缩晚期和舒张期（箭头）血流正向。

图6.52　部分型锁骨下动脉窃血

异常椎动脉频谱

完全型锁骨下动脉窃血
锁骨下动脉或无名动脉的狭窄或闭塞导致同侧
　　椎动脉血流完全反向

部分型锁骨下动脉窃血
椎动脉收缩期短暂反向
激发性动作下可转变为完全型窃血
提示狭窄，而非闭塞性病变

隐匿型窃血
"兔形"波形：收缩期减速，流速低于舒张期
激发性动作下可转变为部分型窃血
锁骨下动脉近端狭窄时可见

小慢波
椎动脉狭窄时可见

隐匿型窃血（"兔形"）显示血流正向，但收缩期峰值速度明显减低，低于舒张期流速，该情况见于锁骨下动脉近端狭窄的患者，通常不像部分型

窃血波形那样严重。"兔形"波形在激发性动作时可转换为部分型窃血或完全型窃血波形（图6.53）。在椎动脉近心端重度狭窄患者中可看到小慢波（阻尼波形）。

锁骨下动脉窃血时，彩色多普勒显示横突间两条颜色相似的血管，分别代表椎动脉和椎静脉。彩色多普勒横切面声像图显示椎动脉内血流方向与颈动脉相反，在该情况下，应借助多普勒频谱波形的显示，避免将椎动脉的反向血流误认为椎静脉的搏动血流。

（四）狭窄和闭塞

诊断椎动脉狭窄比诊断血流反向更加困难。大多数有血流动力学意义的狭窄发生在椎动脉起始处，而其位于胸腔上部深处，见于60%~70%的患者。即使椎动脉起始处可显示，但由于位置深在和血管迂曲，调整最佳多普勒角度进行准确的速度测量十分困难。目前尚无准确的可重复性标准来评估椎动脉狭窄。椎动脉内的血流通常为湍流，所以频带增宽不能作为诊断狭窄的指标。而由于椎动脉直径的正常变化范围较广，因此将速度作为诊断狭窄的标准亦不可靠。尽管速度>100 cm/s常提示狭窄，但其也可见于血管造影正常的血管。如在颈动脉闭塞情况下，高速血流可能存在于作为脑循环主要侧支通路的椎动脉（图6.54）。因此，只有在局部血流速度增加至少50%，灰阶或彩色多普勒可见狭窄，或探及明显椎动脉小慢波，才可提示明显椎动脉狭窄。另外，阻力指数在正常和异常椎动脉具有变异性，不宜将该参数作为椎动脉疾病诊断指标。

椎动脉闭塞的诊断也非常困难。通常，由于椎动脉细小或先天性缺失，或扫查不全面，椎动脉血流无法被检出。同样原因，严重狭窄和闭塞的鉴别也是困难的。重度狭窄处血流速度极低，可能会导致多普勒信号振幅太低而无法被检测到，而能量多普勒超声在该情况下可能是有用的。超声声像图上仅显示一条椎静脉则提示椎动脉闭塞或先天性缺如。

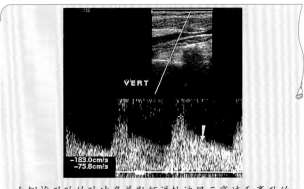

左侧椎动脉的脉冲多普勒频谱轨迹显示高速和紊乱的血流（箭头），虽然高速血流和湍流可能与局部狭窄有关，然而在该情况下，双侧颈内动脉闭塞及流入椎动脉的侧支血流增多也将导致椎动脉流速增加。VERT：椎动脉。

图6.54 椎动脉血流速度增加

八、颈内静脉

颈内静脉主要负责大脑的静脉回流。颈内静脉常规超声和彩色多普勒超声最常见的临床适应证是评估可疑的颈内静脉血栓形成，血栓形成可能与中心静脉导管植入有关，其他适应证包括颈静脉扩张症的诊断，以及指导颈内静脉或锁骨下静脉置管，尤其是在血管解剖扭曲的困难情况下。

（一）超声检查技术

正常颈内静脉易于显示，检查时嘱患者伸展颈部，头部偏向对侧。在纵切面扫查和横切面扫查时应轻度加压，避免静脉塌陷。从锁骨上窝的冠状面可观察颈内静脉下段和锁骨下静脉内侧段，二者在

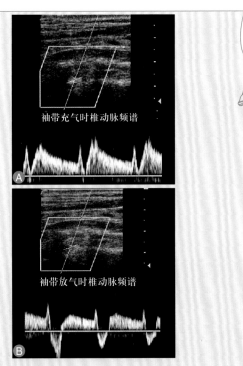

A.左侧椎动脉隐匿型窃血波形，收缩期峰值血流速度减低但未反向；B.激发性动作后，外周动脉压下降引起收缩期峰值血流反向。

图6.53 部分型锁骨下动脉窃血与激发性动作

此形成头臂静脉。

颈内静脉位于颈总动脉前外侧、甲状腺外侧、胸锁乳突肌深部。颈内静脉血管壁呈强回声，管腔内呈低回声或无回声，通常瓣膜在远端可见。右颈内静脉通常较左侧粗大。

实时超声显示与右心收缩相关的静脉搏动，以及随胸腔内压变化而变化的静脉直径。多普勒检查以图形方式描述这些血流模式（图6.55）。吸气时，胸内负压导致流向心脏和颈静脉的血流直径减小。在呼气和Valsalva动作期间，胸腔内压增加导致血液回流减少，静脉扩张，可见血流较少或几乎无血流。正常颈静脉壁在适度压力作用下完全塌陷。患者突然吸气会降低胸膜腔内压，导致实时超声显示静脉瞬间塌陷，并伴有向心脏方向的静脉血流短暂增加。

（二）血栓形成

颈静脉血栓的临床特征包括压痛、边界不清、非特异性颈部肿块或肿胀。快速正确的诊断相对困难。颈内静脉血栓可完全无症状，因其位置深在且存在丰富的侧支循环。颈内静脉血栓形成大多数是由中心静脉导管植入引起的并发症，其他原因包括静脉注射毒品、纵隔肿瘤、高凝状态、颈部手术、

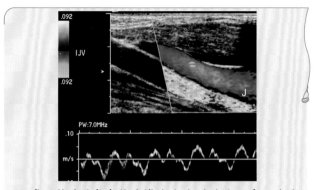

正常颈静脉的复杂静脉搏动（J）反映右心房心动周期。IJV：颈内静脉。

图6.55　正常颈静脉

局部炎症或腺病。部分病例为特发性或自发性。颈静脉血栓可能的并发症包括化脓性血栓性静脉炎、血栓扩散和肺栓塞。

实时超声检查显示静脉扩张、不可压缩，其内可能存在可见的管腔内血栓。急性血栓可呈无回声，与流动的血液难以区分；然而，根据血栓区域不可压缩性、多普勒或彩色多普勒信号缺失的特征，可迅速做出正确诊断。此外，静脉对呼吸动作和静脉搏动的反应明显消失；频谱多普勒超声成像和彩色多普勒显示无血流（图6.56），此时可探及

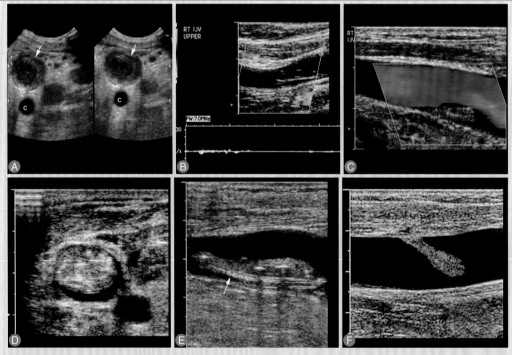

A.左侧颈内静脉急性血栓的横切面声像图（箭头）显示静脉扩张，不可压缩；B.另一患者的颈内静脉纵切面声像图显示低回声血栓、无多普勒信号；C.彩色多普勒纵切面声像图像显示少量来自颈内静脉后壁的血栓；D.横切面声像图显示血栓回声，提示颈内静脉慢性血栓；E.纵切面声像图像显示颈静脉导管周围血栓（箭头）；F.纵切面声像图像显示血栓来自前壁，可能是由先前在此区域放置导管所致。c：颈总动脉；UPPER：上段。

图6.56　颈内静脉血栓形成：各个时期

侧支静脉，特别是在慢性颈内静脉血栓形成情况下。血栓中心液化或其他异质性也提示慢性血栓。慢性血栓显示困难，因其易于机化，很难将其与血管周围脂肪组织相区分。畅通的颈静脉或锁骨下静脉伴有心肺可塑性缺乏，可提示中心性非闭塞性血栓（图6.57）。而双侧颈静脉搏动消失则有力地支持了中心血栓的诊断，可通过血管造影或磁共振静脉造影证实。

尽管与导管植入有关的血栓可出现在导管的任何位置，但是常见于导管尖端。导管可看作两条平行的回声线，中间间隔一无回声区。尽管导管本身是畅通的，导管内通常不显示血流。

超声检查是诊断颈静脉和锁骨下静脉血栓形成的可靠手段，但其具有局限性，无法显示颈静脉和锁骨下静脉的所有部分，特别是位于下颌骨后或锁骨下的静脉，即使对血栓完整程度的了解通常不

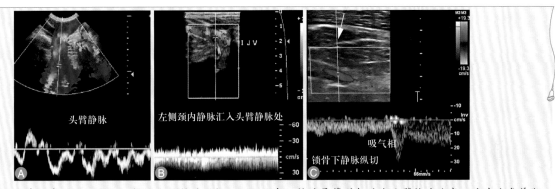

A.头臂静脉波形有正常的心肺变化，提示上腔静脉通畅；B.既往中心静脉导管引起的左头臂静脉狭窄，脉冲波多普勒波形显示颈内静脉（IJV）无搏动性反流；C.左锁骨下静脉在吸气时显示单相血流和呼吸时相。

图6.57　3例患者的正常和异常静脉波形

是治疗计划的关键因素。在初步评估后进行一系列的超声检查以评估血栓对治疗的反应是安全和经济的。超声检查还可显示静脉导管植入前的静脉通畅情况，确保更加安全和成功的导管植入。

致 谢

感谢Kathleen McFadden和Barbara Siede在手稿准备方面提供的帮助。

（冉海涛，杨萌，苏蕾，敖梦，杨扬，孙阳，成涓，朱叶锋，王亚红，王莹，张莉，葛志通译）

● 参考文献 ●

扫码观看

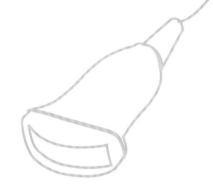

第七章 外周血管

Mark E. Lockhart, Heidi R. Umphrey,
Therese M. Weber and Michelle L. Robbin

章节大纲

关键点总结

- 彩色多普勒超声检查要点包括解剖学信息、频谱形态、扫查技术要点及注意事项。
- 根据多普勒频谱的流速标准可判断灰阶超声和彩色多普勒血流成像所发现血管病变的狭窄程度。
- 外周动脉疾病的彩色多普勒超声评价可提供诊断信息，辅助外科治疗方案制订，以及评价旁路移植术中移植血管。
- 肢体血管的动脉瘤和假性动脉瘤具有典型彩色多普勒血流成像表现，与其他部位的动脉瘤及假性动脉瘤表现相似。
- 超声检查是评估上肢和下肢静脉系统的主要方法。
- 通过影像学和临床指标对急性血栓、残余（慢性）深静脉血栓进行鉴别通常比较困难。
- 静脉检查存在争议性的问题包括深静脉血栓治疗临床标准，建议随访检查时间，是否评价小腿静脉，以及两点式扫查评估还是重点区域扫查评估（译者注：两点式为仅进行股总静脉、腘静脉扫查）。
- 术前上肢和大腿血管的超声评估及描记定位有助于自体动静脉内瘘和移植物动静脉内瘘手术方案的制订及确定透析用的内瘘位置。
- 自体动静脉内瘘及移植物动静脉内瘘的超声术后评价有助于评估动静脉内瘘的成熟程度，以及是否存在通路狭窄、窃血、血栓和局部并发症等。

前文阐述了彩色多普勒超声的物理特性和超声在评估头颈部血供中的应用。本章将阐述外周动静脉、自体动静脉内瘘和移植物动静脉内瘘的超声评估。一般来说，彩色多普勒超声非常容易评估这些部位的血管。肢体血管的深度通常在皮下6 cm或更浅处，因此其比腹部或胸腔内血管显示效果更好。即使感兴趣血管区域有骨组织掩盖，侧动探头也可获得足够的成像声窗进行扫查。医师进行检查时通常使用频率>5 MHz的探头。

灰阶超声可评估有无动脉粥样硬化斑块，确定血管外包块性质。彩色多普勒血流成像可快速检测到感兴趣区域，然后使用多普勒频谱超声显示血流频谱模式。

外周血管检查应遵循标准化检查流程，如美国放射学会、美国超声医学会、超声放射医师学会所提供的方案。建议血管超声检查应在通过血管检查资质认证评定的医院进行，如美国放射学会或国家血管检查评估委员会等血管检查资质认定机构，从而达到国家要求的最佳标准，提高外周动脉和静脉超声检查的成功率。在专业人员和医师的支持下，超声检查可诊断许多外周血管疾病，可避免电离辐射及经静脉造影放射线检查。

一、外周动脉

动脉超声检查能够评估非常多不同症状、不同体征的血管疾病。超声检查相对快速，而且具有其他检查方法所不具备的优势，如实时动态、无电离辐射、价格便宜。因此，近20年来，外周动脉超声检查的适应证得以扩展。美国放射学会最新操作建议列出了动脉超声检查的适应证，主要包括因动脉狭窄或闭塞所致的下肢跛行和（或）静息痛患者。患者四肢疼痛、变色或溃疡形成（下肢最常见），可能是由动脉狭窄或闭塞引起组织缺血或坏死；此外，患者还可能出现四肢麻木或寒冷症状。然而，临床症状可能因起病的急缓而不同，同时侧支循环形成会代偿血管狭窄对组织的影响，导致症状不典型。部分患者，其血管异常并未引起临床症状，而当患者由于其他病症就诊时，在影像检查中血管异常被偶然发现。一旦发现血管病变，超声检查可监测疾病进展，明确干预是否成功，还可明确旁路移植手术的备用血管是否合适。

超声检查还可评估其他肢体病变，如使用超声检查评估局灶性包块，以排除动脉瘤或伴有静脉扩张的动静脉瘘等血管源性病变。当上肢出现慢性体位性不适症状时，超声检查可评估是否存在胸廓出口综合征。在对远端外周血管评估方面，于血管旁路移植术前行多普勒超声检查可证实掌弓动脉的通畅性，并可在血管通路建立前、建立后评价桡动脉。

在紧急情况下，超声检查可评价外伤相邻动脉的通畅性，是否存在假性动脉瘤和动脉夹层，还可评估栓塞性疾病的栓塞平面。

（一）超声检查技术

在外周动脉检查中，在明确动脉粥样硬化疾病病变程度及动脉内是否存在血栓方面，灰阶超声成像起着重要作用。建议采用具有良好穿透力和分辨力的高频超声探头，常规应用频率为5~12 MHz的线阵探头。对于更表浅的动脉，应使用更高频率的探头。对于体型较大或严重水肿的患者，有时可能需要采用3~5 MHz扇扫探头或凸阵探头。

在灰阶超声成像中，动脉粥样硬化斑块或血栓有时呈低回声，此时彩色多普勒血流成像非常有助于评价残余管腔，但需注意调整彩色多普勒增益使彩色不会外溢到邻近组织。在多普勒频谱检查中，需调节动脉管腔内多普勒取样门以获取充分的血流信号。为显示最佳血流信号，应优化速度标尺和增益，以最佳速度标尺来显示频谱波形。通常情况下，评估动脉应使用中等或高壁滤波。但对于低速血流，应使用低壁滤波以提高检测能力。一般来说，对于接近闭塞区域的缓慢细小血流，能量多普勒超声可能比彩色多普勒血流成像更敏感。然而，近年来彩色多普勒血流成像的进步可能已减小了该差异。

对于不同病症，超声评估内容亦不同。例如，声像图疑似动脉狭窄或闭塞的评估与局灶性包块或动脉瘤的评估截然不同。在最近的美国放射学会操作建议中，对相关超声检查技术部分进行了阐述。

（二）动脉狭窄的评估

彩色多普勒血流成像和多普勒频谱将频谱形态与血流速度特征相结合，是评估动脉狭窄的关键技术。灰阶超声成像可观察到局部狭窄或闭塞，但需要进一步通过多普勒超声成像来证实。此外，多普勒超声检查时也应关注有无侧支循环形成。在任何区域，当彩色多普勒血流成像显示狭窄或湍流血流信号时，都应进一步采用多普勒频谱判定血流特征。若从一段动脉到另一段动脉的频谱形态发生改变，应进一步采用彩色多普勒血流成像和多普勒频

谱来评估频谱形态变化的移行处，以确定狭窄部位（图7.1）。应在血管纵切面进行多普勒频谱检查，并校正多普勒角度使血流–声束夹角≤60°。如果在狭窄处或狭窄即后段看到射流，应平行于射流方向进行角度校正，从而更准确地测量收缩期峰值速度。对于任何可疑狭窄部位，均应使用该技术来评估频谱波形和峰值速度，并评估狭窄处上游4 cm范围内流入动脉及下游4 cm范围内引流动脉。将流入血流速度作为参考标准判定狭窄处峰值速度增快程度，同时评估狭窄下游峰值速度下降、阻力降低及是否出现小慢波等情况。同样的理论也适用于血管旁路移植，在寻找狭窄和闭塞时，尤其应评估吻合口，因其是常见的狭窄病变部位。超声检查是血管旁路移植术异常的主要筛查方法，但如果对伴有弥漫性动脉粥样硬化疾病患者的所有部位进行扫查，则可能是一个比较耗时的过程。若疑诊为弥漫性动脉粥样硬化疾病，CT或磁共振血管成像等影像学技术能够更有效地进行大范围扫查。

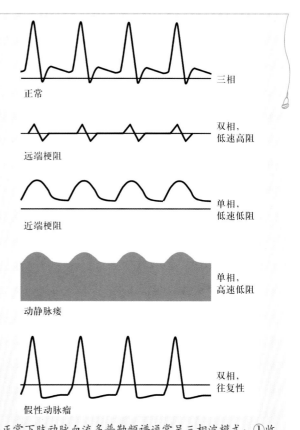

正常下肢动脉血流多普勒频谱通常呈三相波模式：①收缩期前向血流；②舒张早期短暂反向血流；③舒张中晚期正向低速血流。多普勒信号随动脉病变的变化而改变。常见动脉病变的4种类型为远端梗阻，近端梗阻，动静脉瘘和假性动脉瘤。

图7.1 正常及异常多普勒血流示意图

（三）下肢动脉

1.正常解剖学

下肢动脉系统主要由股总动脉供血，股总动脉起自腹股沟韧带水平的髂外动脉，向远端延伸几厘米，直至分成股浅动脉和股深动脉。股深动脉发出旋股内侧动脉、旋股外侧动脉和穿动脉，为股骨头和股深肌群供血。股浅动脉与股静脉伴行，沿大腿内侧走行至内收肌管。在内收肌管下方，股浅动脉移行为腘动脉，走行于膝关节后方向下延续，向其小腿分支动脉供血。

腘动脉分为胫前动脉和胫腓干。胫前动脉走行于小腿外侧，穿过胫骨和腓骨之间的骨间膜进入小腿前方。胫前动脉在踝关节背侧沿足第一跖骨间隙走行，移行为足背动脉。胫腓干走行3～4 cm后分为胫后动脉和腓动脉。胫后动脉向后方走行至踝关节内侧。腓动脉经踝关节上方的骨间膜走行，随后发出分支供应踝关节外侧和足部。

2.超声检查和图像采集方案

下肢动脉为髂外动脉的延续，一般取仰卧位进行检查，自腹股沟区开始，对下肢各主要血管进行全程评估。在灰阶超声声像图上，正常动脉管壁薄且光滑，管腔内呈无回声，无动脉粥样硬化斑块或狭窄（图7.2）。灰阶超声扫查后，应用彩色多普勒血流成像快速长距离筛查动脉，以发现可疑狭窄部位。调整彩色多普勒血流成像至动脉正常管腔内血流充盈良好。当出现彩色混叠时则提示超声医师注意是否存在管腔狭窄，此时需采用多普勒频谱检查进一步明确诊断。对非狭窄性局灶性病变的评估，超声检查可仅局限于所关注的病变部位（如假性动脉瘤）。

美国放射学会-美国超声医学会-美国超声放射医师学会发布的外周动脉超声检查操作建议：下肢动脉超声检查的范围应包括股总动脉，股浅动脉近段、中段和远段，以及膝关节上下的腘动脉。该检查操作建议还提示其他动脉检查可根据临床需求决定，这些血管包括髂动脉、股深动脉、胫腓干、胫前动脉、胫后动脉、腓动脉和足背动脉。该操作建议进一步提示：应在每个正常和异常动脉节段记录纵切面角度校正的多普勒超声声像图和（或）灰阶超声声像图。此外该检查操作建议还推荐，在疑似狭窄动脉的近端、狭窄处和远端进行角度校正的多普勒频谱超声检查。检查大腿动脉一般采取仰卧位，而评估腘动脉则采取侧卧位。根据患者的症状及上述动脉的超声检查结果，可能需要进行髂动脉系统检查以明确上游病变，或进行小腿动脉检查以了解这些动脉的下游情况。

正常股总动脉、股浅动脉、腘动脉、胫后动脉和胫前动脉的外径分别为8.1 mm、6.1 mm、6.0 mm、2.1 mm和2.0 mm，男性稍大于女性。随着年龄增长，股总动脉、股浅动脉和腘动脉外径稍增大，而小腿动脉外径减小。正常下肢动脉的彩色多普勒血流成像表现为层流，无湍流或彩色混叠。正常下肢动脉频谱多普勒超声典型表现为陡直上升和瞬时反向血流的高阻力三相波形。在下肢动脉粥样硬化疾病患者中可出现不回落到基线的单相波形，这种单相波在正常人运动后也可出现，因此要对两者进行鉴别。外周动脉粥样硬化疾病患者运动后缺血肢体峰值速度会降低，而外周动脉系统正常者运动后肢体峰值速度会增高。

对小腿动脉的评估，应从小腿中部后内侧对胫后动脉进行长轴扫查，随后追踪该动脉的近段和远段；或先在内踝关节处找到胫后动脉，向近心端进行追踪观察。患者仰卧时，将探头置于小腿前部扫

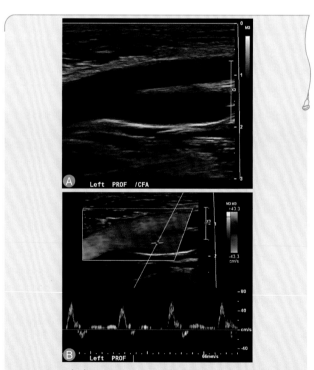

A.灰阶超声声像图显示动脉管壁形态正常，管壁上无斑块；B.彩色多普勒血流成像及频谱多普勒超声显示股深动脉的正常三相波形。Left：左侧；PROF：股深动脉；CFA：股总动脉。

图7.2　正常股总动脉分叉处

查胫前动脉，沿腓骨附近的骨间膜可清晰显示胫前动脉，在同样的扫查位置也可观察到腓动脉，腓动脉位于骨间膜后部深方，亦可经小腿后外侧对腓动脉进行扫查。

3.外周动脉闭塞

急性动脉阻塞是一种急症，可导致严重临床症状，需要立即关注并紧急处理。该病症常见于动脉粥样硬化疾病患者，也可出现于创伤性动脉夹层或栓塞性疾病患者中（图7.3，动图7.1）。多普勒超声检查可敏感地、特异地显示血流缺失情况，对鉴别下肢动脉狭窄和闭塞的准确率可达98%。另一项研究表明，多普勒超声检查诊断股浅动脉和腘动脉闭塞的敏感度分别为97%和83%。在小腿动脉检查中，多普勒超声检查对胫前动脉和胫后动脉的诊断性能优于腓动脉。在最近的一项研究中，多普勒超声检查对胫动脉血流通畅诊断的敏感度为93%，但与血管造影相比，其假阳性率偏高。

在灰阶超声成像上，急性动脉阻塞典型的超声表现为无回声管腔内充满中等回声的血栓。使用与扫查深静脉血栓相似的技术，将探头从外部压迫动脉，可看到血栓处管腔不能被压闭。然而，如果动脉管腔可被完全压闭，则管腔内看到的异常回声可能是伪像。在阻塞的动脉中，检测不到彩色多普勒血流成像及频谱多普勒信号（图7.4）。侧支循环形成可提示存在慢性动脉闭塞，但也可能存在慢性血

栓合并急性血栓形成（图7.5，动图7.2）。

4.外周动脉狭窄

检查动脉粥样硬化疾病时，评估动脉狭窄十分重要，因动脉狭窄是动脉闭塞的前兆。超声检查

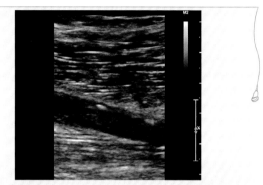

注意动脉管腔内的实性低回声（另参见动图7.1，其显示血栓可轻微移动）。

图7.3 股浅动脉急性血栓形成

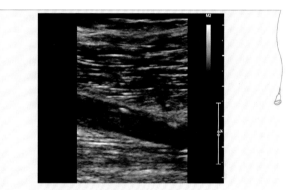

动图7.1 股浅动脉急性血栓形成

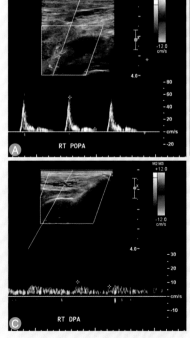

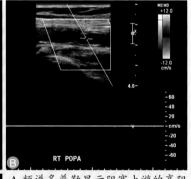

A.频谱多普勒显示阻塞上游的高阻血流频谱；B.频谱多普勒显示腘动脉阻塞部位无血流信号；C.闭塞腘动脉远端的足背动脉呈小慢波，提示动脉侧支循环形成。RT：右侧；POPA：腘动脉；DPA：足背动脉。

图7.4 腘动脉阻塞

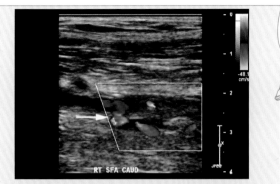

侧支形成提示存在慢性闭塞。SFA：股浅动脉；CAUD：远段。

图7.5 股浅动脉闭塞伴闭塞处近端较大侧支形成（箭头）

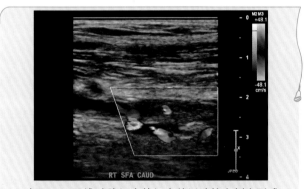

动图7.2 股浅动脉闭塞伴闭塞处近端较大侧支形成

是动脉狭窄的主要筛查手段，其结合了灰阶超声成像、彩色多普勒血流成像和频谱多普勒超声成像3种检查模式。由于双功多普勒超声成像的性能优于节段性多普勒超声成像，动脉粥样硬化疾病患者应接受双功多普勒超声成像检查。一项对151例下肢的研究发现，双功多普勒超声成像对重度下肢动脉狭窄诊断的敏感度为78%～95%，特异度为97%～100%。对于＜50%的无血流动力学障碍的狭窄，频谱多普勒超声成像可能表现为频带增宽或频谱波形正常（图7.6）。对下肢动脉某部位进行检查时，可能会注意到动脉频谱形态从正常的三相波变为单相搏动波形，单相波不能回复到基线或显示短暂低幅度的反向（图7.7），当遇到此种波形转变的情况，应在波形转变处使用彩色多普勒血流成像和频谱多普勒超声检查仔细评估，以定位血流速度增快处，而此处常见动脉狭窄。灰阶超声成像可很好地显示管壁整体斑块情况，但钙化可能会限制超声波对动脉管腔的穿透力（图7.8，动图7.3）。

弥漫性动脉粥样硬化疾病和广泛性钙化的患者可能存在许多轻度狭窄，虽然无明显狭窄，但这些轻度狭窄共同作用会降低下肢的血流压力。在判定

血管狭窄时，灰阶超声成像在该方面能力有限，而血流速度和频谱形态作为判断狭窄的标准，其应用则更加广泛。在灰阶超声成像基础上，彩色多普勒血流成像通过快速锁定湍流或高速血流部位，可提高检查效率，可于该处应用频谱多普勒进一步评估血流速度特征。

动脉狭窄的主要评估指标包括频谱形态、收缩期峰值速度和舒张末期速度。诊断狭窄的流速标准包括：峰值速度和峰值速度比（定义为狭窄处或即后段射流的峰值速度除以狭窄上游2 cm处的峰值速度）。一项对338例动脉血管进行的研究发现，管腔狭窄程度≥50%具有以下特征：狭窄处与邻近非狭窄动脉峰值速度比值＞2.0，同时见频带增宽，以及舒张早期短暂反向血流消失（图7.9）。当狭窄程度＞50%时（图7.10），狭窄下游动脉出现小慢波；轻度狭窄时，其下游频谱形态则为典型的正常频谱（图7.10）。医师也可通过直接测量狭窄处收缩期峰值速度对狭窄程度进行评估。对于股-腘动脉段的血管，建议将收缩期峰值速度＞200 cm/s结合峰值速度比＞2∶1作为动脉狭窄＞70%的诊断标准，其敏感度为79%，特异度为99%（图7.11）。

超声检查可指导这些患者的治疗。对于非急性病变，如亚急性闭塞或慢性缺血性疾病，超声检查可以明确将其与急性病变鉴别开来，从而协助外科医师选择治疗方法，如采用取栓术或旁路移植术。血管旁路移植术前使用多普勒超声检查来描记定位是非常有用的。根据泛大西洋介入学会共识指南，病变以严重程度为特征进行划分。孤立病变（A类）和累及血管较短的病变（B类）通常直接进行血管内修复，而更复杂的病变（C类）或累及血管更长的病变（D类）通常需要血管旁路移植。在一项对622例符合泛大西洋介入学会共识指南C类或D类病变的患者的研究中，多普勒超声成像成功识别了需要介入治疗的病变，敏感度为97%，特异度为99%。其他研究也显示了类似的高准确度。

多普勒超声检查还可评估适合采取经皮腔内血管成形术治疗的病变。然而，灰阶超声成像结合频谱多普勒超声可能会低估病变狭窄的长度。采用血管成形术治疗的病变部位往往较短且孤立，血管内径减少＞50%。对于接受血管内介入和支架植入术的患者，多普勒超声可监测手术成功与否，以及随访是否出现再狭窄。对于严重肢体缺血患者，多普

勒超声随访原则为治疗后第一年每3个月进行1次检查。踝部动脉频谱呈正常三相波有助于排除狭窄，但即使无症状，仍需要进行频谱多普勒检查。对于动脉支架内狭窄的评估，多普勒超声评价≥80%股浅动脉支架内狭窄的最佳诊断标准为收缩期峰值速度＞275 cm/s和收缩期峰值速度比值（支架内的最高收缩期峰值速度与支架上方3 cm无病变动脉段的收缩期峰值速度之比）＞3.5。对于股浅动脉狭窄支架植入术后患者，多普勒超声检查和CT血管造影术评估具有非常高的一致性。

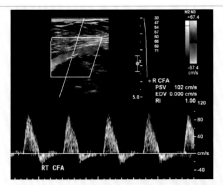

彩色多普勒血流成像和频谱多普勒超声检查显示正常的双相波形，频窗填充，表明存在一定程度的狭窄，但狭窄程度＜50%。

图7.6　股总动脉狭窄

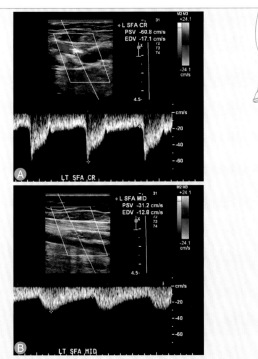

A.股浅动脉近段局部重度狭窄处收缩期峰值速度增高；B.下游频谱形态呈小慢波改变。

图7.7　股浅动脉近端局部重度狭窄

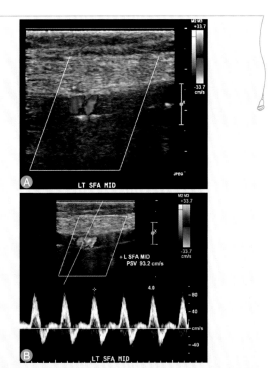

A.股浅动脉严重钙化导致灰阶超声成像中管腔内结构显示不清，彩色多普勒血流成像有助于确定频谱多普勒超声的采样位置；B.频谱多普勒超声检查显示轻度频带增宽，仍呈正常的三相波形，该部位无明显狭窄。

图7.8　股浅动脉钙化

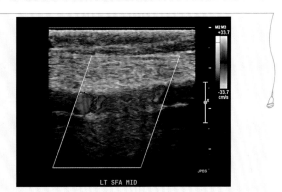

动图7.3　股浅动脉严重钙化导致灰阶超声成像中管腔内结构显示不清

5.动脉瘤

　　动脉瘤的发生是由于动脉管壁薄弱、动脉扩张超过正常范围。外周动脉的动脉瘤并不常见，其最常发生于腘动脉，较少发生于股浅动脉。半数以上的腘动脉瘤患者为双侧发病。腘动脉瘤的发生与腹主动脉瘤的发生存在相关性，因此，若发现腘动脉瘤，应同时对腹主动脉进行评估。此外，外周动脉的动脉瘤与吸烟、高血压等因素也存在一定相关性。外周动脉的动脉瘤可合并附壁血栓，血栓脱落可导致远端肢体动脉栓塞伴或不伴有组织缺血及坏

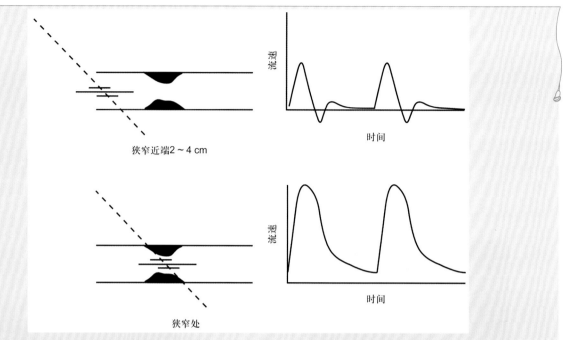

狭窄近端血流形态正常；狭窄处收缩期峰值速度增加，与狭窄程度成正相关；狭窄处舒张期多普勒频谱波形的改变取决于远端动脉状态、狭窄程度及病变形状，舒张期血流可能显著增加，也可能几乎消失。

图7.9　狭窄程度≥50%时出现血流速度改变

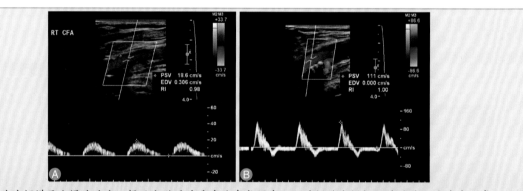

A.右侧股总动脉频谱呈小慢波改变，提示上游动脉重度狭窄或闭塞；B.对侧（左侧）股总动脉血流速度正常，频谱形态呈正常双相波形，提示动脉粥样硬化病变发生在右侧髂总动脉或髂外动脉，而非主动脉（单侧波形异常）。

图7.10　髂动脉狭窄伴远端小慢波

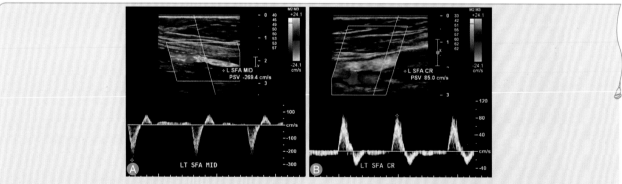

A.股浅动脉中-重度狭窄，狭窄处收缩期峰值速度为269 cm/s；B.狭窄上游4 cm处收缩期峰值速度为85.0 cm/s，峰值速度比值>3∶1，提示狭窄程度>70%。MID：中段；CR：近段。

图7.11　股浅动脉狭窄，狭窄程度>70%

死，此时无论动脉瘤大小，均应行介入治疗。动脉瘤管壁亦可出现钙化，这种管壁钙化在一定程度上具有保护作用，可防止动脉瘤破裂。

灰阶超声成像显示，动脉瘤为沿动脉走行的梭形无回声或低回声包块。多普勒超声声像图因血栓数量多少、动脉瘤颈大小及是否存在钙化而表现各异。动脉瘤多呈囊状，通常发生在动脉分叉处。正常腘动脉管径为4~6 mm。当局部动脉管径为相邻正常管径的1.2倍以上时，可将其诊断为动脉瘤（图7.12）。根据经验将2 cm作为临界值，当瘤体直径＞2 cm时建议临床干预治疗。手术切除（动脉瘤结扎术）是治疗腘动脉瘤的传统方法，且成功率高。但最近的一项Meta分析显示，动脉瘤腔内修复术也有类似外科手术治疗的效果。随着覆膜支架治疗动脉瘤的应用日益增多，其正逐渐替代传统外科手术治疗。彩色多普勒血流成像可用于监测介入治疗成功与否，也可用于监测支架通畅性及评估是否存在支架内漏。

6.假性动脉瘤

假性动脉瘤是指血液从动脉壁破口流出到管壁外相对低压力区，并被邻近组织包裹而形成。假性动脉瘤可以发生于任何动脉结构，可发生在直接创伤后、肿瘤或炎症侵蚀后。在诊断性血管造影中，假性动脉瘤检出率不足1%，而在冠状动脉造影中更常见。在病理学上，动脉壁至少有局部破损，假性动脉瘤由动脉壁外层、血管周围组织、血栓或反应性纤维组织包裹形成。假性动脉瘤的形成机制已非常明确，在受损处动脉周围形成血肿，在破损处机体形成凝血块，继而凝血块溶解通道形成，最终形成假性动脉瘤。

假性动脉瘤与真性动脉瘤的区别在于假性动脉瘤至少有一层动脉管壁破损。假性动脉瘤与活动性出血的区别在于，瘤体内的血液可通过狭窄的动脉壁破损开口流回动脉管腔，而不进入邻近组织。当发生动静脉交通时，需要进行影像引导下的相应干预治疗，但切忌使用凝血酶治疗，因凝血酶会促使血栓形成，继而可能会栓塞到静脉系统，从而导致意外的区域血栓形成。

通常首先进行灰阶超声检查以确定血管有无异常。假性动脉瘤可表现为圆形或椭圆形无回声结构，伴或不伴血栓。当血栓存在时，表现为等回声或低回声，血栓可位于假性动脉瘤腔边缘。应注意管腔外血肿或无回声区是否可探及彩色多普勒血流成像信号，若检测到彩色血流信号，则进一步使用频谱多普勒明确其为动脉还是静脉血流频谱特征，除外合并动静脉瘘。在假性动脉瘤的未闭部分，动脉瘤内可出现涡流或血流紊乱呈"阴阳征"。在频谱多普勒超声成像上，瘤体内与相邻动脉通过瘤颈发生典型的"往复"双向流动（图7.13，动图7.4）。

于假性动脉瘤凝血酶注射治疗前，需要评估瘤颈部长度和直径，瘤颈部直径越大，注射凝血酶治疗成功率越低。若瘤腔血栓化，瘤颈部可能是假性动脉瘤唯一开放的部分。至少＞1/3的假性动脉瘤需要修复治疗，但直径＜1.8 cm的假性动脉瘤通常可自愈。如果瘤腔内呈无回声，无须手术干预治疗，在超声引导下经皮瘤内注射凝血酶促使血栓形成以进行治疗，成功率可达94%~97%。相比之下，既往使用超声引导下压迫假性动脉瘤治疗方法的效果则稍逊一筹（高达85%的假性动脉瘤栓塞成功）。

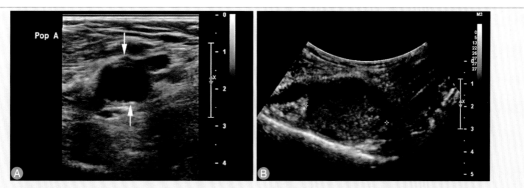

A.声像图显示直径为1.2 cm的腘动脉瘤（箭头）；B.另一直径为3.7 cm的腘动脉瘤患者，病灶内伴有不完全型低回声血栓（标尺）。Pop A：腘动脉瘤。

图7.12 腘动脉瘤

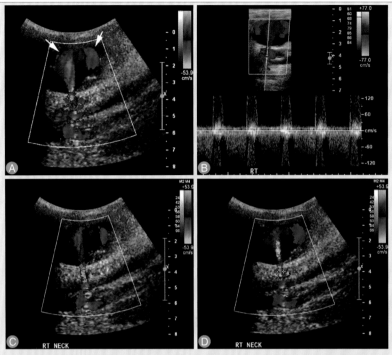

A.股总动脉假性动脉瘤，腔内可见暗淡彩色血流信号，呈"阴阳征"（箭头）；B.频谱多普勒超声显示假性动脉瘤颈部高速血流，呈"往复"双向血流信号；C.股总动脉至假性动脉瘤瘤颈部长度的测量（标尺）；D.股总动脉假性动脉瘤瘤颈部内径测量（标尺），提示动脉缺口的大小，动脉壁撕裂不宜行凝血酶注射治疗，最好在灰阶超声下测量内径，因彩色血流信号外溢可能会高估瘤颈部内径，但有时不使用彩色多普勒血流成像则难以显示瘤颈部（如该病例）。NECK：瘤颈部。

图7.13　股总动脉假性动脉瘤

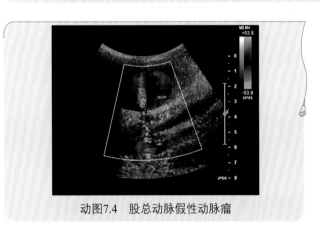

动图7.4　股总动脉假性动脉瘤

7.动静脉瘘

　　"瘘"是指动脉和静脉之间存在的异常通道。当动脉壁全层及邻近静脉壁损伤时，血液绕过毛细血管床，由压力较高的动脉直接流入压力较低的静脉。动静脉瘘可以是先天性的，也可以是后天性的，很少自然发生。自体动静脉旁路移植手术后可见动静脉瘘，且确保移植血管功能，而对于非旁路移植术者，发生的动静脉瘘大多数是后天的，多与外伤有关。外伤性动静脉瘘为局部外伤处的正常动脉血液高速流向正常静脉；而先天性动静脉畸形可伴有相关血管结构异常，多无明显症状，但有症状的动静脉瘘症状通常无法自发缓解，需要外科手术治疗。

　　对于外伤性动静脉瘘，灰阶超声成像较少能显示出哪一动脉异常，但能分辨先天性动静脉畸形中一团扩张的血管结构。无论动静脉瘘还是先天性动静脉畸形，任何一种血管异常都可能存在静脉扩张。彩色多普勒血流成像是评估动静脉瘘及动静脉畸形最佳的无创影像学方法，可显示异常充血的大量迂曲血管团。作为动静脉瘘的流入动脉，由于动脉血液绕过毛细血管床直接回流至静脉，其频谱多普勒显示波形呈低阻力，而动静脉瘘附近的静脉腔内频谱多普勒呈动脉样血流频谱。动静脉瘘中较常见的组织震颤伪像，是由动静脉瘘显著的湍流冲击造成瘘口或瘘道周围组织振动，超声检查能够识别组织震颤，并以彩色多普勒血流成像模式显示出来。检查过程中一旦发现组织震颤伪像，应及时探查是否存在动静脉瘘。做Valsalva动作时，引流静脉管腔内动脉样血流频谱更加明显，这是由于随胸腔压力增大，正常的顺行静脉血流受到抑制（图7.14，动图7.5）。

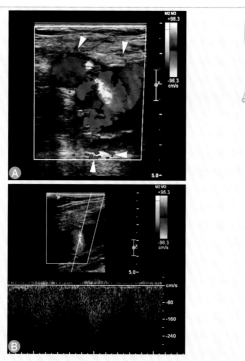

A.彩色多普勒血流成像显示股总动脉–股总静脉动静脉瘘，注意邻近的组织震颤伪像（三角箭头）；B.动静脉瘘下游静脉内可见动脉化频谱。

图7.14 股总动脉–股总静脉动静脉瘘

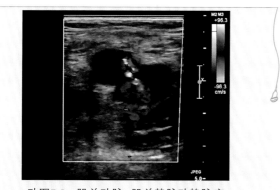

动图7.5 股总动脉–股总静脉动静脉瘘

8.下肢静脉旁路移植术

旁路移植术是使用动脉段或静脉段血管进行动脉血运重建的治疗方法，同人体其他部位的血管旁路移植术相同，会出现潜在并发症从而限制旁路功能。术后短期内出现的移植失败多由旁路血管选择不当或手术技术因素造成（如吻合口选择不当），也可能由于自体静脉瓣在手术准备过程中未被完全破坏掉，瓣膜仍存在一定功能，阻碍供血，而导致移植手术失败。尽管手术时也会进行影像学评估，但是最近一项研究显示术中进行血管造影或超声检查，并不能提高旁路移植术的成功率。远期并发症还包括静脉瓣膜纤维化或吻合口区内膜增生。如果

旁路血管维持时间较长，潜在的动脉粥样硬化病变也可能会累及旁路血管和血管流入道而影响旁路血管功能。人工血管与自体血管相同，一旦发生闭塞，灰阶超声成像在其内可探及血栓回声，彩色和频谱多普勒成像均无法探及血流信号。

超声检查可较好地评估导致静脉旁路移植术失败的可能原因。超声检查是筛查动脉旁路移植术并发症的主要手段，患者一旦建立了动脉旁路，值得或有必要使用多普勒超声进行监测。灰阶超声成像可识别狭窄部位，结合彩色多普勒血流成像和频谱多普勒技术，可以诊断是否存在狭窄。旁路远侧的踝动脉呈正常三相或双相波形，则可提示旁路血管通畅。若移植血管内血流速度普遍减低或呈单相波形，则需注意是否存在并发症，应进一步检查寻找局部病变。首先通过彩色多普勒血流成像寻找彩色混叠部位，然后通过频谱多普勒对血流速度进行评估。当在无分支的血管中检测到狭窄时，可应用速度比值评估其狭窄程度。收缩期峰值速度比值是指狭窄处峰值速度与移植血管上游2 cm处峰值速度的比值，收缩期峰值速度比值≥2.0提示狭窄程度≥50%。类似的评估标准还包括下肢静脉旁路移植血管中收缩期峰值速度>180 cm/s时提示狭窄程度>50%（图7.15，动图7.6）。

一些超声参数，包括收缩期峰值速度比值，与旁路移植术后功能障碍相关。一旦收缩期峰值速度比值≥3.5~4.0则提示严重狭窄，应在狭窄程度较轻，甚至症状较轻时考虑进行干预治疗。最近一项关于多普勒超声和CT的研究显示，超声检查发现收缩期峰值速度比值>3.5提示旁路移植术失败风险较高，而CT显示重度狭窄与旁路移植术失败无明显相关性。Wixon等建议使用重度狭窄的诊断标准：收缩期峰值速度>300 cm/s，以及收缩期峰值速度比值>3.5，此时应指导患者对移植血管狭窄进行介入治疗。当患者移植血管内血流速度<45 cm/s，亦应立即介入进行干预治疗。相较之前的研究，频谱多普勒超声发现血流速度减低也同样令人担忧。应用多普勒超声对静脉移植血管狭窄治疗后进行监测能够提高监测的移植血管存活率。当患者移植血管狭窄程度>70%时，在无修复的情况下，100%移植血管将失去功能，而超声监测发现狭窄并干预纠正的移植失败率仅为10%。

静脉旁路移植术后，很少有假性动脉瘤或真性

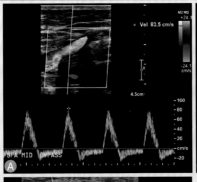

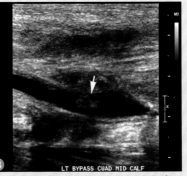

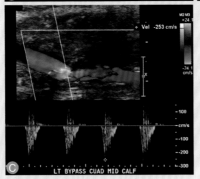

A.彩色多普勒血流成像和频谱多普勒显示移植血管近端正常的双相频谱波形，收缩期峰值速度为83.5 cm/s；B.灰阶成像显示小腿段移植血管局限性狭窄及血栓形成（箭头）；C.频谱多普勒显示狭窄处峰值速度为253 cm/s，狭窄程度＞50%。BYPASS：旁路移植；CUAD：足侧；CALF：小腿。

图7.15　股浅动脉旁路移植术

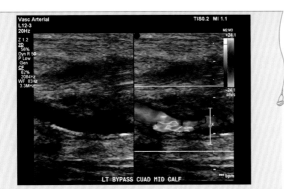

动图7.6　灰阶和彩色多普勒血流成像显示旁路移植动脉狭窄

动脉瘤形成，此类情况发生时多位于吻合口区。在一项隐静脉移植的研究中，260例患者中仅有10例出现真性动脉瘤，发生率为4%，但在既往有动脉瘤病史的患者和男性患者中发生率较高，平均发生时间为移植术后7年。

（四）上肢动脉

1.正常解剖学

　　不考虑解剖变异，上肢动脉系统的血液供应来自头臂动脉（右侧）或锁骨下动脉（左侧）。在锁骨上窝处行超声检查，可见动脉位于静脉前方。锁骨下动脉向外侧走行，在第一肋外侧缘延续为腋动脉。腋动脉沿肱骨头近端内侧走行，达到胸肌下缘，在此延续为肱动脉。肱动脉通常沿上臂内侧走行至肘窝，分为桡动脉、尺动脉和小的骨间动脉。

　　有时，在肘窝上方会出现肱动脉高位分支（图7.16）。无论起源位置高低，尺侧和桡侧分支都延续至手腕。在灰阶超声声像图上，正常的上肢动脉管壁光滑，管腔内呈无回声，无动脉粥样硬化斑块或狭窄，与下肢动脉类似。彩色多普勒血流成像可见层流，无湍流或混迭。上肢动脉的频谱多普勒表现为与下肢动脉类似的高阻三相波（译者注：尺动脉和桡动脉频谱多为单相波，肱动脉以上为三相波），具有陡直锐利的正向波和低幅度的反向血流。

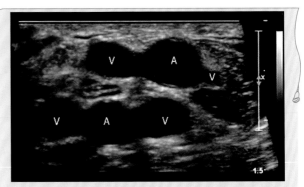

在肘窝上方出现肱动脉高位分支，可见两条动脉（A，桡动脉和尺动脉）及其伴行静脉（V）。

图7.16　肱动脉高位分支

2.超声检查和图像采集方案

　　因上肢较下肢纤细，可应用高频超声成像检查，在肘关节水平以上评估锁骨下动脉、腋动脉和肱动脉。为便于将有症状侧与无症状侧进行对比，常规应对双侧上肢动脉进行超声检查。当锁骨下动脉频谱出现异常时，应评估同侧的无名动脉，以判断造成血流异常的病因。对于上肢前臂血管的检查，桡动脉和尺动脉的影像学检查是诊断大多数疾病的关键。

美国放射学会-美国超声医学会-超声放射医师学会外周动脉超声检查操作建议：上肢动脉超声检查范围包括锁骨下动脉、腋动脉和肱动脉。其他动脉应在临床需要时进行检查，方案提出，检查可包括无名动脉、桡动脉和尺动脉及掌浅弓。该检查操作建议进一步提示在每一个正常的血管和任何异常的血管节段，均应记录灰阶超声成像及彩色多普勒血流成像纵切面，同时需注意彩色多普勒血流成像的角度校正。在可疑狭窄的近心侧、狭窄处及远心侧动脉段均应记录频谱多普勒成像检查结果，同时注意角度校正。

3.动脉阻塞、动脉瘤和假性动脉瘤

上肢动脉阻塞通常见于创伤后，多为医源性。行经桡动脉的冠状动脉造影术后，桡动脉闭塞的发生率可高达30.5%，但亦有文献报道过较低的发生率。为保证外科旁路移植手术充分准备，需要特别记录掌浅弓通畅性。对于动脉瘤的诊断和描述，应在灰阶超声成像下，于横切面测量动脉瘤最大外径。多普勒血流成像可将附壁血栓与其旁通畅的血流部分区别开来。在假性动脉瘤特征描述中，应测量瘤体大小和多普勒参数，并应用频谱多普勒评估瘤颈部，详见前文下肢动脉血管部分（图7.17，动图7.7，动图7.8）。就动静脉瘘而言，由于远离瘘口的下游静脉的特征性动脉化频谱减弱，无法识别，因此应在近距离，即动静脉瘘口几厘米范围内应用双功多普勒超声成像测量动脉的流入部分和静脉的流出部分。动静脉瘘的湍流可影响周围组织，

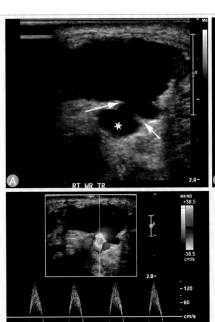

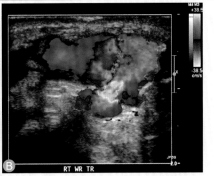

A.较大的桡动脉（*）假性动脉瘤可见动脉壁的破口（箭头）；B.彩色多普勒血流成像显示假性动脉瘤内典型的"阴阳"血流；C.假性动脉瘤颈部的"往复"血流。WR：手腕；TR：横切面。

图7.17 桡动脉假性动脉瘤

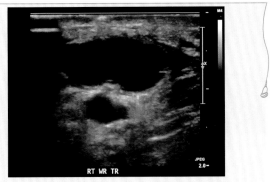

动图7.7 较大的桡动脉假性动脉瘤可见动脉壁破口

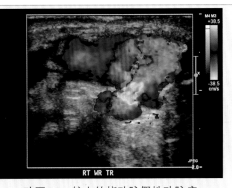

动图7.8 较大的桡动脉假性动脉瘤

导致组织震颤伪像，这可能是提示动静脉瘘存在的首要征象。

4.上肢动脉狭窄

动脉粥样硬化疾病可导致上肢动脉狭窄，但是对比下肢动脉，上肢动脉受累较为少见。在灰阶超声成像上，上肢动脉病变的表现与下肢动脉病变类似，包括斑块和（或）管腔不规则。彩色多普勒血流成像可显示色彩混叠，为湍流血流，与下肢动脉狭窄的表现类似。在频谱多普勒成像中，上肢动脉的流速标准并无严格的界定。而对于多数无分支动脉的动脉狭窄，于狭窄处及上游2～4 cm内测得峰值速度比值＞2∶1，说明直径狭窄程度≥50%。这种狭窄可能是有症状或无症状的，与狭窄形成时间和有无侧支循环形成相关（图7.18）。

5.锁骨下动脉狭窄

锁骨下动脉狭窄通常发生在左锁骨下动脉近段、椎动脉开口之前。在部分患者中，锁骨下动脉狭窄后，手臂由同侧椎动脉的反向血流供血。如果这种反向血流显著，会发生从脑部窃血的现象（锁骨下动脉窃血），临床表现为伴随特定的手臂活动出现眩晕症状，这是由供应脑部的部分血流分流至手臂所致。对于这部分患者，应测量椎动脉频谱（图7.19，动图7.9）。如图7.20所示，短暂的收缩早期减速伴随相应的正向血流消失或短暂的反向血流，分别与锁骨下动脉平均直径狭窄72%和78%相关。相似的狭窄病变也可发生在右锁骨下动脉，但发生率较低。如果发现此类异常椎动脉频谱，应尝试通过灰阶超声成像及双功多普勒超声成像直接观

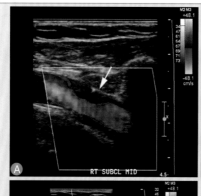
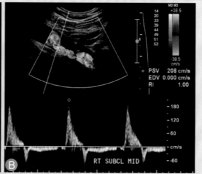
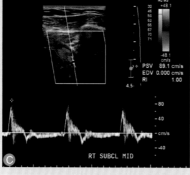

A.彩色多普勒血流成像显示，在锁骨下动脉近端的局限性低回声，狭窄程度约为50%（箭头）；B.狭窄处的收缩期峰值速度增高，达208 cm/s；C.狭窄上游2 cm处（近端）收缩期峰值速度为89.1 cm/s，狭窄处与狭窄近端收缩期峰值速度之比＞2∶1。SUBCL：锁骨下动脉。

图7.18　动脉粥样硬化性疾病所致锁骨下动脉狭窄

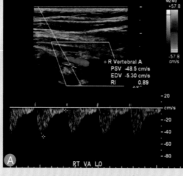
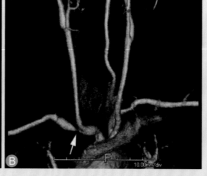

A.右侧椎动脉的反向血流，动脉与静脉血流颜色一致，说明其中一条血管的血流方向异常；B.MRI证实椎动脉开口远端的锁骨下动脉存在明显狭窄（箭头）。VA：椎动脉；LO：纵切面。

图7.19　锁骨下动脉窃血现象

察有无锁骨下动脉狭窄。

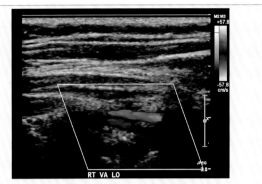

动图7.9 锁骨下动脉窃血

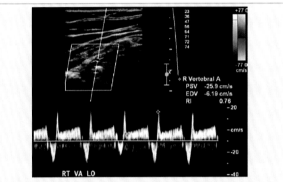

图7.20 锁骨下动脉窃血伴椎动脉短暂的反向血流

6.胸廓出口综合征

当上肢远端出现缺血性症状时，通常考虑为动脉栓塞或创伤（通常为医源性）所致。如果观察到栓塞征象，也需考虑有无胸廓出口综合征。若患者出现上肢特定体位性症状时，倾向于考虑胸廓出口综合征，此时常伴有动脉狭窄。在手臂外展时，动脉受到相邻肌肉压迫，动脉变细可引起下游动脉频谱波形的变化。骨骼发育异常是胸廓出口综合征的常见病因。应在上肢内收或中立位时测量动脉流速和频谱波形，并与上肢外展时进行对比。随时间推

移，受压动脉可能会逐渐发生损伤，从而导致动脉闭塞或血栓形成，超声检查可观察到这些病变，形成的血栓可发生脱落阻塞在上肢动脉远端，导致手部疼痛等局部症状。当出现可疑的临床症状，需要使用超声检查评估胸廓出口综合征时，在上肢中立位获取动脉基础频谱形态特征非常重要，此时患者宜采取舒适直立坐位，观测前臂动脉的频谱形态。一旦获得清晰的基础频谱波形后，则变换体位以诱发胸廓出口综合征，取上肢外展外旋位，并抬高手臂，随即进行Adson试验（患者深吸气、屏气、伸颈，将颈部转至患侧），此时，若胸廓出口综合征存在，则彩色多普勒血流成像可出现阳性表现。当上肢变换不同体位诱发临床症状时，应采用多普勒频谱监测波形变化。如未观察到典型的异常频谱波形，应变换多种体位进行检查（图7.21）。当频谱形态呈阳性结果时，可见前臂动脉频谱波形呈低搏动。阳性频谱一经明确，则应重复检查以重现基线检查结果及阳性频谱，明确该现象的可重复性。如果此时存在锁骨下动脉狭窄，或该区域存在动脉瘤，可进一步支持胸廓出口综合征的诊断。胸廓出口综合征也常合并假性动脉瘤，并导致栓塞。另有研究表明，在高达20%的正常志愿者中，上肢过度外展可导致动脉血流异常，因此诊断胸廓出口综合征需谨慎。

7.冠状动脉旁路移植术的移植血管——桡动脉的评估

在冠状动脉旁路移植术中，彩色多普勒血流成像的另一作用是明确桡动脉是否适合作为移植血管。通常，尺动脉是手部的主要供血血管，包括对掌浅弓的部分血供。桡动脉通常提供掌深弓的全部血供，并与尺动脉相交通。如果手部的掌浅弓是通

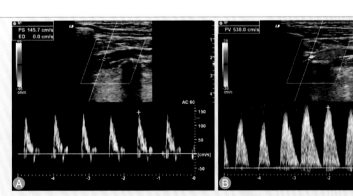

A.锁骨下动脉的正常基线频谱波形；B.手臂过度外展引起锁骨压迫造成锁骨下动脉狭窄，动脉频谱波形发生改变。

图7.21 胸廓出口综合征

畅的，则尺动脉可完全供应整个手部血流，桡动脉可被提取作为冠状动脉旁路移植术的移植血管。因此在取桡动脉前，必须评估掌浅弓的通畅性。彩色多普勒血流成像对通畅性的评估比改良Allen试验更加准确。在43例改良Allen试验认定阳性的患者中，经彩色多普勒血流成像明确，只有5人（12%）提示彩色多普勒血流成像结果异常。

一种小的线阵探头（频率为12～15 MHz），被称为曲棍球棒形探头，最早被用于检查手腕处尺动脉及桡动脉是否为前向性血流。在靠近拇指根部皱褶处的大鱼际区域，双功多普勒超声成像可见掌浅弓流向手部的动脉血流，其首要特征是具有正常的桡动脉远端血流特征。随即，直接压迫腕部桡动脉使其血流短暂性中断，可检测到相应的频谱多普勒波形。检查时应注意手腕不要过伸，否则假阴性结果可能会错误地提示掌浅弓不通畅。对于掌浅弓通畅的患者，压迫桡动脉后，于大鱼际或第一掌骨与第二腕骨之间的鼻烟窝区探查手部桡动脉，可见反向血流。如未见反向血流或无血流，说明掌浅弓不完全通畅，则上肢的桡动脉不适合作为旁路移植血管（图7.22）。如果掌浅弓通畅，桡动脉受压时尺动脉血流会增加。

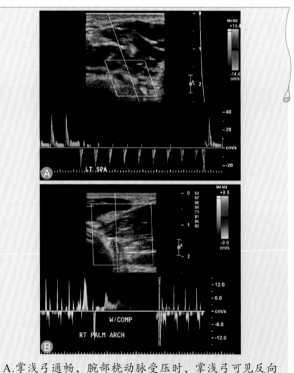

A.掌浅弓通畅，腕部桡动脉受压时，掌浅弓可见反向血流；B.掌浅弓不完全通畅，腕部桡动脉受压时，掌浅弓无血流。SPA：掌浅弓；PLAM ARCH：掌弓。

图7.22 冠状动脉旁路移植术的桡动脉评估

二、外周静脉

超声检查是上肢和下肢静脉系统的主要评价方法，其应用范围包括血栓评估、静脉通路手术定位、血液透析动静脉内瘘术前静脉描记和移植物置放定位，以及血液透析动静脉内瘘和移植物置放术后评估。静脉多普勒成像检查的关键包括掌握解剖学知识、扫查技术方法和注重细节。

静脉多普勒超声最常用于明确有无深静脉血栓形成。未经诊断和治疗的深静脉血栓可导致致命的肺栓塞。大约25%肺栓塞患者首发症状是猝死（图7.23）。临床评价外周静脉系统困难，特异度不高，也多不准确。美国医师协会和美国家庭医师学会建议使用临床决策规则来提高检查患者的阳性概率。Wells标准是对某些体格检查结果和相关临床病史的评分。当存在活动期恶性肿瘤、活动受限、沿深静脉系统分布的局部压痛、肢体肿胀、局限于有症状肢体的凹陷性水肿、浅静脉属支及深静脉血栓病史等相关情况时，血栓发生可能性增加。

一种Wells修订评分法会创建两个组：不可能发生深静脉血栓组和可能发生深静脉血栓组。目前的指南建议对低风险人群进行D-二聚体检测。D-二聚体检测的是纤维蛋白的降解产物，具有较高的阴性预测值，敏感度高，但对深静脉血栓存在与否无特异性。若D-二聚体检测结果为阳性，患者应进行静脉多普勒超声检查。与非癌症患者相同，对于癌症患者，当考虑深静脉血栓发生可能性低，且D-二聚体结果阴性，则可排除患深静脉血栓。实际上，很多患者并未进行此项检测流程。直接进行超声检查，通常比等待检测结果更快，并可能发现其他肌肉骨骼诊断，如腘窝囊肿。此外，由于超声评估技术受限，对于中央型深静脉系统（髂静脉和下腔静脉），磁共振静脉造影或CT静脉造影可能更敏感。

（一）超声检查技术

上下肢静脉系统位置表浅，可使用更高频率的线阵探头。为优化空间分辨率，应使用穿透力足够的最高频率线阵探头。通常情况下，最好使用5～10 MHz的线阵探头进行检查，而在上臂、前臂、小腿和浅表静脉应使用更高频率范围的探头。对于体形硕大或肢体严重水肿的患者，可能需要使用3～5 MHz的凸阵或扇形探头。灰阶超声成像应包括加压检查，并在横切面进行。

多普勒超声技术中，最常应用的是彩色多普勒血流成像和多普勒频谱分析，偶尔使用能量多普勒超声。这两种技术均可评估外周静脉的疾病进程，并能进一步提供相关静脉血流动力学变化信息。超声检查可提供解剖结构和功能细节，是一种有价值的工具。彩色多普勒血流成像可用于评估无法通过压迫法直接评估的静脉段，如锁骨下静脉。能量多普勒超声提高了极低速血流的检测能力，尤其在小静脉中。所有频谱多普勒波形都应在纵切面采集。

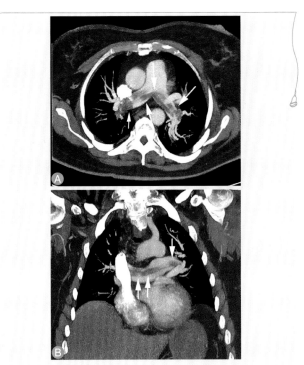

A.增强CT轴位图像显示，一个较大的马鞍形肺动脉栓子延伸至双侧肺动脉（箭头）；B.最大强度投影增强CT冠状面显示同一患者双侧肺动脉栓子的范围（箭头）。

图7.23 肺动脉栓子

（二）下肢静脉

1.正常解剖学

深静脉系统：腿部静脉解剖结构如图7.24所示。股总静脉始于腹股沟韧带水平，是髂外静脉的延续，向足侧延伸至分叉处，分为股静脉和股深静脉，后两者位于相邻动脉内侧。股静脉走行于相邻动脉内侧，在大腿远段通过收肌管。临床上，为避免将深静脉混淆为浅静脉系统，应使用术语"股静脉"，既往称为"股浅静脉"。在大腿远段后方，

股静脉出收肌管后延续为腘静脉。腘静脉位于腘动脉的浅层，穿过腘窝后进入小腿近段。约30%的患者可见双股静脉。双股静脉也可能为节段性，并非静脉的全程均为双股静脉。已有研究表明，这些解剖变异与深静脉血栓发生率增加相关。腘窝内存在多支血管的患者，其中大约40%源于胫后静脉和腓静脉的高位汇合，而非真正的双腘静脉。描述这些解剖变异有助于避免随访检查中误诊。

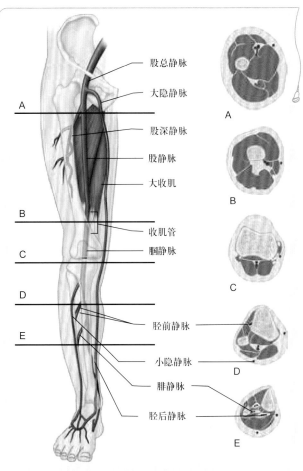

图7.24 下肢静脉解剖结构示意图

成对的胫前静脉起自腘静脉，沿小腿前外侧向足背走行。腘静脉发出胫前静脉后延续为胫腓干，胫腓干向足侧走行并分成成对的胫后静脉和腓静脉。腓静脉走行于腓骨内后侧，而胫后静脉穿过胫骨后方的小腿肌肉，而后沿内踝走行。腓肠肌和比目鱼肌内的深静脉无相邻动脉伴行，是术后或高危患者常见的急性小腿静脉血栓形成部位。

浅静脉系统：下肢浅静脉系统的解剖学术语于2002年标准化。大隐静脉、小隐静脉及其分支构成下肢浅静脉系统。在大腿近端股总静脉分叉处上方，大隐静脉汇入股总静脉内侧。大隐静脉走行

于大腿和小腿内侧。在踝关节水平大隐静脉正常内径为1~3 mm，在隐股交界处内径为3~5 mm。在自体静脉移植术前行大隐静脉描记时，这些测值非常重要。小隐静脉在腘静脉后方的汇入点存在较多变异，其沿小腿背侧走行至踝关节。小隐静脉下段内径一般为1~2 mm，在隐腘交界处内径为2~4 mm。浅静脉功能不全时，大隐静脉和小隐静脉均可能出现异常扩张和迂曲。

2.超声检查和图像采集方案

探头选择取决于患者体型和目标血管深度。通常使用5~7.5 MHz的高分辨率线阵探头。对于体型较大患者，可能需要较低频率（2.5 MHz或3.5 MHz）的凸阵探头。为确保血管内无内部回声伪像，亦避免将血栓误判为血流缓慢所致回声，需要调节至合适的增益。为保证检测低速、低流量血流的敏感度，必须优化彩色多普勒血流成像设置。

应采用探头加压、彩色多普勒血流成像、脉冲多普勒频谱呼吸期相性评估下肢深静脉系统，从腹股沟韧带上方检查至小腿上部腘静脉分叉处，还应检查股深静脉和大隐静脉近段。对于股总静脉血栓，当股总静脉中未发现血栓头部时，超声评价髂外静脉和下腔静脉有助于确定股总静脉血栓范围。

检查时，患者取仰卧位，下肢外展外旋、膝关节轻微弯曲。最重要的检查内容是静脉灰阶超声加压检查。在横切面上加压深静脉系统，每1~2 cm加压一次，逐步评估直至穿过收肌管（图7.25，动图7.10）。应使用探头对皮肤加压，以压闭静脉。如果相邻的动脉变形，表明施加的压力足够。然后对选定静脉段进行彩色多普勒血流成像检查，评估其通畅性及有无灰阶超声检查未发现的非闭塞性或低回声血栓。采集脉冲多普勒频谱，以评估频谱的呼吸期相性和心脏搏动性。患者下肢弯曲成青蛙腿姿势时，评估腘静脉的效果最好。检查至收肌管水平时，如果出现血流缓慢、检查深度增加或水肿等致使静脉难以观察时，用手挤压患者下肢后部，或让患者做"踩油门"动作，可使血流显现。

由于临床价值和成本效益的不确定性，超声评估小腿静脉仍存在争议。美国放射学会诊疗指南不要求对小腿静脉进行评估。但是，至少应对所有症状区域进行评估（包括小腿），以确定引起症状的原因（如浅表静脉曲张、血栓性静脉炎）。部分机构会对小腿静脉进行常规评估，从腘静脉开始，

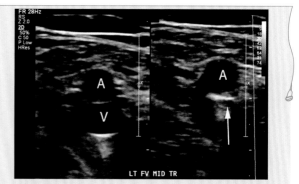

双幅横切面声像图显示未压缩（左侧）和压缩的股静脉（箭头），右侧股静脉被完全压缩，因此未显示（相应的加压操作另参见动图7.10）。A：股浅动脉；V/FV：股静脉。

图7.25　正常股静脉探头加压

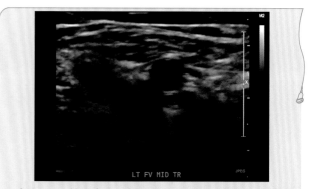

动图7.10　检查有无深静脉血栓形成时，正常股静脉可被压缩

追踪检查成对的胫前静脉、胫后静脉和腓静脉直至踝关节。小腿超声检查已越来越普遍，并且需要组织间鉴定委员会认证，但目前尚无标准化的检查方案。美国胸科医师学会抗血栓治疗指南不支持常规进行小腿静脉多普勒检查。对于有"更良性的"小腿静脉血栓病史的患者，仅在其近端出现深静脉血栓时才进行连续超声检查观察并治疗。如果检查发现患者小腿静脉血栓，其医师可能不确定是否应该治疗。建议常规提示患者：若小腿静脉血栓未进行治疗，建议随访1周以评估其进展情况。

超声检查方案：下肢静脉成像方案包括对每个节段深静脉进行以下超声检查和图像采集。

（1）横切面加压与不加压时的灰阶超声声像图，或加压操作的动态图像，采集对象包括隐股交界处、股总静脉、股静脉（至少包括近端和远端）和腘静脉。

（2）纵切面彩色多普勒血流成像及频谱波形分析。

a.隐股交界处水平及其远侧部分的股总静脉，如果仅申请了单侧检查，也要对对侧股总静脉进行评估。

b.至少应检查股静脉、腘静脉。

c.通常不能在分叉处获取股深静脉与股静脉的典型加压超声声像图，但股总静脉分叉处至近端股静脉和股深静脉的纵切面彩色多普勒血流成像和多普勒频谱波形可评估其通畅性。

d.如果在股总静脉发现血栓，则应评估血栓近心端累及范围，包括对髂外静脉和下腔静脉的评价。

e.如果发现肌肉骨骼异常（如腘窝囊肿、膝关节积液或所评估区域血肿），应进行记录。

3.急性深静脉血栓

急性静脉血栓形成的4种征象如下：①静脉腔内物质在加压时可发生形变；②静脉扩张；③管腔内实质性均质回声；④黏附于血管壁的血栓近心端呈漂浮状态。急性深静脉血栓的典型灰阶超声征象是血管不可压缩，并可直接显示血栓。完全性急性静脉血栓形成时，静脉通常会扩张。血栓可能完全或部分阻塞管腔，可能附壁，也可能游离（图7.26，动图7.11）。加压超声诊断深静脉血栓的准确性为95%，特异度为98%。

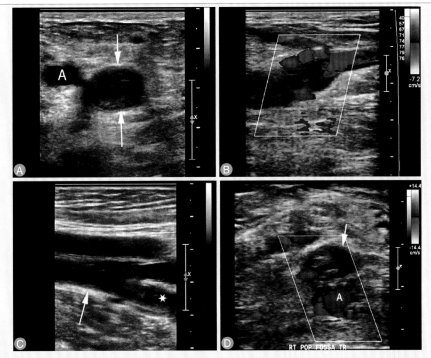

A.横切面加压声像图显示急性股总静脉血栓，静脉（箭头）比邻近动脉（A）更粗；B.同一患者的纵切面彩色多普勒血流成像显示接近闭塞的急性股总静脉血栓，存在少量血流；C.纵切面声像图显示股深静脉急性深静脉血栓（*），延伸至股总静脉（箭头），为非闭塞性，股静脉也存在少量血栓；D.横切面彩色多普勒血流成像显示急性腘静脉深静脉血栓，静脉（箭头）相对于腘动脉（A）扩张。POP FOSSA：腘窝。

图7.26 大隐静脉血栓

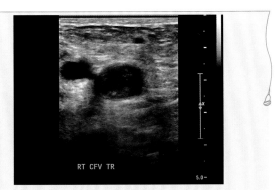

动图7.11 急性股总静脉（CFV）血栓形成

对于距离隐股交界处几厘米或5 cm以上的近段大隐静脉血栓，在临床上可能会如深静脉血栓一样进行治疗，不同医师的方案有所不同。延续至股总静脉的大隐静脉血栓，应视为深静脉血栓（图7.27，动图7.12）。如果在股总静脉或髂外静脉未发现血栓头部，则应考虑进行下腔静脉和髂静脉检查，以评估是否存在更多中央型静脉血栓形成（图7.28，动图7.13）。

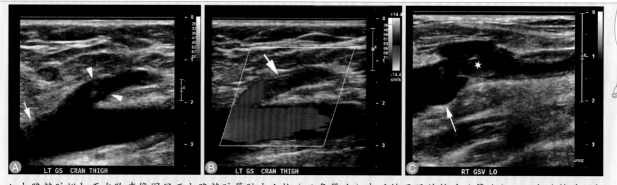

A.大隐静脉纵切面灰阶声像图显示大隐静脉管腔内血栓（三角箭头）未延续至股总静脉（箭头）；B.大隐静脉纵切面彩色多普勒血流成像显示大隐静脉管腔内血栓（箭头）；C.另一患者大隐静脉纵切面灰阶声像图显示大隐静脉管腔内非闭塞性轻微移动性血栓（*），延续到股总静脉（箭头）。GS（V）：大隐静脉；CRAN THIGH：大腿近段；LO：纵切面。

图7.27　急性深静脉血栓形成

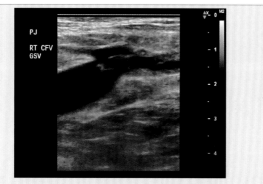

动图7.12　大隐静脉内非闭塞性轻微移动性血栓，延续至股总静脉

4. 残存（慢性）深静脉血栓

通过影像学和临床指标鉴别急性血栓与残存或慢性血栓通常比较困难。行超声检查时，在血管加压检查过程中，急性和慢性深静脉血栓均可能显示为血管不可压缩。静脉管壁增厚及管腔变细均提示残存或慢性深静脉血栓（图7.29）。由于急性和慢性深静脉血栓都可能表现为静脉不可压缩，尝试鉴别两者对于做出适当治疗决策非常重要。随着血栓发展，其体积会减小，静脉内径可能会恢复至正常或因瘢痕挛缩而变细（图7.30，动图7.14）。残存血栓将广泛黏附于静脉壁。其他可能有助于区分慢性和急性深静脉血栓的慢性血栓征象包括：静脉内存在网状等回声伴无回声（图7.31），侧支血管形成（图7.32，动图7.15），瓣膜损伤伴反流和后期的慢性深静脉功能不全。存在钙化时，至少提示存在一种慢性血栓成分，但不能仅根据血栓回声来区分急性血栓与残存或慢性血栓（图7.33）。如果血栓非常小（几厘米或更小），评估大小可能有助于临床医师确定临床决策，尤其是对于拔管后的临床方案制订。

5.静脉超声检查可能陷阱

下肢静脉超声检查中应避免的潜在陷阱包括以下几点。

（1）血流非常缓慢时，其声像图表现可能与血栓相似（图7.34，动图7.16，动图7.17），不同之处在于血流缓慢的静脉管腔具有可压缩性（探头加压可使管腔闭合）。

（2）如果未仔细检查，股深静脉内非闭塞性小血栓可能会被漏诊，重要的是切记深静脉血栓最初可能仅出现在股深静脉内。

（3）双股静脉变异的静脉血栓有漏诊可能。当其中一支股静脉可能有血栓形成时，记录血栓的同时，应在报告中记录双股静脉这一常见解剖变异，以便在随访检查中比较病变的变化情况（图7.35，动图7.18）。

（4）因肠道气体干扰，髂静脉近心端血栓可能难以发现。静脉频谱的呼吸期相性消失是一种间接征象，提示可能存在近心端血栓形成，或有肿块、积液导致的阻塞性压迫（图7.36）。对于髂静脉非闭塞性血栓形成伴盆腔静脉侧支发育良好的患者，使用Valsalva动作评估盆腔静脉时可能出现假阴性结果。

（5）有时很难实现股静脉全程显示，在加压检查过程中仅能看到静脉管腔可闭合，即所谓的血管"眨眼征"。但孤立股静脉血栓相对少见，据文献报道其发生率为1%～4%。

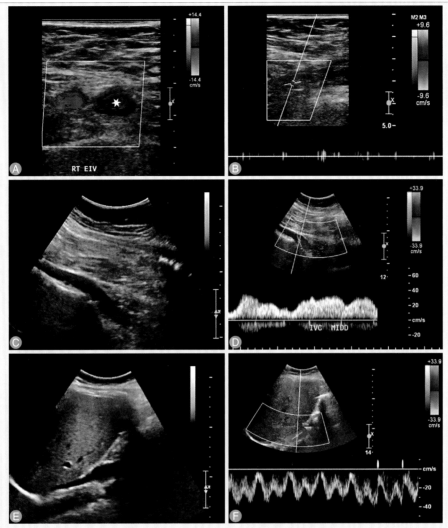

A.髂外静脉横切面彩色多普勒血流成像显示髂外静脉管腔内无明显血流（＊），由于未见血栓头部，超声继续评价髂总静脉和下腔静脉；B.髂外静脉纵切面声像图显示闭塞静脉管腔内存在大量实质性低回声，彩色多普勒血流成像和脉冲多普勒频谱未探及明显血流信号；C.下腔静脉远段纵切面灰阶声像图显示静脉管腔为无回声，彩色多普勒血流成像可确认（在此未呈现）；D.下腔静脉中段纵切面彩色多普勒血流成像显示管腔内无血栓；E.肝内段下腔静脉纵切面灰阶声像图显示管腔内无血栓；F.肝内段下腔静脉无血栓，下腔静脉纵切面脉冲多普勒频谱正常，由于左侧股总静脉多普勒频谱波形正常（在此未呈现），该患者血栓延续至右侧髂外静脉或髂总静脉，但未延续至下腔静脉。EIV：髂外静脉；IVC：下腔静脉；MIDD：中段。

图7.28　急性深静脉血栓形成

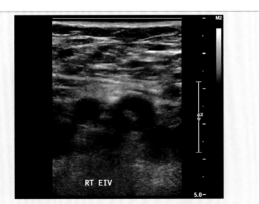

动图7.13　右下肢急性深静脉血栓形成

6.静脉彩色多普勒血流成像全程扫查与有限区域扫查的比较

从腹股沟区到腘窝，对静脉全程进行加压扫查，这是一种准确的超声检查方法。最近的研究分析显示，采用该检查方式随访3个月，静脉血栓栓塞疾病发生率＜1%。近期有学者提出进行有限性、粗略的静脉超声检查。目前在办公区域、重症监护室和急诊室等地点采用该检查方法。对股总静脉和腘静脉进行两点式超声加压检查法，可检测出大多数（但非全部）近段深静脉血栓。但是该方法需要

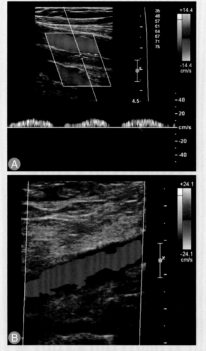

A.慢性股静脉血栓，纵切面双功多普勒声像图显示管腔变窄、管腔边缘非闭塞性低速血流；B.慢性腘静脉血栓和瘢痕形成，纵切面双功多普勒声像图显示管腔通畅、管腔周边见不规则残余血栓。

图7.29　慢性深静脉血栓

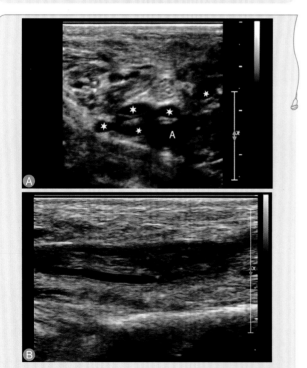

A.腘窝横切面声像图显示在慢性腘静脉深静脉血栓和瘢痕形成的情况下，腘动脉（A）邻近的腘静脉区域有多条小侧支静脉（*）；B.慢性腘静脉深静脉血栓和瘢痕的纵切面声像图显示轻度可压缩的非闭塞性血栓，血栓部分黏附于小静脉壁上。

图7.30　慢性静脉闭塞伴侧支形成

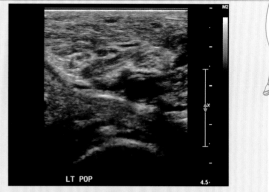

动图7.14　慢性静脉闭塞伴侧支形成

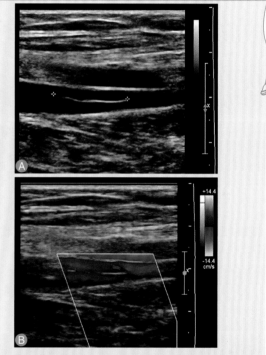

纵切面灰阶声像图（图A）和彩色多普勒血流成像（图B）显示线性网状慢性深静脉血栓（标尺），网络周围存在通畅管腔。

图7.31　慢性深静脉血栓形成与静脉网

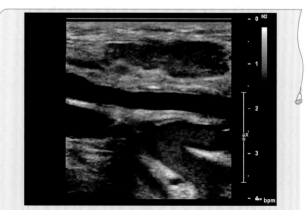

动图7.15　慢性股总静脉闭塞，其远端股静脉血流正常，股深静血流反向

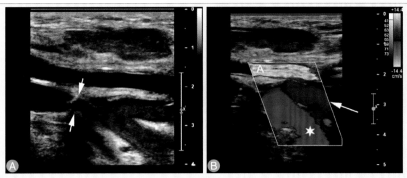

A.纵切面灰阶声像图显示慢性股总静脉闭塞（箭头）；B.纵切面彩色多普勒血流成像显示慢性股总静脉闭塞和股深静脉血流反向（*），动脉（A）位于静脉前侧。

图7.32 慢性股总静脉闭塞伴股深静脉血流反向

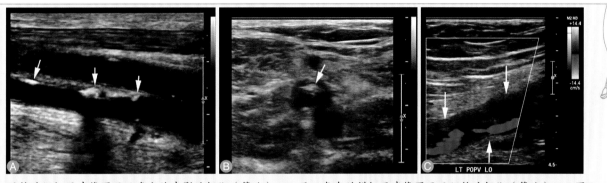

A.股静脉纵切面声像图显示多个伴声影的钙化（箭头）；B.另一患者的横切面声像图显示腘静脉钙化（箭头）；C.图B中的同一患者，新生低回声血栓使腘静脉（箭头）增宽，慢性血栓合并急性深静脉血栓形成。POPV：腘静脉。

图7.33 提示慢性血栓的钙化

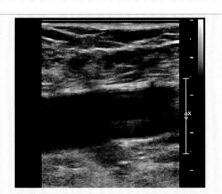

纵切面声像图显示血流缓慢，探头加压检查提示无深静脉血栓形成。

图7.34 静脉血流缓慢，管腔可被压闭，无深静脉血栓形成

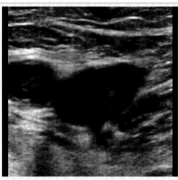

动图7.17 静脉横切面动态图像显示血流缓慢，管腔可被压闭，无深静脉血栓形成（二）

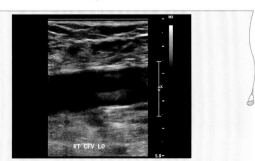

动图7.16 静脉纵切面动态图像显示血流缓慢，管腔可被压闭，无深静脉血栓形成（一）

在1周后进行随访，以检测小腿静脉血栓是否蔓延为近段深静脉血栓。如果间隔1周的2次检查结果均为阴性，随访几个月发生深静脉血栓的可能性较低。如果间隔2周后再次采用两点式超声检查法进行扫查，发现深静脉血栓的概率为2%～5.7%。前文所述大腿静脉的完整性超声检查，仍是标准检查方案。

7.深静脉血栓随访建议

如果患者临床状况加重，则需要进行静脉超声

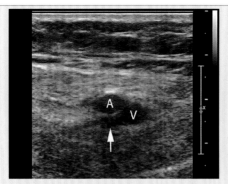

双股静脉横切面加压检查声像图显示，其中一支股静脉因静脉血栓形成而不能被压闭，另一支股静脉因被完全压闭而未显示，箭头所示为其所在位置。A：股浅动脉；V：双股静脉中的一支形成静脉血栓。

图7.35　双股静脉中的一支形成静脉血栓

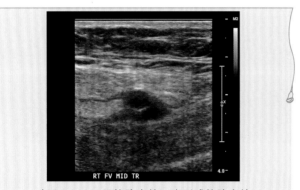

动图7.18　双股静脉中的一支形成静脉血栓

检查随访。对于正在接受治疗的深静脉血栓患者，在治疗期间几乎无须重复进行静脉超声检查，除非临床症状发生变化。治疗后深静脉血栓通常在6～18个月内溶解或纤维化。对于出现新症状考虑血栓复发的患者，特别是深静脉血栓复发高风险者，应鼓励在抗凝治疗预期终点前重新进行超声评估以建立新的基线资料。

对于未接受治疗的孤立性小腿深静脉血栓患

者，要在1周时进行超声随访检查。对于局部有疤痕形成的患者、孕妇，仅接受了非完整超声检查的患者，或是小腿疼痛但未发现深静脉血栓的患者，谨慎起见，应建议其在1周内随访。两次非完整性超声检查之间间隔1周的随访策略已经被证实是安全的。此外，在正常报告中，也建议提示：如果仍怀疑有深静脉血栓或临床病情恶化，应考虑超声检查随访。

8.静脉功能不全

深静脉血栓形成后静脉瓣膜受损是许多患者深静脉功能不全的原因，大约50%的急性深静脉血栓患者会出现该情况。静脉功能不全的病理生理学机制是静脉系统内（无静脉瓣膜作用下的）柱状液体静水压直接传递至下肢远段。临床表现包括下肢肿胀、慢性皮肤色素沉着、木样硬结，最终出现不易愈合的静脉淤滞性溃疡。

与深静脉瓣功能不全相比，浅静脉瓣功能不全预后要好得多，其与弥漫性静脉曲张有关。穿静脉是浅静脉与深静脉之间的交通静脉，也可能由于慢性深静脉功能不全而继发功能不全。

评估静脉功能不全时，患者应取站立位或半卧位，身体重量由对侧下肢支撑，该体位可产生静水压，用于评价静脉功能不全。应在Valsalva动作和其他诱发动作下，在深静脉和浅静脉系统的多个水平进行检测及频谱分析，包括股总静脉、大隐静脉近端、腘静脉和隐腘连接处。单人进行检查时，挤压患者远端肢体更容易操作且可重复性更好。

快速挤压远端肢体后，正常静脉将显示回心血流，当回流血液关闭第一个功能尚好的静脉瓣膜时可见短暂反流（图7.37，动图7.19）。可用手挤压肢体远端，也可使用每5～10秒充气1次的自动装置挤

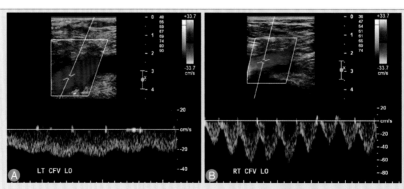

A.患者盆腔巨大肿物压迫左髂外静脉（此处未显示），左侧股总静脉显示单相血流频谱；B.右侧股总静脉血流频谱正常，呈现正常呼吸期相性。

图7.36　阻塞性压迫

压远端肢体，后者可重复性更好。功能不全的静脉瓣可见大量反流，且反流持续时间较长（图7.38）。对于每个血管检查机构而言，验证其检查方案和量化标准非常重要。

9.静脉描记定位

下肢或上肢浅静脉描记定位用于确定静脉移植备选浅静脉的通畅性、大小、状况和走行。当采用静脉作为自体移植材料用于外周动脉旁路移植时，超声描记定位亦非常有帮助。任何浅静脉都可作为移植血管，但大隐静脉更为合适。检查时患者取仰卧位或头高脚低位（反Trendelenburg位），从隐股交界处向下检查大隐静脉，直至尽可能低的水平。适合做移植血管的浅静脉内径要>3 mm，且无静脉曲张。大隐静脉已使用或不合适时，小隐静脉、头静脉和贵要静脉可作为备选血管使用。

（三）上肢静脉

1.正常解剖学

颈部和手臂静脉解剖结构如图7.39所示。深静脉系统包括前臂成对的桡静脉和尺静脉，其在肘部远端汇合形成肱静脉。肱静脉与贵要静脉汇合位置变异较多，通常在大圆肌水平。肱静脉与贵要静脉

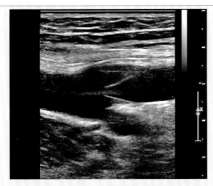

声像图显示瓣膜正常闭合，防止反流。
图7.37 正常股静脉瓣膜

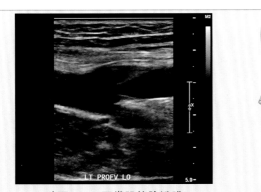

动图7.19 正常股静脉瓣膜

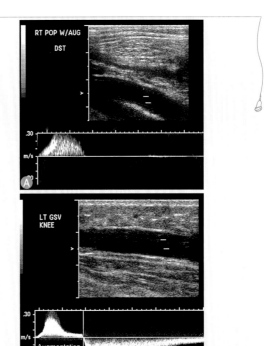

A.彩色多普勒血流成像显示挤压远端肢体时腘静脉频谱形态正常，挤压远端肢体后未见反流；B.彩色多普勒血流成像显示挤压远端肢体后大隐静脉可见持续反流频谱，符合严重浅静脉功能不全的表现。W/AUG DST：挤压远端肢体后多普勒波形；KNEE：膝；Augmentation：压迫增强。
图7.38 静脉功能不全

汇合成腋静脉，该静脉从大圆肌穿过腋窝到达第一肋，穿过第一肋后延续为锁骨下静脉外侧段。锁骨下静脉近段有细小的颈外静脉和粗大的颈内静脉汇入，形成头臂（无名）静脉。

多数超声检查机构将中心静脉定义为头臂静脉和上腔静脉，超声检查常难以显示这些静脉。一些血管造影医师描述中心静脉时将锁骨下静脉也包括在内，因此在描述超声检查结果时，必须对所查静脉段进行相应的具体描述。通过评估锁骨下静脉近段和颈内静脉远段的心脏搏动性和呼吸期相性，可推断是否存在具有重要临床意义的中心静脉狭窄或血栓。

头静脉和贵要静脉是上肢最重要的浅静脉。头静脉位于上肢外侧，穿过肩部浅表软组织，汇入位于胸部外侧的腋静脉。贵要静脉位于上肢内侧，通常与肱静脉汇合形成腋静脉。

2.超声检查和图像采集方案

上肢静脉双功超声评价包括对颈内静脉、锁骨下静脉、腋静脉和头臂静脉所有可显示部分进行灰阶超声加压检查，同时使用彩色多普勒血流成像及

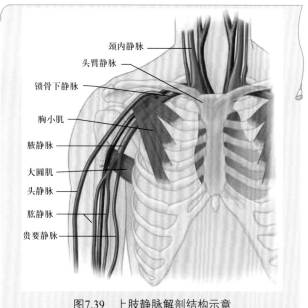

图7.39 上肢静脉解剖结构示意

颈内静脉
头臂静脉
锁骨下静脉
胸小肌
腋静脉
大圆肌
头静脉
肱静脉
贵要静脉

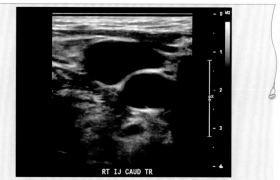

动图7.20 灰阶声像图显示探头加压时颈内静脉可被完全压闭

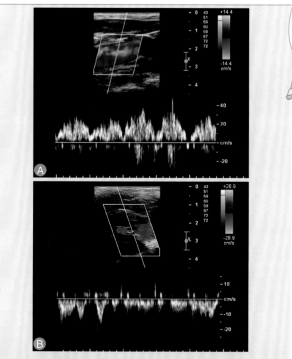

A.正常颈内静脉脉冲多普勒频谱，具有心脏搏动性和呼吸期相性，频谱可回落到基线（译者注：速度为零），相应的动图7.20显示探头加压时正常颈内静脉可被完全压闭；B.正常锁骨下静脉近段血流脉冲多普勒频谱，具有心脏搏动性和呼吸期相性，频谱可回落到基线。

图7.40 正常颈内静脉和锁骨下静脉脉冲多普勒频谱

脉冲多普勒频谱对上述静脉进行评价，此外也对肘部以上的肱静脉、贵要静脉和头静脉进行灰阶超声加压检查。由于胸骨和肺的遮挡，头臂静脉汇合处难以显示，可在胸骨上切迹处使用高频率、小靴形超声探头进行检查。静脉加压检查是指在血管横切面用探头对静脉适当加压使管腔完全闭合。

检查时患者取仰卧位，受检侧上肢外展，头稍转向对侧。一般使用频率为5～10 MHz的线阵探头，可选择更高频率的探头检查更表浅的静脉。对于体型较大者，尤其是检查腋窝区域时，使用凸阵探头或扇扫探头穿透力更强，图像视野更大，成像效果可能更好。对于所有静脉，应在血管横切面上每隔1～2 cm进行加压检查。从颈内静脉远心端向近心端扫查，获取血管横切面探头加压和未加压时的静态或动态灰阶声像图（动图7.20），同时在血管纵切面获取彩色多普勒血流成像及脉冲多普勒频谱声像图（图7.40）。

可使用彩色多普勒血流成像和脉冲多普勒频谱在血管纵切面对锁骨下静脉近段至远段进行评估，内容包括呼吸期相性、心脏搏动性和管腔内彩色多普勒血流充盈情况。为显示头臂静脉上段和锁骨下静脉近段，需使用彩色多普勒血流成像经锁骨上方向下的角度进行检查。使用小靴型探头经胸骨上切迹或其周边探查，可改善头臂静脉和上腔静脉上段显示效果（图7.41）。锁骨下静脉中段位于锁骨深方，通常不能完全显示。可经锁骨下方向上扫查显示锁骨下静脉远段。多数情况下，探头加压时锁骨下静脉可被压闭。

准确的频谱形态评估是该检查的关键。由于无法直接检查头臂静脉和上腔静脉，锁骨下静脉近段的血流频谱正常，可间接证实头臂静脉及上腔静脉的通畅性。在血管纵切面采集血流频谱图像，声束入射角度应<60°，需评估血流的自发性、呼吸期相性及心脏搏动性。分析颈内静脉远段和锁骨下静脉近段频谱时，需确认存在心脏搏动性和呼吸期相性。正常的频谱波形应回到基线位置，若缺乏心脏搏动性，可能是由于更近心端静脉狭窄或闭塞（图7.42）。

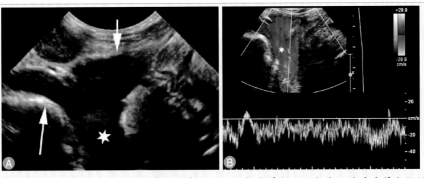

A.双侧头臂静脉（箭头）和上腔静脉上段的灰阶声像图表现；B.彩色多普勒血流成像及脉冲多普勒频谱声像图。*：上腔静脉上段。

图7.41　正常的头臂静脉

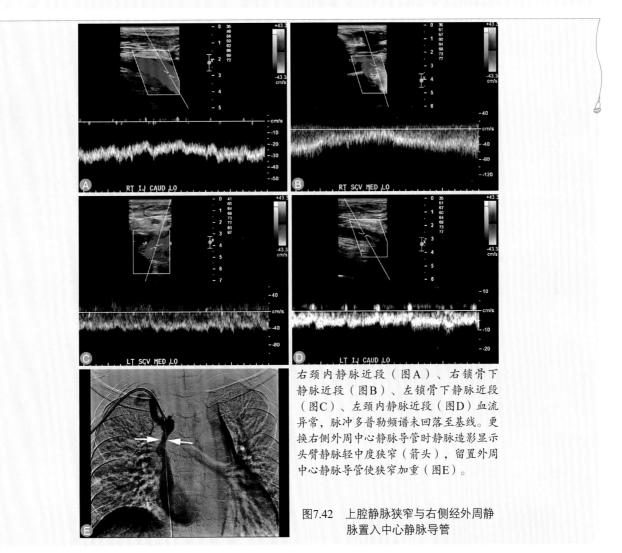

右颈内静脉近段（图A）、右锁骨下静脉近段（图B）、左锁骨下静脉近段（图C）、左颈内静脉近段（图D）血流异常，脉冲多普勒频谱未回落至基线。更换右侧外周中心静脉导管时静脉造影显示头臂静脉轻中度狭窄（箭头），留置外周中心静脉导管使狭窄加重（图E）。

图7.42　上腔静脉狭窄与右侧经外周静脉置入中心静脉导管

应将锁骨下静脉近段与远段的频谱进行比较，2处血流频谱不同提示锁骨下静脉中段狭窄。快速吸气或Valsalva动作有助于评估静脉通畅性。快速吸气时，正常颈内静脉及锁骨下静脉管径减小或完全塌陷。Valsalva动作时，静脉管径增大，证实胸膜腔内压增加可对其产生影响，也可证实其与中心静脉的相通性。当上腔静脉、头臂静脉严重狭窄或阻塞时，上述征象消失。

上肢静脉检查方案包括对各条深静脉节段进行以下评估。

（1）对近段和远段颈内静脉、锁骨下静脉、腋静脉和肱静脉进行扫查，获取血管横切面探头加压和未加压时的静态或动态灰阶声像图；对肘部以上的贵要静脉和头静脉进行灰阶超声扫查评估。

（2）对颈内静脉近段和远段、锁骨下静脉近段和远段、腋静脉进行扫查，获取血管纵切面彩色及多普勒频谱声像图并对频谱进行分析，如果仅要求单侧检查，也应同时评估对侧锁骨下静脉。

（3）如果上肢局部存在临床症状，则应对相应静脉进行检查评估（包括前臂）。

3.上肢急性深静脉血栓形成

文献表明，多普勒超声对上肢深静脉血栓评估的敏感度和特异度分别为78%～100%和82%～100%。急性上肢深静脉血栓的典型声像图表现为静脉管腔扩张，管腔内充满不同回声的血栓，彩色多普勒血流成像显示无血流信号（图7.43，动图7.21）。非闭塞性血栓通常不会导致静脉管腔扩张，血栓周围有血流信号，急性期或慢性期的血栓声像图表现不同（图7.44）。当血栓未完全阻塞静脉管腔，但管腔狭窄至足以影响从胸腔传导的心脏搏动性和呼吸期相性时，血流频谱期相性消失。肱静脉通常情况下为双支，扫查时应加以注意，避免忽略其中一支的静脉血栓形成（图7.45，动图7.22）。

中心静脉血栓评估依赖于血流频谱分析。非搏动性频谱（类似于门静脉血流频谱），波形不穿越

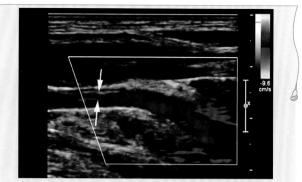

纵切面彩色多普勒血流成像显示颈内静脉近段管腔内径变小，管壁附着不规则血栓，瓣膜增厚（箭头）。

图7.44　非闭塞性慢性颈内静脉血栓

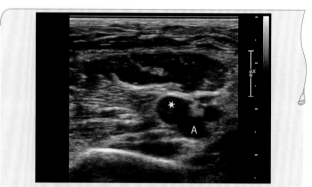

双支肱静脉中的一支形成非闭塞性血栓（＊），横切面声像图显示血管加压后不可压闭。A：肱动脉。

图7.45　肱静脉内非闭塞性血栓

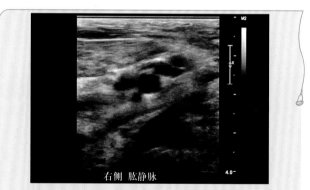

右侧　肱静脉

动图7.22　双支肱静脉中的一支形成非闭塞性血栓

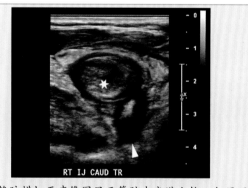

颈内静脉横切面声像图显示管腔内充满血栓，加压不可压闭（＊），三角箭头所示为颈动脉。

图7.43　急性颈内静脉血栓

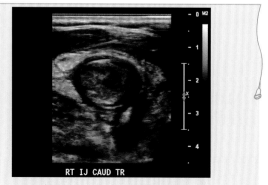

动图7.21　急性颈内静脉血栓

频谱基线，强烈提示中心静脉血栓形成、静脉管腔狭窄或邻近肿块压迫。当一侧静脉出现异常血流频谱时，应将其与对侧静脉血流频谱进行比较。Patel等研究发现，在单侧静脉血栓形成患者中，尽管静脉血流频谱呼吸期相性通常不对称，但血流频谱随心脏搏动性减弱或消失能更敏感地提示静脉血栓形成。当双侧锁骨下静脉或上腔静脉闭塞时，应高度怀疑中心静脉血栓形成或狭窄。但需注意的是，当上肢存在血液透析移植物或动静脉内瘘时，由于血

流量高，即使中心静脉无狭窄，静脉血流频谱期相性也可消失。

与下肢不同，大多数上肢深静脉血栓形成与中心静脉导管或置入式心脏装置的电极线有关。35%~75%上肢静脉导管置入患者存在血栓形成，其中约75%的患者无临床症状（图7.46，动图7.23，动图7.24）。

拔出导管后通常可在导管表面见到纤维蛋白鞘，此时还需重点观察静脉瓣膜是否有血栓附着。无论从锁骨下静脉还是颈内静脉置入中心静脉导管，均会影响并发症的发生率。Trerotola等对存在临床症状的上肢深静脉血栓患者进行检查后发现，行锁骨下静脉置管的患者深静脉血栓发生率高于行颈内静脉置管的患者。因此应尽量避免将大口径导管置入锁骨下静脉，尤其对于考虑进行透析治疗的

终末期肾病患者，如果后续并发锁骨下静脉狭窄或血栓形成，将限制该侧上肢透析血管通路搭建的可能。

仅12%~16%上肢深静脉血栓患者发生肺栓塞。相比之下，在经超声诊断的下肢近端深静脉血栓患者中，44%的患者随即临床出现肺栓塞。急性肺栓塞往往发生于未经治疗的上肢深静脉血栓患者中。同样，上肢静脉导管置入后血栓形成发生肺栓塞的风险高于其他原因所致的上肢深静脉血栓。下肢深静脉血栓往往更易导致静脉血液淤滞和瓣膜功能不全，而在上肢则相对少见且临床症状不严重，原因是与下肢深静脉系统相比，上肢深静脉系统受生理性静水压力影响较小。导致该差异的原因是静脉血栓形成或发生梗阻后，在上肢及胸部形成广泛的侧支静脉循环，使得上肢静脉多普勒超声检查技术难度更大。

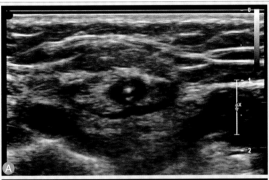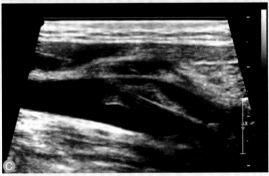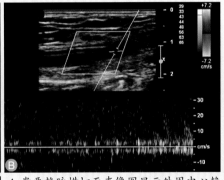

A.贵要静脉横切面声像图显示外周中心静脉导管周围急性血栓形成，血栓完全阻塞静脉管腔，加压不可压缩；B.贵要静脉段外周中心静脉导管周围的急性血栓，纵切面双功多普勒声像图未显示明显血流信号；C.颈内静脉纵切面声像图显示另一患者的中心静脉导管周围中等量血栓形成。

图7.46 中心静脉置管后血栓形成

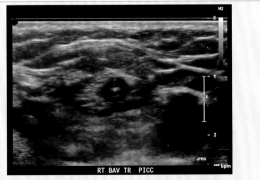

动图7.23 贵要静脉段外周中心静脉导管周围急性血栓形成

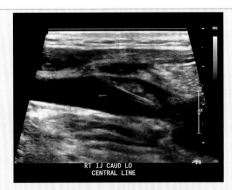

动图7.24 颈内静脉内中心静脉导管周围急性血栓形成

4.急性血栓与残余（慢性）静脉血栓的鉴别

当出现静脉瓣膜固定、粘连、纤维蛋白条索、静脉内径缩小且不可压缩、静脉管壁增厚、与动脉伴行的多条走行迂曲静脉等表现时，均提示上肢静脉残存血栓或慢性深静脉血栓（图7.47）。对于某些残存或慢性血栓，由于管壁纤维化或瘢痕挛缩，可能无法在相应位置探查到静脉。如图所示（图7.48），其中一条肱静脉由于深静脉血栓形成慢性瘢痕，因此仅显示另一条相伴行的肱静脉。

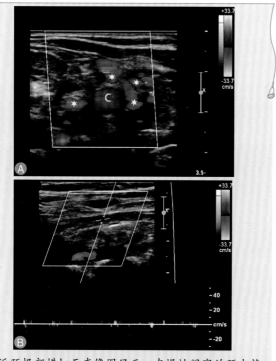

A.近颈根部横切面声像图显示，在慢性闭塞的颈内静脉近段区域出现多条迂曲静脉（*）；B.纵切面双功多普勒声像图显示，闭塞的颈内静脉远段管腔内未见脉冲多普勒频谱信号。C：颈动脉。

图7.47 上肢深静脉血栓后侧支循环形成

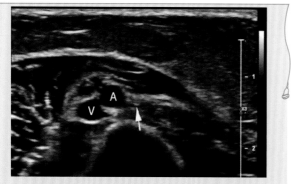

双支肱静脉中的一支管径窄小并慢性闭塞（箭头）。A：肱动脉；V：正常的肱静脉。

图7.48 肱静脉慢性血栓

5.上肢静脉检查注意事项（可能陷阱）

上肢静脉超声检查过程中需避免的陷阱如下。

（1）腋静脉与头静脉：腋静脉属于上肢深静脉系统，注入锁骨下静脉；而头静脉属于上肢浅静脉系统，注入腋静脉，无相应动脉伴行。通常情况下，嘱患者弯曲受检侧肘部，上臂外展，并将手置于头侧，以充分显示腋窝。但上臂过度外展可能造成静脉血流频谱发生改变，从而误诊为中心静脉狭窄或阻塞。因此，需改变受检上臂位置来避免误诊。

（2）颈内静脉远端闭塞：超声检查必须显示确认颈内静脉远端，可追踪至与锁骨下静脉近段汇合成头臂静脉处。如果所显示静脉与颈动脉相距超过几毫米，其可能为侧支静脉，而非颈内静脉。需注意，若侧支静脉较发达，其血流频谱也可表现出正常呼吸期相性，侧支血管往往为多支，蜿蜒曲折走形于闭塞静脉旁。

三、血液透析

截至2013年底，美国共有661 648例终末期肾病患者在接受治疗，同年内有117 162例新发病例，其中约64%的患者接受了血液透析治疗。在终末期肾病患者透析治疗过程中的并发症，主要与血管通路建立及其相关并发症有关，而这些并发症增加了血液透析患者的医疗费用。对需要行血液透析的终末期肾病患者，存在两种永久性血管通路可供选择——自体动静脉内瘘或人工血管动静脉内瘘（移植物动静脉内瘘）。成熟的自体动静脉内瘘，其感染率和血栓发生率均低于移植物动静脉内瘘或导管通路，因此，在条件允许情况下，自体动静脉内瘘是首选通路。

研究表明，术前对上肢动静脉进行超声评估，优化自体动静脉内瘘手术方案可提高自体动静脉内瘘成功率。在大腿部位建立移植物动静脉内瘘之前，同样有必要对其动静脉进行超声评估。尽管对血液透析通路进行术后超声评估可能有助于评价自体动静脉内瘘成熟度，但术后超声检查的价值尚待进一步研究（如在评估血管通路病变方面，以及评估是否早期干预以提高血管通路使用寿命方面）。

当邻近血管通路部位出现可触及包块时，超声检查有助于鉴别病变为血肿还是假性动脉瘤。当已建立自体动静脉内瘘或移植物动静脉内瘘的患者出现上肢肿胀，或已建立大腿移植物动静脉内瘘的患者出现下肢肿胀时，超声检查还可用于评估是否存在流出道静脉狭窄和深静脉血栓。此外，当血管通路建立后，患者出现手臂和手部疼痛时，超声检查亦可用于评估患者是否存在症状性窃血。

在手术及临床情况允许的条件下，手术建立自体动静脉内瘘优于移植物动静脉内瘘。通路位置首选在非惯用侧上肢，以便患者在通路愈合过程中能够继续进行日常活动；然而，与移植物动静脉内瘘相比，大多数患者首选惯用侧上肢建立自体动静脉内瘘。可建立血液透析通路的部位按优先顺序排列如下：①前臂自体动静脉内瘘（桡动脉–头静脉自体动静脉内瘘或前臂桡动脉–贵要静脉转位自体动静脉内瘘）；②上臂肱动脉–头静脉自体动静脉内瘘；③肱动脉–贵要静脉转位自体动静脉内瘘；④前臂袢型移植物动静脉内瘘；⑤上臂直型移植物动静脉内瘘（肱动脉–贵要静脉上段或腋静脉）；⑥上臂腋动脉–腋静脉袢型移植物动静脉内瘘；⑦大腿袢型移植物动静脉内瘘（图7.49）。由于头静脉手术相对创伤小，首先采用头静脉造瘘而非贵要静脉转位术。另

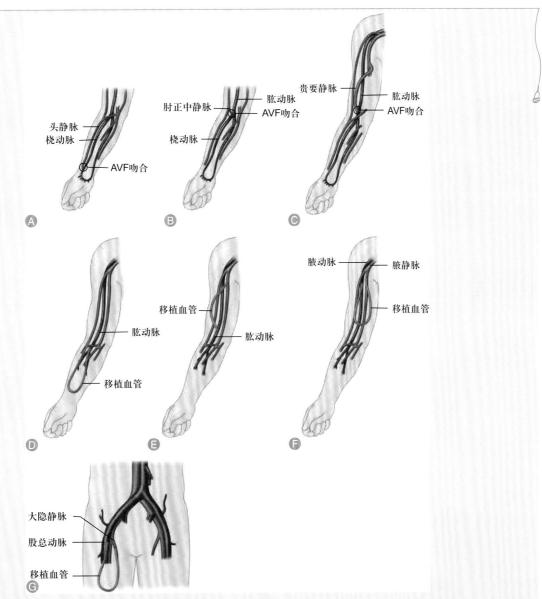

A.前臂头静脉–桡动脉自体动静脉内瘘；B.上臂头静脉–肱动脉自体动静脉内瘘，采用肘正中静脉吻合；C.上臂贵要静脉–肱动脉自体动静脉内瘘；D.前臂袢型移植物动静脉内瘘；E.上臂直型移植物动静脉内瘘；F.上臂袢型移植物动静脉内瘘；G.大腿袢型移植物动静脉内瘘。AVF：自体动静脉内瘘。

图7.49 最常见的自体动静脉内瘘和移植物动静脉内瘘位置

（Reproduced with permission from Robbin ML，Lockhart ME. Ultrasound evaluation before and after hemodialysis access. In：Zweibel WJ，Pellerito JS，editors. Introduction to vascular ultrasonography. 5th ed. Philadelphia：Elsevier；2005. p. 325-340.）

外，根据手术经验也可建立非常规通路。

（一）超声检查技术

如本章前文所述，在对静脉和动脉进行超声检查时，均需将灰阶超声成像和彩色多普勒血流成像质量加以优化后实施检查。12～15 MHz高频线阵探头提供了最佳的空间分辨率和足够深度的穿透力，因此可成功评估浅表血管结构。重量更轻、体积更小的高频线阵探头，如曲棍球棒形探头，可提高检查速度和便捷性。对于体型较大的患者，扫查时可能需使用9～12 MHz相对频率较低的线阵探头，以获得更佳的穿透力；而小微凸探头则便于评估头臂静脉和远段上腔静脉。

沿静脉走行进行超声检查时，需注意尽量轻压，并使用足量耦合剂，确保血管不发生形变，从而保证准确测量血管内径。在血管的横切面上测量血管内径，即血管内腔的前后径。在血管的纵切面上进行彩色和频谱多普勒评估，需校正角度≤60°。在纵切面上进行每分钟血流量测量时应选取血管走行直、无弯曲的区域。在测量每分钟血流量时，需增大多普勒取样门大小，使其包括整个血管管径，校正角度≤60°，并与血管后壁平行。大多数超声仪器具备内置每分钟血流量自动计算功能，即每分钟血流量=时间平均流速×血管内径（单位：mL/min），分析3～5个心动周期的多普勒频谱波形。在同一位置测量3次并取平均值，以确保测量的可靠性。

（二）血液透析通路术前血管描记定位

1.上肢

为制订血液透析通路方案，关注优化超声评估的技术细节是非常必要的。通常，对同侧上肢所有动脉和静脉进行完整描记定位较容易，外科医师通过术前超声评估已获得充分的血管信息，即使术中因血管条件不理想而需要选择其他通路位点，也可根据超声评估的信息继续实施手术。如果被评估的上肢无适合建立自体动静脉内瘘的位点，则对对侧上肢进行评估。为达到对上肢动脉和静脉评估的最佳效果，患者应取直立坐位，将前臂舒适地放于桌子或扶手上。评估动脉后应加用止血带，便于评估静脉管径和扩张情况（图7.50）。随后患者取仰卧位行中心静脉评估，包括颈内静脉和锁骨下静脉，选择仰卧位检查可更容易、更准确地评估频谱形态。

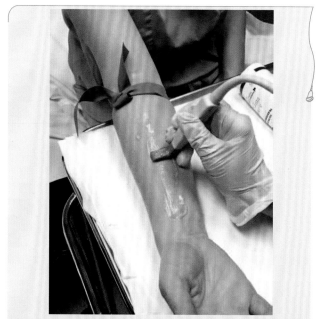

图7.50 超声评估前臂静脉时，患者手臂舒适地放于操作台上

超声评估动脉壁时，如果存在动脉硬化病变，应评估钙化数量、狭窄或闭塞程度。评估静脉时应尽可能详细地描述静脉壁，有无管壁增厚和血栓，这些病变可能会影响术后静脉扩张。文献中建议，成功建立自体动静脉内瘘的术前血管标准为动脉内径≥2.0 mm和静脉内径≥2.5 mm；成功建立移植物动静脉内瘘的术前血管标准为静脉内径≥4.0 mm和动脉内径≥2.0 mm。

超声评估范围至少要包括肱动脉远段1/3和桡动脉全程，评估内容包括内膜增厚、钙化、狭窄或闭塞情况，必要时对肱动脉、尺动脉及腋动脉进行更广泛的评估。根据外科医师的需要，可对动脉钙化的严重程度进行分级，因严重钙化的动脉可能很难进行手术缝合，并且发生术中栓塞的风险可能较高（图7.51）。应使用超声评估动脉频谱形态，确保血流频谱为正常的三相或双相高阻血流模式，并测量这些区域的收缩期峰值速度（图7.52）。肱动脉高位分支是一种常见的解剖变异，当在上臂发现两条动脉且各自伴行成对静脉时应怀疑该变异的存在（图7.53）。此时应跟踪上述两条动脉进入前臂，再至手腕，以明确肱动脉高位分支的存在，并排除优势动脉分支供应肘部的少见情况。

应采取直立坐位进行静脉超声评估，此时静水压能够保证静脉充盈。为达到静脉充盈的最佳效

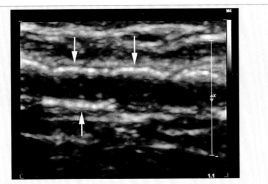

纵切面声像图显示动脉壁重度钙化（箭头）。

图7.51 手腕处桡动脉重度钙化

果，应在手臂检查区域的头侧加用止血带。应用超声检查每条静脉，沿整条静脉走行区域行加压扫查以排除血栓（图7.54，图7.55，动图7.25）。检查

时止血带首先置于前臂中部，叩击腕部头静脉区域约2 min，使静脉达到最大程度的充盈，并在前臂多点测量头静脉内径。此后，将止血带先后置于肘窝、上臂近段，分别进行静脉内径的测量。如果头静脉位置过深不利于穿刺，后续可能需要行浅表化手术，因此需先测量头静脉前壁到皮肤的距离（图7.56）；但不需要测量贵要静脉到皮肤的距离，因为该静脉需要转位处理以便于建立血管通路。肘正中静脉通常连接头静脉和贵要静脉，大多数情况下肘正中静脉是自体动静脉内瘘引流静脉的一部分。肘正中静脉也可用于建立上臂贵要静脉或头静脉自体动静脉内瘘，在超声描记定位过程中通常要对肘正中静脉进行评估。在条件允许情况下，还应评估腋静脉、锁骨下静脉和颈内静脉的可压缩

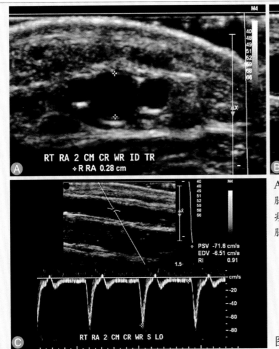

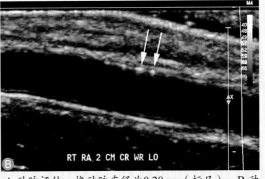

A.动脉评估，桡动脉直径为0.28 cm（标尺）；B.动脉壁轻度中层钙化（箭头）不影响自体动静脉内瘘建立；C.桡动脉频谱呈正常三相波。RA：桡动脉；WR：腕部。

图7.52 术前超声定位符合动静脉内瘘建立标准（一）

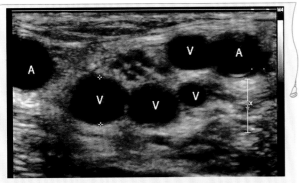

桡动脉和尺动脉（A）及其伴行的成对静脉（V）。

图7.53 肱动脉高位分支

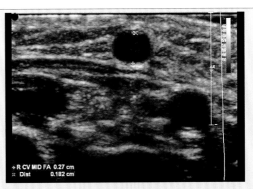

静脉评估：前臂中段头静脉内径为0.27 cm（标尺）；静脉前壁到皮肤距离为0.18 cm（标尺）。

图7.54 术前超声定位符合动静脉内瘘建立标准（二）

性及波形是否正常（图7.40）。

2.超声检查和图像采集方案

上肢：对肱动脉和桡动脉进行评估后，测量肘窝上方2 cm处肱动脉内径、手腕处桡动脉内径及腋动脉内径。使用止血带按顺序束臂并对腕部头静脉区域进行叩击后，测量腕关节、前臂中段和前臂近段（距肘窝约4 cm处）的头静脉内径。建立上臂自体动静脉内瘘时，需通过手术将静脉从前臂移至肱动脉旁，对前臂近段静脉的测量可用于评估备用静脉长度。

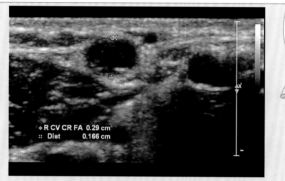

头静脉在建立动静脉内瘘后可能不会正常扩张，因此不应选择该静脉作为潜在的自体动静脉内瘘引流静脉。

图7.55　头静脉壁增厚伴慢性血栓

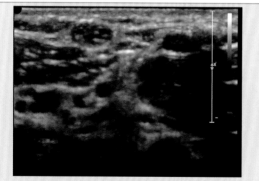

动图7.25　头静脉壁增厚伴慢性血栓

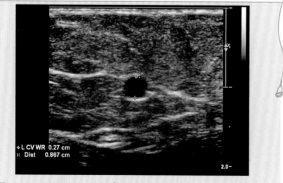

图7.56　头静脉距皮肤表面较深（0.9 cm，标尺），可能在建立动静脉内瘘后需要进行浅表化处理

在肘窝和上臂中上段测量头静脉和贵要静脉内径，头静脉前壁到皮肤表面的距离，以及腋静脉内径。在静脉纵切面上，采用彩色多普勒血流成像和频谱多普勒超声评估锁骨下静脉和颈内静脉，并对颈内静脉进行加压检查以评估血栓、狭窄和闭塞情况。获取锁骨下静脉和颈内静脉的多普勒频谱形态，评估其呼吸期相性和随心脏搏动频谱形态变化情况。

大腿：一旦不能在上肢建立自体动静脉内瘘和移植物动静脉内瘘，大腿移植物动静脉内瘘就成为一种可行的选择。大腿移植物动静脉内瘘累积生存期长短与上肢移植物动静脉内瘘相似，感染有缩短累积生存期的趋势。大腿移植物动静脉内瘘优于经导管透析。如果超声检查发现股总动脉或股浅动脉重度钙化，盆腔CT有助于确定动脉粥样硬化程度。利用超声检查详细评估动脉粥样硬化的钙化和狭窄情况可减少移植物动静脉内瘘成形术中即刻出现移植失败的情况。通常在股总动脉及伴行静脉建立大腿移植物动静脉内瘘（图7.57）。移植物动静脉内瘘静脉端可选择的另一个吻合位点是大隐静脉，其目的是保留股总静脉以备必要时进行人工血管的修复。为保留近端血管以备进行移植物动静脉内瘘的修复，以及减少感染性并发症出现的可能性，现在手术越来越多地采用大腿中段移植物动静脉内瘘，将移植血管置于股浅动脉中段和股静脉之间。

为建立血液透析的大腿移植物动静脉内瘘，进行大腿动脉和静脉描记定位的技术要点与上肢类似，但是由于大腿周径较大，有必要应用较低频的线阵探头。超声检查大腿时，需仔细评估动脉钙化程度及是否存在血栓。用频谱多普勒评估股总静脉和股总动脉可发现更多中心性狭窄或闭塞。通常情况下，手术仅建立大腿移植物动静脉内瘘（不考虑建立自体动静脉内瘘），因此无须测量静脉到皮肤的距离。在为大腿移植物动静脉内瘘做准备的超声描记定位中不需要使用止血带。

测量股总动脉和股总静脉内径，并评估动脉粥样硬化的钙化程度。应用频谱和彩色多普勒血流成像评价股总动脉和股总静脉，亦是为发现更多近心端狭窄或闭塞。同时，也需要常规评估股浅动脉波形。大隐静脉内径至少要达到0.4 cm，从其汇入股总静脉处向远心侧测量符合此条件的大隐静脉长度。测量股浅动脉和股静脉近段、中段的内径。评

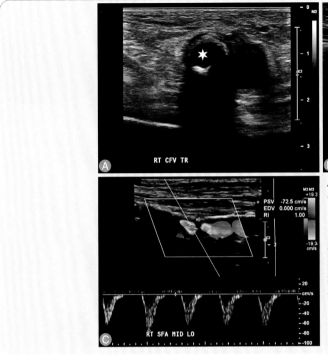

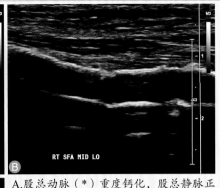

A.股总动脉（＊）重度钙化，股总静脉正常被压闭（未显示压闭）；B.股浅动脉中段纵切面显示重度钙化；C.股浅动脉中段频谱多普勒波形无正常的三相波或双相波，这些动脉可能钙化太严重而无法缝合，需要进一步评估患者动脉近端流入道情况，以衡量其建立大腿移植物动静脉内瘘的可能性。

图7.57 大腿移植物动静脉内瘘成形术前定位

估静脉的可压缩性以除外血栓，同时评估管壁增厚情况。

（三）自体动静脉内瘘和移植物动静脉内瘘

通过手术创建的血液透析通路可能会出现多种并发症，其中大部分可通过超声检查获得良好评估。超声评估血液透析通路前，应回顾患者手术记录和相关病史。首先应进行全面的超声扫查，了解血液透析通路的解剖结构和吻合口的基本情况，并采用双功多普勒超声对血液透析通路进行评估。通常患者取坐位，手臂舒适地靠放于检查台上，对前臂供血动脉远心侧1/3段进行评估，观察有无狭窄，并应用灰阶超声成像在横切面上测量管腔内径。应用彩色多普勒血流成像和脉冲多普勒频谱在纵切面上进一步评估供血动脉，并记录其正常低阻力血流（图7.58），至少在吻合口处测量供血动脉的收缩期峰值速度和舒张末期速度。如果为移植物动静脉内瘘，可能存在多个吻合口。检查自体动静脉内瘘或移植物动静脉内瘘引流血管是否存在管壁增厚、狭窄和血栓形成。

如果发现狭窄，应测量狭窄处或狭窄即后段射流束的收缩期峰值速度，若射流束与血管后壁角度不同，应平行于射流束方向进行角度校正，校正角度≤60°。需测量狭窄处上游2 cm处的收缩期峰值速度，并计算狭窄处收缩期峰值速度与狭窄处上游

2 cm处收缩期峰值速度的比值。如果引流静脉或移植物腔内存在血栓，应采集纵切面灰阶声像图进行记录，并使用双功多普勒超声确认有无血流信号，必要时采用更灵敏的能量多普勒超声技术。对于自体动静脉内瘘或移植物动静脉内瘘的动脉和静脉位置描述通常会非常困难，与传统术语近心端和远心端相比，采用吻合口头侧、吻合口尾侧、上游及下游位置这些术语则更为恰当。

1.自体动静脉内瘘

测量供血动脉管腔内径，应用彩色多普勒血流成像和脉冲多普勒频谱评估供血动脉是否存在狭窄或闭塞，然后通过彩色多普勒血流成像和脉冲多普勒频谱评估吻合口是否存在狭窄。从吻合口到吻合口头侧15 cm范围内，在多个平面对自体动静脉内瘘的引流静脉内径进行评估。在自体动静脉内瘘吻合口头侧段，多点测量引流静脉管腔内径及静脉至皮肤表面的深度。当引流静脉深度超过5～6 mm时，通路使用会面临挑战，需要将引流静脉进行表浅化。检查引流静脉是否存在分支（图7.59），应记录距吻合口10～15 cm范围内每个分支的管腔内径及其至吻合口的距离。在引流静脉的中段，通常是距离吻合口10 cm处，测量血流量。此处血管管壁平行、血管弯曲度最小且无狭窄，可获得最佳血流量测值（图7.60）。

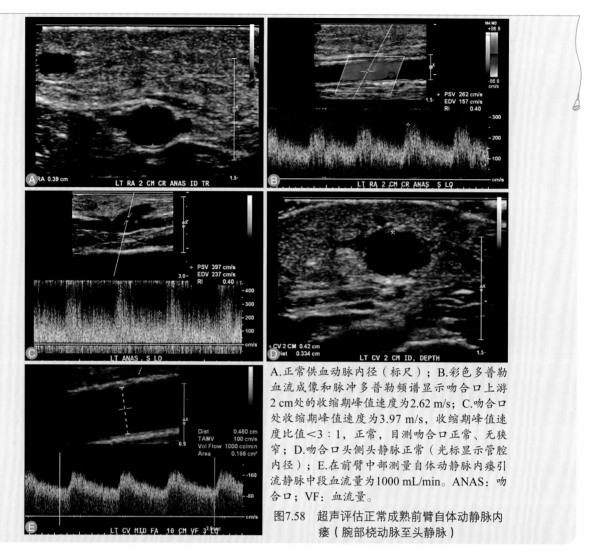

A.正常供血动脉内径（标尺）；B.彩色多普勒血流成像和脉冲多普勒频谱显示吻合口上游2 cm处的收缩期峰值速度为2.62 m/s；C.吻合口处收缩期峰值速度为3.97 m/s，收缩期峰值速度比值<3∶1，正常，目测吻合口正常、无狭窄；D.吻合口头侧头静脉正常（光标显示管腔内径）；E.在前臂中部测量自体动静脉内瘘引流静脉中段血流量为1000 mL/min。ANAS：吻合口；VF：血流量。

图7.58　超声评估正常成熟前臂自体动静脉内瘘（腕部桡动脉至头静脉）

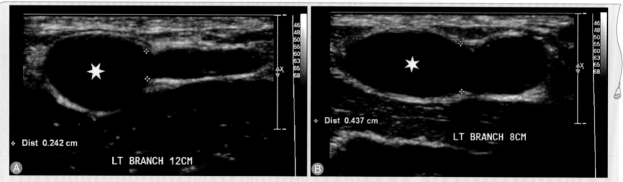

A.自体动静脉内瘘引流静脉（*）横切面声像图显示一条内径为0.24 cm的分支（标尺）；B.内径为0.44 cm的较大自体动静脉内瘘分支（标尺），足够宽大，足以分流自体动静脉内瘘引流静脉（*）。BRANCH：分支。

图7.59　自体动静脉内瘘引流静脉分支测量

2.移植物动静脉内瘘

前臂或大腿部位移植物的超声评估与评价自体动静脉内瘘的自体血管相似。正常移植物超声表现为平行"双线征"，为聚四氟乙烯材料强界面反射形成。移植物内应为低阻血流（动脉化）。应用双功多普勒超声评估供血动脉（包括管腔内径）、动脉–移植物吻合口、移植物（若为袢形移植物，则包括动脉侧和静脉侧）和静脉–移植物吻合口，同时评估引流静脉和中心静脉。应评估移植物中段的血流量（图7.61），如果为袢形移植物，则同时评估动脉侧和静脉侧血流量。使用彩色多普勒血流成像和脉冲多普勒频谱进一步评估任何可见的狭窄部位。

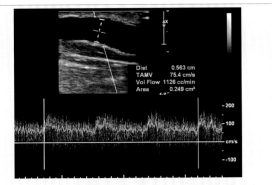

图7.60　自体动静脉内瘘引流静脉相对平直部位的血流量

3.自体动静脉内瘘和移植物动静脉内瘘旁可触及的局灶包块

血肿：自体动静脉内瘘或移植物动静脉内瘘旁的低回声病变，无血流信号，通常为造瘘术后或移植物动静脉内瘘术后血肿（图7.62，动图7.26），应检查这些血肿内是否存在气体高回声。在某些临床情况下，伴有可疑气体回声的积液可能代表脓肿形成。

动脉瘤和假性动脉瘤：由于反复穿刺，自体动静脉内瘘引流静脉可能出现局灶性或弥漫性瘤样扩张（图7.63）。自体动静脉内瘘或移植物动静脉内瘘的假性动脉瘤，通常与透析拔管后加压不

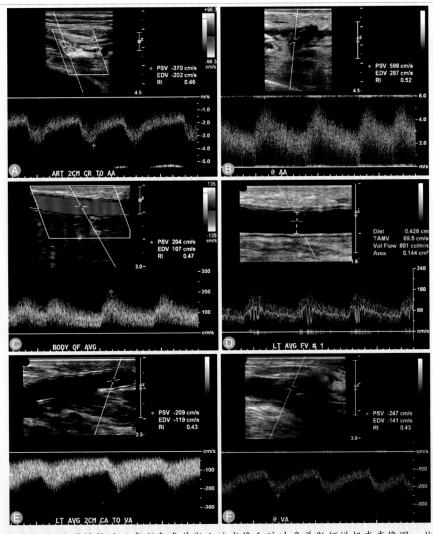

A.距动脉吻合口头侧2 cm处移植物的正常彩色多普勒血流成像和脉冲多普勒频谱超声声像图，收缩期峰值速度为3.7 m/s；B.动脉吻合口处，收缩期峰值速度为5.98 m/s，收缩期峰值速度比值＜3∶1，正常，证实无吻合口狭窄；C.移植物中段未见异常狭窄；D.移植物中段血流量测值为601 mL/min；E.静脉吻合口上游2 cm处的移植物内收缩期峰值速度为2.09 m/s；F.静脉吻合口处收缩期峰值速度为2.47 m/s，收缩期峰值速度比值＜2∶1，正常，证实无吻合口狭窄。ART：动脉；AA：动脉吻合口；FV：血流量；VA：静脉吻合口。

图7.61　测量收缩期峰值速度以评估上臂移植物动静脉内瘘（肱动脉-移植物-腋静脉）

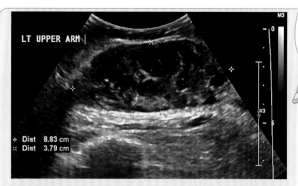

灰阶声像图显示血肿（标尺）；彩色多普勒血流成像及脉冲多普勒频谱未见血流信号（未呈现）。了解其附近的自体动静脉内瘘，另参见动图7.26。UPPER ARM：上臂。

图7.62　自体动静脉内瘘旁的较大血肿

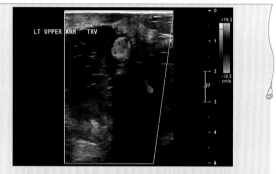

动图7.26　自体动静脉内瘘旁的较大血肿

理想相关。假性动脉瘤彩色多普勒血流成像表现为一种漩涡状血流信号，称为"阴阳征"（图7.64，动图7.27）。在假性动脉瘤颈部可能存在"往复"血流。测量假性动脉瘤瘤体前壁至皮肤的深度，对评估有随时破裂风险的假性动脉瘤非常重要。人工合成材料退行性变是移植物的一种特有并发症，表现为移植物管壁不规则，其可能与沿移植物分布的弥漫性或局限性瘤样扩张相关（图7.65，动图7.28）。

4.自体动静脉内瘘成熟度的评估

许多临床中心在术后6周常规对自体动静脉内瘘进行超声评估，以确定其是否成熟，达到可用标准。功能正常的自体动静脉内瘘，血流量为300~800 mL/min。Robbin及其研究团队报道，当自体动静脉内瘘的引流静脉内径≥4 mm，或血流量≥500 mL/min时，约70%的自体动静脉内瘘可满足血液透析需要；如果两个标准都可达到，自体动静脉内瘘成熟可能性为95%；如果两个标准均不符合，则仅有33%的自体动静脉内瘘可用于血液透析。由美国肾脏病基金会发布的肾脏病与透析患者

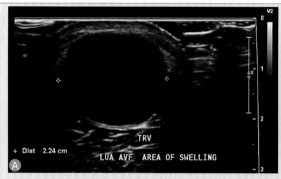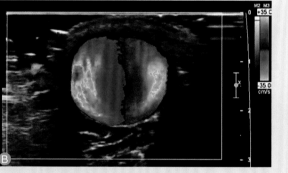

A.在可触及的肿胀部位，自体动静脉内瘘引流静脉呈瘤样扩张，未见假性动脉瘤；B.由于血液涡流，彩色多普勒血流成像显示"阴阳征"血流模式。LUA：左上臂；AREA：部位；SWELLING：肿胀；TRV：横切面。

图7.63　自体动静脉内瘘瘤样扩张处漩涡状血流

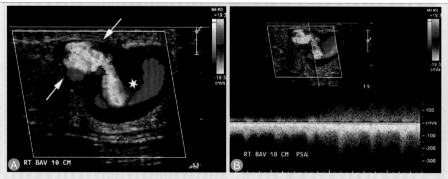

A.贵要静脉自体动静脉内瘘（＊）伴假性动脉瘤（箭头）；B.假性动脉瘤瘤颈部脉冲多普勒频谱显示颈部呈典型"往复"血流模式。BAV：贵要静脉；PSA：假性动脉瘤。

图7.64　贵要静脉小假性动脉瘤

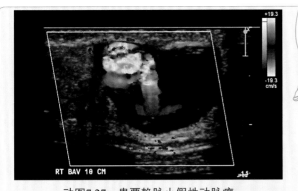

动图7.27 贵要静脉小假性动脉瘤

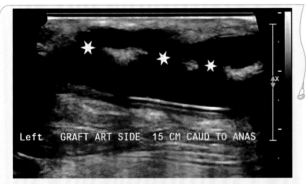

聚四氟乙烯移植物的后壁呈明亮"平行线征"，可见移植物退行性变区域（*）。GRAFT：移植物。

图7.65 反复穿刺导致的移植物管壁不规则和退行性变

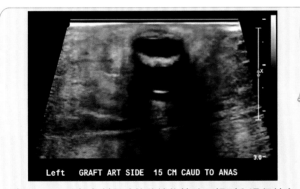

动图7.28 反复穿刺导致的移植物管壁不规则和退行性变

生存质量指导指南建议，成熟自体动静脉内瘘超声诊断标准包括：引流静脉内径＞6 mm，血流量＞600 mL/min，距离皮肤深度＜6 mm。这些标准可能会排除许多可进行血液透析的自体动静脉内瘘。目前正在进行更大规模的多中心试验来检验这些标准。已知的自体动静脉内瘘成熟不良原因包括吻合口或引流静脉狭窄、存在较大分支静脉、供血动脉狭窄，超声检查能够识别上述原因，并进行分类评估，以便进行干预。

5.自体动静脉内瘘和移植物动静脉内瘘狭窄

自体动静脉内瘘：自体动静脉内瘘相关狭窄最常见于吻合口旁，其次是引流静脉，中心静脉和供血动脉狭窄不常见，但并非罕见。临床上，狭窄可能导致血流量减少，并可能与之后的血栓形成有关。可能出现自体动静脉内瘘狭窄的部位包括供血动脉、吻合口旁、引流静脉和中心静脉。造瘘术后早期，吻合口旁狭窄最常见，后期则引流静脉和中心静脉狭窄更为常见，包括头静脉汇入锁骨下静脉的"头静脉弓"狭窄。因狭窄可能非常短、易漏诊，应用超声检查直接仔细扫查常见狭窄部位非常重要。

吻合口狭窄的超声诊断标准包括以下两条：①灰阶超声成像估测狭窄程度＞50%；②狭窄处或狭窄即后段收缩期峰值速度与狭窄上游2 cm处收缩期峰值速度比值升高。吻合口旁狭窄是指吻合口2 cm以内的狭窄，包括供血动脉和引流静脉。吻合口旁狭窄通常表现为可见的管腔狭窄，收缩期峰值速度比值≥3∶1（图7.66）。引流静脉狭窄表现为可见的管腔狭窄，狭窄处与狭窄头侧2 cm处收缩期峰值速度比值≥2∶1（图7.67）。距吻合口2 cm以上供血动脉的狭窄并不常见，表现为可见的狭窄，收缩期峰值速度比值≥2∶1。狭窄后多普勒频谱波形显示收缩期上升支缓慢延迟，可能提示吻合口头侧动脉狭窄，应进一步评估头侧供血动脉。

移植物动静脉内瘘：移植物动静脉内瘘狭窄与前文所述的自体动静脉内瘘狭窄相似，仅诊断阈值和标准不同。多项研究表明，移植血管血流量减少是血栓形成的高风险因素。移植物动静脉内瘘狭窄的4个超声诊断标准包括：①灰阶超声成像可见管腔狭窄；②彩色多普勒血流成像提示高速射流信号；③静脉吻合口或引流静脉的收缩期峰值速度比值＞2∶1；④动脉吻合口的收缩期峰值速度比值＞3∶1。移植物动静脉内瘘狭窄最常见部位为静脉吻合口，其他非常见狭窄部位包括引流静脉、移植物内、动脉吻合口和中心静脉（图7.68，动图7.29）。

6.动脉窃血

动脉窃血定义为吻合口手侧方向的自体动脉血流反向，可能无症状或有相关临床体征，如在血液透

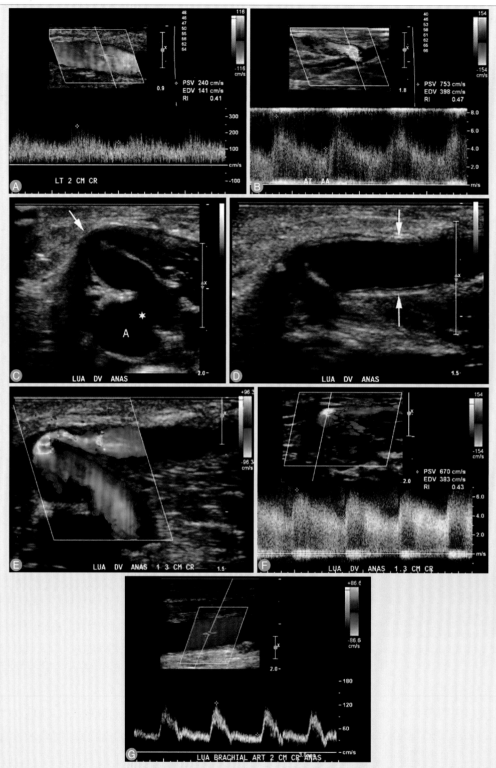

A.吻合口上游2 cm（头侧）供血动脉收缩期峰值速度的测量，收缩期峰值速度为2.4 m/s；B.吻合口处收缩期峰值速度为7.5 m/s，收缩期峰值速度比值＞3∶1，符合吻合口旁狭窄；C.吻合口旁狭窄（箭头），距吻合口约1 cm处静脉狭窄；D.狭窄下游可见的狭窄后引流静脉扩张（箭头）；E.彩色多普勒血流成像显示狭窄处血流混迭明显；F.狭窄处频谱多普勒的测量，收缩期峰值速度为6.7 m/s；G.狭窄上游2 cm处肱动脉频谱多普勒的测量，收缩期峰值速度为1.24 m/s，收缩期峰值速度比值＞3∶1，与灰阶超声成像所见的重度狭窄相一致（图C～图F为另一患者）。*：吻合口；A：供血动脉；DV：引流静脉；BRACHIALART：肱动脉。

图7.66　自体动静脉内瘘吻合口旁狭窄

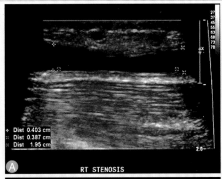

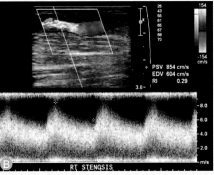

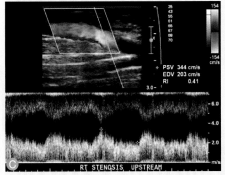

A.吻合口下游2 cm以上引流静脉处可见狭窄（为引流静脉狭窄，非吻合口旁狭窄）；B.狭窄最严重部位收缩期峰值速度为8.5 m/s；C.狭窄上游2 cm处引流静脉收缩期峰值速度为3.4 m/s，收缩期峰值速度比值>2∶1，结合视觉评估，符合50%以上狭窄。STENOSIS：狭窄；UPSTREAM：上游。

图7.67　彩色多普勒血流成像和脉冲多普勒频谱测量收缩期峰值速度，评价移植物动静脉内瘘或自体动静脉内瘘引流静脉狭窄

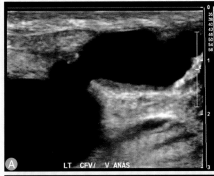

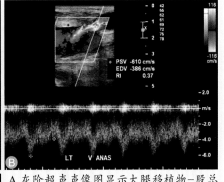

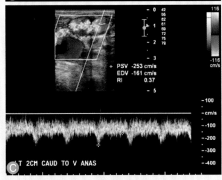

A.灰阶超声声像图显示大腿移植物－股总静脉吻合口处显著狭窄；B.在最明显射流束处，测量静脉吻合口处收缩期峰值速度为6.1 m/s；C.静脉吻合口上游2 cm处移植物内收缩期峰值速度为2.53 m/s，收缩期峰值速度比值>2∶1，与视觉评估的至少50%狭窄一致。

图7.68　移植物静脉吻合口狭窄

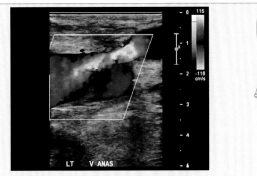

动图7.29　移植物静脉吻合口狭窄

析期间手部疼痛和感觉异常加重。严重者可出现手指缺血或组织坏死。超声检查可显示吻合口手侧方向动脉血流反向，但很少出现动脉闭塞（图7.69）。用手稍压移植血管，可见其血流反向模式发生变化，改变为朝向手侧的高阻血流模式。

　　需注意，吻合口手侧的下游动脉经常出现无症状性反向血流，尤其是自体动静脉内瘘。动脉窃血严重时，可能需要手术修复。

7.自体动静脉内瘘或移植物动静脉内瘘患者上肢及下肢水肿

当自体动静脉内瘘或移植物动静脉内瘘侧上肢肿胀时，术后应行同侧腋静脉、锁骨下静脉和颈内静脉超声评估。偶尔，患者手臂肿胀原因为手臂、腋窝或锁骨下静脉血栓形成。如未发现上肢深静脉血栓，应采用脉冲多普勒频谱检查颈内静脉和锁骨下静脉，可间接评估头臂静脉。

如本章前文所述，锁骨下静脉和颈内静脉的静脉频谱呈单相波，提示中心静脉狭窄或闭塞（图7.70）。因移植物动静脉内瘘血流量更大，移植物动静脉内瘘患者中心静脉频谱期相性消失提示中心静脉闭塞的特异性较自体动静脉内瘘患者低。提示中心静脉狭窄或闭塞的表现包括可见的狭窄、局部湍流血流信号、局部血流速度升高和侧支形成。中心静脉狭窄较重并足以引起手臂肿胀时，自体动静脉内瘘血

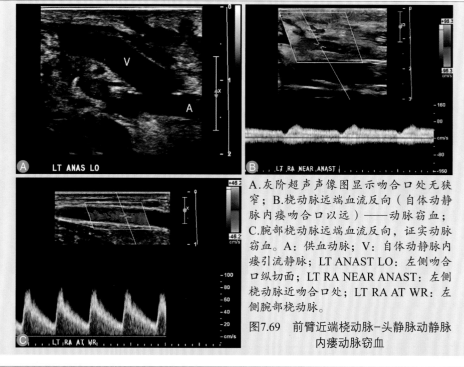

A.灰阶超声声像图显示吻合口处无狭窄；B.桡动脉远端血流反向（自体动静脉内瘘吻合口以远）——动脉窃血；C.腕部桡动脉远端血流反向，证实动脉窃血。A：供血动脉；V：自体动静脉内瘘引流静脉；LT ANAST LO：左侧吻合口纵切面；LT RA NEAR ANAST：左侧桡动脉近吻合口处；LT RA AT WR：左侧腕部桡动脉。

图7.69 前臂近端桡动脉-头静脉动静脉内瘘动脉窃血

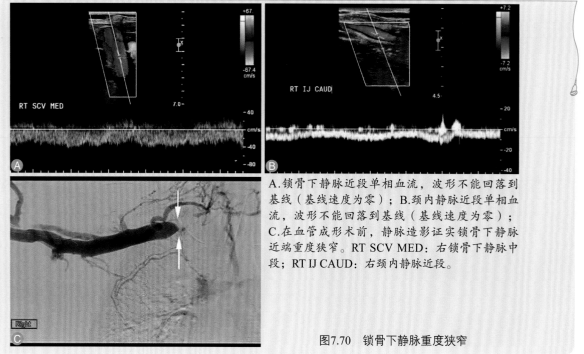

A.锁骨下静脉近段单相血流，波形不能回落到基线（基线速度为零）；B.颈内静脉近段单相血流，波形不能回落到基线（基线速度为零）；C.在血管成形术前，静脉造影证实锁骨下静脉近段重度狭窄。RT SCV MED：右锁骨下静脉中段；RT IJ CAUD：右颈内静脉近段。

图7.70 锁骨下静脉重度狭窄

流量可能仍足够甚至很高；如果怀疑中心静脉狭窄或闭塞，应使用MRI或静脉造影评估中心静脉。

8.自体动静脉内瘘和移植物动静脉内瘘闭塞

体格检查可确定血管通路闭塞，然而，手臂肿胀明显或者医师经验不足时，采用超声评估可能非常有价值，可通过灰阶超声成像观察到血管腔内血栓（图7.71），并通过自体动静脉内瘘、移植物动静脉内瘘或引流静脉病变部分的彩色或多普勒频谱血流信号缺失进行确认。当存在非闭塞性血栓时，可应用能量多普勒超声来检查缓慢血流。闭塞自体动静脉内瘘或移植物动静脉内瘘的供血动脉血流为典型高阻力。

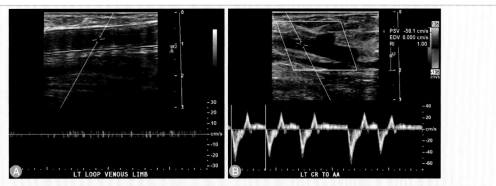

A.脉冲多普勒频谱未检测到血流（彩色多普勒血流成像显示无血流，未呈现）；B.移植物上游（头侧）自体动脉彩色和多普勒频谱显示高阻波形，提示移植物内血栓形成。LT LOOP VENOUS LIMB:左侧静脉移植物静脉支；LT CR TO AA：左侧自体动脉与移植物吻合口头侧。

图7.71 血液透析移植物动静脉内瘘血栓形成

四、总结

超声检查在外周血管评价中具有重要作用。尽管超声检查主要用于评价外周动脉粥样硬化疾病，但该技术可应用于许多临床场景。超声评价自体血管或旁路血管狭窄，虽然阈值可能不同，但道理相似。超声评价动脉瘤、假性动脉瘤或自体动静脉内瘘时，灰阶超声成像可主要评价病变大小，多普勒超声重点观察供血血流和引流血流特征。

对于上肢、下肢深静脉系统，超声检查是首选影像学检查方法。对于超声检查结果可疑或不能确诊病例，尤其是可疑中心静脉血栓时，行MRI、CT或静脉导管造影检查可能会有帮助。在四肢静脉系统筛查、描记定位和随访监测方面，超声检查是一种准确、快速、方便、低成本、无创的检查方法。

在上肢和大腿血液透析通路术前，通过超声评价静脉和动脉可减少通路手术相关并发症，并提高整体通路实用性。血液透析通路术后，超声检查在评价狭窄、假性动脉瘤、窃血和自体动静脉内瘘未成熟等并发症方面亦有价值。

（温朝阳，孙晓峰，郑海宁，王晓庆，高美莹，房立柱，孟颖，蒋鑫萍，梅丽，陶蕙茜，韦瑶译）

● 参考文献 ●

扫码观看